U0259602

蔡春阳　于欣力　王赟贻　著

THE OUTLINE
OF
YOGA HISTORY

社会科学文献出版社
SOCIAL SCIENCES ACADEMIC PRESS (CHINA)

前　言

　　印度是一个重要的文明古国和我国唯一人口超过十亿的邻国，了解它无疑是极其重要的。印度是一个形散而神聚，多元而统一的国度。这种形散和多元体现在其人种众多、民族众多、文化多元、语言多样、宗教众多等方面，神聚和统一体现为吠陀是其哲学、思想、文化、宗教的共同根基，这种根基并未随着时间的推移、外族的入侵而动摇。故欲了解印度，必先了解其国民心理；欲了解其国民心理，必先了解其哲学。

　　印度人民自古善思辨，富于逻辑，精于哲学。梁漱溟先生在其《印度哲学概论》中如是说："印度土沃气暖，谷米易熟。其民不必劳于治生，辄乃游心于远。故夙富于哲学思想。""盖其国君民上下，几以研穷哲理为人生唯一事业。故诸宗竞起，异论繁兴，极思想之自由，尽慧悟之能事，辩难征诘，妙穷理致，古今各国罕有及其盛者。"印度哲学博大精深，浩瀚如海，吠陀作为上古知识的合集和印度哲学的基石，无疑是一个极其庞大的体系，而起源于吠陀的印度哲学可谓枝繁叶茂，这些思想仿佛"大弦嘈嘈如急雨，小弦切切如私语。嘈嘈切切错杂弹，大珠小珠落玉盘"。因此，厘清印度哲学思想，梳理出一条清晰的脉络对我们了解其国民心理乃至进一步了解印度无疑是有巨大作用的。

瑜伽是印度古典文明的瑰宝，更是世界文明的瑰宝。瑜伽是行法的集大成者，其哲学根基是吠陀，继承了奥义书的理念，系统总结和完善了奥义书所提及的行法，成为各派共同遵循的修行方式。瑜伽具有极强的包容性，无论是印度正统哲学，还是非正统哲学都有瑜伽的行法。瑜伽的持戒和精进是六派哲学以及佛教、耆那教共同遵守的道德规范，瑜伽的冥想是六派哲学以及佛教、耆那教共同遵循的修行方法。发展到近现代，瑜伽与印度主流哲学思想吠檀多合流，吠檀多系统论述了吠陀哲学，是吠陀哲学的集大成者。正所谓哲学的集大成者与行法的集大成者合流，以大众哲学的形式呈现，实则实现了印度传统文明与思想的复兴。瑜伽不仅仅是强身健体的工具，更蕴含着深厚的哲学思想。瑜伽的研究者应该跳出瑜伽看瑜伽，跳出宗教看瑜伽，把瑜伽的发展脉络融入印度哲学的发展过程中。本书以瑜伽为针，以瑜伽的发展脉络为线，试着把印度哲学这个"玉盘"上的一层薄纱掀起，将其中各种精美绝伦的珍珠串成链。本书的各个章节就是把瑜伽的起源与发展同吠陀、奥义书、两大史诗、六派哲学、佛教、耆那教、瑜伽经、哈他瑜伽等串联起来，一直到以辨喜为代表的印度近现代哲学家把瑜伽与印度的主流吠檀多哲学结合起来，形成现代意义上的瑜伽，从而达到珠联璧合。

十五年前，我从山东大学来到云南大学，开始与南亚、东南亚的高校展开全面的人文交流，也开始系统地了解与研究印度。
十二年前，在"现代玄奘"谭云山先生长子谭中先生的帮助下，
云南大学与印度国际大学展开全方位的合作与交流，这也成就了
一段忘年交。其间，谭中先生曾多次来到云南大学开展学术交流，
也曾亲手为我写下"中印大同"的条幅和"立德立言，救人救世，
至刚至大，有守有为。难行能行，难忍能忍，随缘不变，不变随
缘"的中印箴铭。当得知云南大学与印度国际大学的师生交流日
益频繁，云南大学还派员协助印度国际大学整理大量中文图书时，
他异常高兴，并欣然为中印人文交流丛书《中国青年眼中的印度》
《印度青年眼中的中国》《叩开中印大同之门》写下中英文长序。
此外，谭中先生还赠予《叩开中印大同之门》大量珍贵的老照片，
让该书有了历史厚重感。

　　十年前，贾瓦哈拉尔·尼赫鲁大学的金达教授作为泰戈尔
讲席教授来到云南大学开始为期半年的访问和交流，我们一见如
故，成为知己。后来，金达教授成为贾瓦哈拉尔·尼赫鲁大学第
一副校长，一直致力于推动中印高校间的人文交流，并为《中国
青年眼中的印度》《印度青年眼中的中国》两本书写下了珍贵的推
荐语。2017 年，我调到云南民族大学工作，金达教授曾一年内四
次访问云南民族大学，积极推动创建了云南民族大学与贾瓦哈拉
尔·尼赫鲁大学中印人文交流中心。

　　五年前，我由云南大学国际处转岗到外语学院，蔡春阳老师
带着外语学院一大批优秀的学生协助我完成了中印人文交流系列
丛书的编译工作。在这个过程中，蔡老师对印度学尤其是印度文

化、历史和哲学产生了浓厚兴趣。蔡老师心思缜密、领悟力强、逻辑性强、执行力强。

四年前，我访问了印度辨喜瑜伽大学，正在此读瑜伽博士的王赞贻同学，受校方委托接待了我们。赞贻同学曾在印度多所传统瑜伽学校和静修中心学习梵语、阿育吠陀、瑜伽和吠檀多，她性格开朗，人缘极好，大家都亲切地叫她"小乖"。在辨喜瑜伽大学的三天两夜，她带我体验了这里的所有瑜伽课程和理疗健康中心的课程。她跟我谈起她的一位古鲁——莫汉老师（2020 年 7 月 26 日不幸离世），20 世纪 70 年代，莫汉老师跟随辨喜瑜伽大学创始人拉克什米 [Lakshmi, 现任校长纳甘德拉（H.R.Nagendra）的姑姑]，来到辨喜瑜伽大学的所在地，为当地村民教瑜伽，用阿育吠陀之法为他们治病。1981 年，他们共同创办了辨喜瑜伽大学的前身。莫汉老师曾经用一年的时间逐字逐句为小乖讲授《瑜伽经》，使小乖受益良多。由此，我对莫汉老师产生了敬佩之情，于是，我们来到莫汉老师的住所。幸运的是莫汉老师不仅在家，还亲自为我们泡了印度的红茶，与我们交谈了整整一个上午，既谈了中印友好关系，又谈了印度古典哲学。我送给他中印人文交流系列丛书，他送给我《薄伽梵歌》。《薄伽梵歌》不仅是瑜伽的经典，也是吠檀多的经典。

三年前，小乖来到云南昆明，我们一起策划了《瑜伽史纲》一书，制定了写作大纲，并逐字逐句翻译了帕坦伽利的《瑜伽经》。我们用一年半的时间阅读了大量文献，做了数百万字的读书笔记，在此基础上，撰写了写作提纲，并给金达教授和莫汉老师过目。他们认为，写《瑜伽史纲》是一件特别有意义的事情，即便是在印度，目前也还没有人系统梳理过。随后的一年半，我们阅读了梁漱溟、汤用彤、徐梵澄、金克木、巫白慧、黄心川、黄宝生等前辈们的印度哲学著作，对印度哲学的脉络以及瑜伽的发展脉络有了较为清晰的认识。在写作过程中，我们遇到过很多困难，但出于一种责任感和使命感，我们始终坚持不懈。我们三人各有所长，齐心协力，废寝忘食，从不计较得失，一直为写好这本书默默付出。我们经常就某一个核心观点、关键性概念或人物各持己见，不断讨论、辩论甚至争得面红耳赤，但正是通过这样的思辨，整本书的概念和观点才越加清晰。我们在努力践行难行能行、难忍能忍、随缘不变、不变随缘的理念，聚三人之力，将自身学术积淀与智慧相结合，经过反复推敲和修改，尽量以通俗易懂的语言阐释深奥的哲学原理。

俗话说，"三人行必有我师""三个臭皮匠，顶个诸葛亮"，这本书是我们三人通力合作的结果。中国对三有一种特殊的偏好，《道德经》说："道生一，一生二，二生三，三生万物。"

中印两大文明几千年来互学互鉴、薪火相传。近代以来，以泰戈尔、谭云山、师觉月、柯棣华、季羡林、谭中为代表的一大批仁人志士都为中印友好交往做出了杰出贡献。我们沿着前人的足迹，用心用情写下这本《瑜伽史纲》，希望它可以成为汇入中印友好大江大河中的一朵浪花。

从哲学的角度对瑜伽进行解读，并以史纲的形式呈现，是一件前无古人的事情，很多老一辈的研究者以及他们前期的研究成果，对我们帮助很大。某种意义上，我们是站在了巨人的肩膀上，才完成了这本《瑜伽史纲》。本书肯定存在缺点和不足之处，恳请专家学者批评指正。我们希望这本书能够抛砖引玉，让更多的人了解印度哲学，理解它的思想精髓，对其有更为系统直观的认识，今后能有更多更深入的研究。

于欣力

2020 年 12 月 25 日

于云南昆明呈贡天水嘉园静心书屋

Foreword

It is extremely important for us to understand India as it is a primary ancient civilization and the only neighboring country with over one billion population. India is a country scattered in shape and gathered in spirit (形 散 而 神 聚), and a country rich in its diversity while enjoying uniformity. This combination of diversity and uniformity is reflected in the aspects of its multiple races, cultures, languages and religions, and is reflected in Vedas, the root of Indian philosophies, thoughts, cultures and religions, which has not been shaken and weakened through the passage of time and the impacts of foreign invasion. Therefore, if one wants to understand India, one must first understand its people's mindset; to understand its people's mindset, one must first understand its philosophy.

Indian people have been adept at critical thinking, logic and philosophy since ancient times. Professor Liang Shuming puts it in his *Introduction to Indian Philosophy*, "Indian people have always been good at philosophical thinking because India's fertile land and warm climate ensure abundant rice produce, so much so that they never worry about their livelihoods but rather devote their attention to things beyond their earthly concerns." "So, the people of India, from the king to his subjects, have made philosophical research their life-long aspiration, giving rise to diverse schools of learning and myriad competing and prospering theories. No country, ancient or contemporary, has ever been anywhere close to a philosophizing India in the measure of free thinking, wise musing, incisive argumentation, and insightful theorization."

Indian philosophy which is a highly developed system of wisdom and learning, originating from the Vedas, a collection of ancient knowledge and philosophical thoughts, encompasses a full gamut of philosophical schools of varying size and influence, whose historical resonance can be best described by quoting a few lines in the poem *Ode to the Pi-pa Playing Lady* (《琵琶行》) written by China's Tang poet Bai Juyi's:

Like pelting rain, the bass strings give a deep and raucous timbre,

Like a whisper, the treble strings spring a light and gentle tone;

Notes high and low a composition form as she played,

It was like countless beads of large and small falling onto a jadeite plate.

Therefore, an effort to clarify the complex Indian philosophies will be of great value to the understanding of Indian people's psyche and even the country itself.

Yoga is not only the treasure of Indian ancient civilization, but also the treasure of the world. Yoga, which is philosophically rooted in Vedas, inherits the concept of Upanishads, making itself the best integration of sadhana or practices. Yoga systematically summarizes and perfects the practices mentioned in Upanishads, and becomes a common practice followed by all schools of Indian philosophy. Being especially inclusive, Yoga had its practices adopted both by Indian orthodox philosophy and unorthodox philosophy. Yoga's Yama (universal moral commandments) and Niyama (Self-purification by discipline) are the common moral standards and Yoga meditation is the common practice method shared by all the six schools of philosophy, as well as Buddhism and Jainism. Until 18th century, when Yoga merged with Vedanta—— the mainstream philosophy of India, which systematically elaborated on Vedic philosophy, it comes to the era that Vedanta represents the most comprehensive integration of Vedic philosophy. Thus an overall integration of philosophies and practices has been achieved. Vedanta becomes the mass's philosophy. It actually facilitates the revival of Indian traditional culture and its thoughts. Yoga is not only a tool to keep fit, but also contains profound philosophical thoughts. Researchers of Yoga should look beyond yoga and religions into the development of Indian philosophy. This book tries to take Yoga as a needle, the historical development of Yoga as a thread, to unveil the mythical gauze on Indian philosophy, and strings all the Indian schools of philosophies. Each chapter of this book is to connect the origin and development of Yoga with Vedas, Upanishads, two Epics, six schools of philosophy, Buddhism, Jainism, Yoga Sutra and Hatha Yoga until modern Indian philosophers, represented by Swami Vivekananda, who combined Yoga with the mainstream Vedanta philosophy that Yoga in the modern sense came into being. In this way, "a pearl chain" threaded by Yoga is exhibited to the world.

Fifteen years ago, I left Shandong University for Yunnan University where I started all-round cultural exchanges with universities in South Asia and Southeast Asia, and also started to systematically understand and study India. Twelve years ago, with the help of Mr. Tan Chung, the eldest son of Mr. Tan Yunshan who is lauded as the "modern Xuan Tsang（玄奘）", Yunnan University and Visva-Bharati University carried out all-round cooperations and exchanges, which started the friendship between Mr. Tan Chung and me, a friendship between generations. During this period, Mr. Tan Chung visited Yunnan University for academic exchanges many times, and personally wrote the banner of "Chindia" and left a Sino-Indian inscription—— "To build virtues and doctrines, to save lives and the world, to foster great ideas, and to maintain ethics and accomplishment. To do what is hard to practice, to tolerate what is difficult to bear, to accept fate and stay unchanged before fate." ("立德立言，救人救世，至刚至大，有守有为。难行能行，难忍能忍，随缘不变，不变随缘。") When he was informed that more exchange programs are carried out among teachers and students in both Yunnan University and Visva-Bharati University, especially the former university sent staff to help the latter to organize numerous Chinese books, Mr. Tan was so delighted that he wrote a long preface in both Chinese and English for *India through the Eyes of Chinese Youths, China through the Eyes of Indian Youths*, and *Enter the Realm of Chindia*. In addition, Mr. Tan Chung also donated a large number of precious old photos for illustrations in *Enter the Realm of India*, which endowed the book with a sense of historical significance.

Ten years ago, Professor Chintamani Mahapatra of JNU came to Yunnan University as a chair professor of Tagore for a six-month visit and exchange. We felt like old friends at the first meeting and became bosom friends. Later, Professor Chintamani Mahapatra became rector of JNU, and devoted himself to promoting the People-to-People exchanges between Chinese and Indian universities, and wrote precious recommendations for *India through the Eyes of Chinese Youths, China through the Eyes of Indian Youths*, and *Enter the Realm of Chindia*. In 2017, I was transferred to work for Yunnan Minzu University, where

Professor Chintamani Mahapatra made four special trips within one year to actively promot the establishment of the Sino-India People-to-People Exchange Center of Yunnan Minzu University and JNU.

Five years ago, I was transferred from the International Department of Yunnan University to the School of Foreign Languages. With the assistance of Ms. Cai Chunyang and her outstanding students from the School of Foreign Languages, I compiled the Chindia Exchange Series under their concerted efforts. In this process, Ms. Cai found been interest in Indian studies, especially Indian culture, history and philosophy. She has the quality of thoughtfulness, comprehensiveness, logic and initiativeness.

Four years ago, I visited Swami Vivekananda Yoga University in India, where Wang Zanyi, a doctor candidate of Yoga, was entrusted by the school to welcome us as guests. Zanyi studied Sanskrit, Ayurveda, Yoga and Vedanta in several traditional yoga schools and ashrams. She is so cheerful and amiable that everyone kindly calls her Xiao Guai. During my three-day visit at the Swami Vevakananda Yoga University, she led me through all the yoga courses and the courses at the Physiotherapy Health Center. She told me about one of her Gurus, Mohan (who died unfortunately on July 26, 2020). In 1970s, Mohan followed Ms. Lakshmi, the founder (the aunt of Nagendra, the current president) of Swami Vevakananda Yoga University to the present location of the University to teach local villagers yoga and treat them with Ayurveda. In 1981, they co-founded the Swami Vevakananda Yoga University. Mr. Mohan used to teach Xiao Guai Yoga Sutra word by word for one year, by which Xiao Guai learnt a lot. All this evoked my admiration for Mr. Mohan, and later we paid a visit to Mr. Moha's residence. Fortunately, Mr. Mohan was at home, and he personally made us Indian black tea, and we talked all the morning about both the Sino-Indian friendship and the Indian classical philosophy. I presented him as a gift the Book Series of People-to-people exchanges between China and India, and he returned me with *Bhagavad Gita*, which is a classical work of Yoga and Vedanta.

Three years ago, Xiao Guai came to Kunming, Yunnan Province. Together, we planned *The Outline of Yoga History*, worked out the writing structure, and translated Patanjali's *Yoga Sutra* word by word. It took us one and a half year to read a large number of documents and to take millions of words of reading notes. On this basis, we wrote an outline and presented it to Professor Chintamani Mahapatra and Mr. Mohan. They insisted that writing *The Outline of Yoga History* is very meaningful, even in India, where no one has exposited on it yet. In the following one year and a half, we read a large number of Indian philosophical works by Liang Shuming, Tang Yongtong, Xu Fancheng, JinKemu, Wu Baihui, Huang Xinchuan, Huang Baosheng and other predecessors in this field, and got a clear understanding of the context of Indian philosophy and the development of yoga. In the process of writing the book, we have encountered many difficulties, but due to our responsibility, we can to strive forward. Each of us exerted our own strengths, working together for day and night, almost forgot all about eating and sleeping, and never bothered about small gains and losses, so we can steadfastly make this book possible. We often discussed, debated and even insisted our own opinions on a certain point of view, key concepts or characters even if sometimes we got red-faced against each other, but it is through this intense process that the concepts and ideas of the whole book become clearer. We are striving to practice the criteria of "To do what is hard to practice, to tolerate what is difficult to bear, to accept fate and stay unchanged before fate." （难行能行，难忍能忍，随缘不变，不变随缘。）With our accumulated efforts we tried our best to explain profound philosophical principles in plain language after repeated reasoning and revision.

This book is the best proof of the old Chinese saying "There must be a teacher in three of us." and "Three heads are better than one". China has a special preference for "Three". As *The Tao Te Ching* says, "From Tao, Oneness comes out; While the Oneness gives birth to Yin and Yang; Then the two makes the third and everything ." (《道德经》："道生一、一生二、二生三、三生万物。")

China and India have learned from each other and passed on wisdom from generation to generation for thousands of years. Since modern times, a large number of ambitious people have appeared with noble ideals represented by Rabindranath Tagore, Tan Yunshan, Prabodhi Chandra Bagachi, Dr. Dwarkanath Shantaram Kotnis, Ji Xianlin and Tan Chung who have made great contributions to the cause of Sino-Indian exchange. Following the footsteps of our predecessors, we wrote *The Outline of Yoga History* whole heartedly, hoping that it could become a spray in the long river of Sino-Indian friendship.

It is an unprecedented effort to interpret Yoga from a philosophical point of view and present it in the form of historical outline, as so many difficulties have been encountered in the writing process. However, it is many previous researchers and their research results that helped pave our way. On the shoulders of these giants, we have made *The Outline of Yoga History* visible to the world. In this book, there must be some imperfections. So it'll be our privilege if you are ready to inform us on its flaws and defects. We hope that this book can be a modest spur to induce valuable suggestions so that more people can understand Indian philosophy and its essence and obtain a more systematic and intuitive interpretation of it, and conduct more in-depth studies in the future.

Yu Xinli

Jingxin Study, Kunming, Yunnan

December 25, 2020

目　录

CONTENTS

绪　论

"瑜伽"一词源自《梨俱吠陀》中的词根"Yuj"，取其"连接、联合、合一"之意，其哲学基础是吠陀。吠陀是印度上古知识的合集，也是印度哲学、宗教和文学的根基。吠陀有广义、狭义之分。狭义的吠陀由神曲集、婆罗门书、森林书和奥义书四种典籍构成，合称为"吠陀本集"。神曲集包括《梨俱吠陀》《娑摩吠陀》《夜柔吠陀》《阿闼婆吠陀》。广义的吠陀，除吠陀本集外，还包括梵经、法经和往事书等一系列解释吠陀的经书，合称为"吠陀文献"。吠陀本集由行为（祭祀）部分和知识（哲学）部分构成。婆罗门书阐述吠陀的祭祀仪式，森林书从祭祀之路转向知识之路，奥义书阐述吠陀哲学，其核心哲学思想是"梵我同一"。瑜伽起源于《梨俱吠陀》中"苦行""奉爱"等观念，多部奥义书对瑜伽的概念及行法都有详细描述，瑜伽继承了奥义书的理念，其发展经历了五个阶段，从理论到行法日趋完善。以辨喜为代表的一批印度近现代哲学家以传统吠檀多思想为体，以西方哲学和近现代自然科学成果为用，以吠檀多与瑜伽的合流构建了近现代瑜伽体系，使瑜伽成为大众哲学，并呈现体系化发展。中印两大文明有

诸多相通之处，通过互学互鉴，能充分发挥各自优势，共同应对当
今世界面临的诸多挑战。

一　瑜伽——印度古典文明的瑰宝

（一）"瑜伽"一词的由来

"瑜伽"（Yoga，योग）一词取自《梨俱吠陀》中的词根"Yuj"
（युज्），"Yuj"有多重含义。梵文语法学家帕尼尼[①]（Panini，पाणिनि）
把瑜伽的词根"Yuj"定义为"集中、专注"。[②]"Yoga"一词多次
出现在《梨俱吠陀》中，原为"给牛、马上轭"，后引申为"连

接、联合、合一、控制、驾驭、献祭"等。瑜伽取其"连接、联
合、合一"之意。[③]

（二）瑜伽的概念

《泰帝利耶奥义书》（*Taittiriya Upanishad*，तैत्तिरीय उपनिषद्）2.4.1
描述道："真正的自我，信仰是其头，吠陀是其智慧，真理在其左，
正义在其右，瑜伽是其躯干，原则是其根基。"《慈氏奥义书》
（*Maitrayaniya Upanishad*，मैत्रायणीयउपनिषद्）6.25~28 把瑜伽定义为：

---

① 　古印度梵文语法学家。生卒年代为公元前 5 世纪至公元前 4 世纪，著有《梵
　　文语法》，也称《帕尼尼语法》，用 3996 条（一说为 4000 多条）规则分析
　　梵文的语音和语法，被认为是最早的梵文语言书。

② 　Surendranath Dasgupta, *A History of Indian Philosophy*, Delhi: Motilal
　　Banarsidass, 1975, p. 226.

③ 　Georg Feuerstein, *The Yoga Tradition: Its History, Literature, Philosophy and
　　Practice,* India:Bhavana Books, 2012, pp.11-35.

"与呼吸、Om 和一切连接，称为瑜伽。呼吸、意识及各种感官结合，称为瑜伽。"《伽陀奥义书》（*Katha Upanishad*，कठ उपनिषद्）2.3.10~11 将之描述为："当五种感官与心意处于静止，意识不再动摇，这是人们所知的最高状态。人们认为这就是瑜伽，牢牢控制感官，不再迷乱，因为瑜伽就是来去生灭。"《薄伽梵歌》[①]（*Bhagavad Gita*，भगवद्गीता）2.50 认为："瑜伽是'业'的技巧。"《胜论经》[②]（*Vaisheshika Sutra*，वैशेषिकसूत्र）5.2.15~16 把瑜伽定义为："心意不受感官及感官对象的支配，不受快乐与痛苦的困扰。"《瑜伽师地论》[③]（*Yogacarabhumi Shastra*，योगाचारभूमिशास्त्र）2.152 中提出："瑜

---

① 《薄伽梵歌》意为"神之歌"，取自史诗《摩诃婆罗多》（*Mahabharata*，महाभारत）第六章，成书年代为公元前 3 世纪至公元 5 世纪。相传为毗耶娑口述，由象头神（Ganesha，गणेश）抄录，以梵文写成，有七百颂，分为十八章。其故事背景是古印度婆罗多族的两支后裔俱卢族（Kuru，कुरु）和般度族（Pandu，पाण्डु）在俱卢之野发生的一场大战，他们原本是堂兄弟，但为了王国的统治权而战斗，般度王子阿周那（Arjuna，अर्जुन）不愿手足残杀，遂陷入痛苦中。克里希纳教导以阿周那为代表的世人，指出通往解脱的三种瑜伽道路——业瑜伽（Karma Yoga，कर्म योग）、智瑜伽（Jnana Yoga，ज्ञान योग）和奉爱瑜伽（Bhakti Yoga，भक्ति योग），其内容涵盖吠檀多、瑜伽和数论思想。

② 《胜论经》是胜论最根本的经典，相传为迦那陀（Kanada）所著。目前的编撰形式是在公元 50~150 年完成的，共十卷，总计三百七十颂。第一卷陈述二十四谛；第二、第三卷阐述实体的类别；第四卷论述性质的类别和原子论；第五卷论述行为的类别；第六卷阐述宗教伦理观以及行为的结果；第七卷论述认知的本质；第八、第九卷论述认知和推理；第十卷论述阿特曼的属性。

③ 《瑜伽师地论》相传是弥勒（Maitreyanatha，350~430 年）所著。在汉译佛经中关于弥勒的生平有着种种记载，目前学术界对此有着不同看法。有人认为弥勒确是一个历史人物，有人认为在瑜伽行派兴起时期有弥勒论师，他们假托弥勒菩萨之名写了不少论著。瑜伽师地，意即瑜伽修行所要经历的十七种境界，故亦称《十七地论》，为大乘佛教瑜伽行派及中国法相宗的根本论书，亦是玄奘西行所取的重要经典。

伽应具备四要素：信念、志向、毅力和方法。"印度中世纪著名的吠檀多哲学家商羯罗在《梵经有身疏》（Brahmasutra Bhasya，ब्रह्मसूत्र-भाष्य）2.1.3 中写道："瑜伽是证悟真知的途径。"帕坦伽利《瑜伽经》（*Yoga Sutra*，योगासूत्र）1.2 把瑜伽定义为"调节心意的波动使其保持稳定"（Yogaś Citta-Vṛtti-Nirodhaḥ，योगश्चित्तवृत्तिनिरोधः ）。

二 瑜伽的发展脉络

早在印度河文明时期，古印度人就已经借助某种方式修行瑜伽。尽管印度河文明已经神秘消失，但在印度河谷文明的摩亨佐·达罗（Mohenjo Daro）考古现场发现了一枚印章，名为帕束帕提（Pashupati，पशुपति），意为"动物之王"。[1] 现存于印度国家博物馆，印章上雕刻的男子头饰上有角，周围被动物包围。考古学家认为，雕刻是湿婆[2]（Shiva，शिव）的化身之一楼陀罗（Rudra，रुद्र）。[3] 瑜伽学者认为，雕像是瑜伽体式的根锁式（Mulabandhasana，मुलभाण्डासन）。因此，湿婆被看作第一个瑜伽士。[4]

国内外学者对瑜伽进行了阶段划分，常见的划分方式有三类

---

[1] "Walk Back to the Past:*Take a Tour of the Harappan Civilisation in a Delhi Museum*," 29（2017）.

[2] 湿婆是毁灭之神，与梵天（Brahma，ब्रह्मा）、毗湿奴（Vishnu，विष्णु）并称为印度教三大神，兼具生殖与毁灭、创造与破坏的双重性。

[3] Hope B.Werness，*Continuum Encyclopedia of Animal Symbolism in World Art*，London:A&C Black, 2006, p. 270.

[4] Hope B.Werness，*Continuum Encyclopedia of Animal Symbolism in World Art*，London：A&C Black, 2006, p. 270.

四种形式。第一类是英国比较宗教学者加文·丹尼斯·福路德[①]（Gavin Dennis Flood）提出的六阶段段划分。[②] 第二类第一种是美国的印度学家大卫·戈登·怀特[③]（David Gordon White）提出的五阶段划分，[④] 第二种是中国学者李建欣提出的五阶段段划分。[⑤] 第三类是德国的印度学家乔治·费尔斯坦[⑥]（Georg Feuerstein）提出的四阶段划分。[⑦]

综上所述，笔者认为，瑜伽的发展可分为五个阶段：

1.吠陀时期——哲学奠基期（公元前2000年～公元前500年）：以吠陀和奥义书为标志，奠定瑜伽的哲学基础；

---

① 加文·丹尼斯·福路德（1954～　），英国比较宗教学者，牛津大学高级研究员。著有《薄伽梵歌》（新译本）、《内在的真理：基督教、印度教和佛教的内在性历史》、《宗教和生活哲学》、《超越现象学：对宗教研究的再思考》等。

② 加文·丹尼斯·福路德划分的六个阶段为：1.印度河文明时期；2.吠陀时期；3.史诗时期；4.瑜伽派形成时期；5.瑜伽派发展时期；6.近现代瑜伽发展时期。

③ 大卫·戈登·怀特（1953～　），美国印度学家，加州大学教授，著有《帕坦伽利瑜伽经》（译本）、《练习瑜伽》、《密宗的实践》、《炼金术身体：中世纪印度的西达传统》等。

④ 大卫·戈登·怀特划分的五个阶段为：1.吠陀时期；2.前古典时期；3.古典时期；4.后古典时期；5.现代时期。

⑤ 中国学者李建欣划分的五个阶段为：1.原始瑜伽；2.前古典瑜伽；3.古典瑜伽；4.后古典瑜伽；5.近现代瑜伽。

⑥ 乔治·费尔斯坦（1947～2012），德国瑜伽学者，研究方向为瑜伽哲学与实践，著有《瑜伽的本质：对印度文明心理史的贡献》《绿色瑜伽》《瑜伽道德》《瑜伽心理学》，译有《瑜伽经》《薄伽梵歌》等。

⑦ 乔治·费尔斯坦划分的四个阶段为：1.吠陀时期；2.前古典时期；3.古典时期；4.后古典时期。

2. 前古典时期——史诗时期（公元前 5 世纪~公元 5 世纪）：以《薄伽梵歌》和《瓦希斯塔瑜伽》为标志，论述瑜伽思想；

3. 古典时期——瑜伽形成时期（公元前 3 世纪~公元前 2 世纪）：以帕坦伽利《瑜伽经》为标志，系统总结前期瑜伽理论；

4. 后古典时期——哈他瑜伽（5 世纪~18 世纪）：以哈他瑜伽为标志，瑜伽行法日趋完善；

5. 近现代瑜伽体系形成——吠檀多与瑜伽合流（19 世纪至今）：以辨喜 ① 为代表的一批印度近现代哲学家以传统吠檀多思想为体，以西方哲学和近现代自然科学成果为用，通过吠檀多与瑜伽的合流构建了近现代瑜伽体系，使瑜伽成为大众哲学，并呈现体系化发展。

这种发展脉络，较为清晰地描述了瑜伽从起源、形成到发展，从理论到行法日趋完善，再到近现代瑜伽体系的形成，并呈体系化发展的历程。

---

① 辨喜（1863~1902），印度近现代著名的哲学家、思想家，新吠檀多哲学体系及近现代瑜伽体系的奠基人，把瑜伽传播到西方的关键人物。原名纳兰德拉纳斯·达塔（Narendranath Datta），1893 年，辨喜到美国演讲开始使用斯瓦米·维韦卡南达（Swami Vivekananda）一名。代表作有《吠檀多哲学》（*Vedanta Philosophy*，1896）、《实践的吠檀多》（*Practical Vedanta*，1912）、《瑜伽经翻译与评论》（*Patanjali Yoga Sutras, Translation & Commentary*，1896）、《王瑜伽》（*Raja Yoga*，1896）、《业瑜伽》（*Karma Yoga*，1896）、《业瑜伽和奉爱瑜伽》（*Karma-Yoga & Bhakti-Yoga*，1896）、《智瑜伽》（*Jnana Yoga*，1899）、《奉爱瑜伽》（*Bhakti Yoga*，1902）、《斯瓦米·维韦卡南达全集》（*The Complete Works of Swami Vivekananda*，1962~1964）等。

三　瑜伽的起源、形成与发展

（一）吠陀时期：哲学奠基期（公元前 2000 年～公元前 500 年）

以吠陀和奥义书为代表的经典著作，奠定了瑜伽的哲学基础。瑜伽源自《梨俱吠陀》中"苦行""奉爱"等观念，《阿闼婆吠陀》是现存最古老的医学实践记录，与瑜伽关系密切。多部奥义书都有对瑜伽概念及行法的详细描述，瑜伽继承了奥义书的理念。

吠陀（Veda，वेद）是印度上古知识的合集，是印度文明、哲学、宗教及文学的根基。吠陀有广义、狭义之分。狭义的吠陀由神曲集（Samhita，संहिता）、婆罗门书[①]（Brahmana，ब्राह्मणम्）、森林书[②]（Aranyaka，आरण्यक）和奥义书（Upanishad，उपनिषद्）四种典籍构成，合称为"吠陀本集"。神曲集包括《梨俱吠陀》[③]（Rigveda，ऋग्वेद）、

[①]　婆罗门书（Brahmana）是一批解释吠陀祭祀仪式的古籍的统称。成书年代一般认为是公元前 1000 年至公元前 600 年。婆罗门书是对祭司正确举行祭祀仪式的指导，以神圣的语言和规范的仪式闻名于世。

[②]　森林书（Aranyaka）是处于林栖期（人生四行期：梵行期、居家期、林栖期、遁世期）的哲人们栖居于森林苦思冥想所编撰的哲学著作，探讨祭祀仪式所蕴含的意义以及吠陀哲学。成书年代最早可追溯到公元前 700 年。

[③]　《梨俱吠陀》（Rigveda）是祭祀中吟诵者赞美神的诗歌，也是神曲集中规模最大的一部，共有 1028 首神曲，每首神曲由若干诗节构成，共 10600 段诗节，分为 10 卷。约在公元前 2000 年形成，是最早的吠陀文本。《梨俱吠陀》按主要内容来划分，前 7 卷是神话的宇宙构成论、多神论、泛神论、神人—神畜—神物同形或同质论。从第 8 卷开始，逐渐向少数神和一神论过度。

《娑摩吠陀》[1]（*Samaveda*，सामवेद）、《夜柔吠陀》[2]（*Yajurveda*，यजुर्वेद）和《阿闼婆吠陀》[3]（*Atharvaveda*，अथर्ववेद）。广义的吠陀，除吠陀本集外，还包括《梵经》[4]（*Brahma Sutra*，ब्रह्म सूत्र）、《法经》[5]（*Dharma Sutra*，धर्मशास्त्र）和《往事书》[6]（*Purana*，पुराण）等一系列解释吠陀的经书，合称为"吠陀文献"。

---

① 《娑摩吠陀》是祭祀中歌咏者以固定的音律唱诵的赞美诗，共有1549首神曲，内容几乎完全取自《梨俱吠陀》第八卷、第九卷（除75节咒语）。《娑摩吠陀》的最大特点在于被赋予了固定的音律，称为"娑摩迦娜"（Samagana），这是一种独特的唱诵方式，也是古印度七声音阶的基础和来源。根据唱诵方式的不同、流行地区的不同，现存三种主要唱诵方式：乔屠弥耶（Kouthumiya）、罗那衍尼耶（Rananiya）和斋米尼亚（Jaiminiya）。

② 《夜柔吠陀》是祭祀时祭司念诵的祭词，有《白夜柔吠陀》（*Shukla Yajurveda*）和《黑夜柔吠陀》（*Krishna Yajurveda*）。《白夜柔吠陀》是这部吠陀的主要部分，共有1975首神曲，分为40章，多取自《梨俱吠陀》。《黑夜柔吠陀》主要叙述《白夜柔吠陀》前18章中关于祭祀的过程和细节等。

③ 《阿闼婆吠陀》是符咒和密语的总集，共有730首神曲、5987段诗节，其中有1350段诗节取自《梨俱吠陀》，分为20卷。主要形式为韵律诗和散文，现存派帕勒达（Paippalāda，पैप्पलादा）和邵那卡（Śaunaka，शौनक）两种版本。

④ 《梵经》，又称《吠檀多经》，是印度六派哲学之吠檀多的代表作。成书年代为400年至450年，相传为毗耶婆（Vyasa）所著。《梵经》主要论述关于"梵"的哲学思想，共有555段诗节，分为4章。

⑤ 《法经》是把分散在吠陀中的"法"单独提炼而成的散文文本。吠陀虽已呈现"法"的观念，但《法经》的论述更为详细。《法经》着重讲述人们的社会职责、行为规范和宗教义务，可谓印度最古老的法律著作，主要是关于宗教方面的，也有一部述及世俗法律。《法经》将雅利安人的习俗系统化，使种姓制度以法律形式固定下来。

⑥ 《往事书》是一系列神话传说作品的统称。成书年代为3世纪到10世纪，主要由梵文写成，也有泰米尔文和其他文字。关于《往事书》的编撰者，说法不一。《往事书》包括《大往事书》（*Maha Purana*，महापुराण）和《小往事书》（*Upa Purana*，उपपुराण）各18部，有超过40万个诗节，内容涵盖医学、艺术、文学、语法、伦理、仪式、人生阶段的社会法则及价值观等。

　　神曲集中,《梨俱吠陀》形成年代最早且最重要,产生于公元前 2000 年左右。[①] 其余三部是它派生的作品,均形成较晚。《娑摩吠陀》和《夜柔吠陀》基本是对《梨俱吠陀》中有关歌咏和祭祀内容的复述。《阿闼婆吠陀》比较晚出,性质有所不同。《梨俱吠陀》是颂神诗集,《娑摩吠陀》是颂神歌曲集,《夜柔吠陀》是祈祷诗文集,《阿闼婆吠陀》是符咒和密语诗集。

　　1.《梨俱吠陀》与瑜伽

　　《梨俱吠陀》以赞美诗式的神曲记录印度文明初期的种种神话传说。其将宇宙分成天、空、地三界,把三界中的许多自然现象、自然物人格化,作为赞颂的对象。在书中,我们可以清楚地看到最初的崇拜是怎样形成的,人们怎样从相信万物有灵进化到崇拜多神,又怎样从多神崇拜发展为主神崇拜,进而表现出向一神论演化的倾向。与此同时,吠陀哲学家开始对宇宙的起源进行哲学探究。中国著名哲学家、梵文学家巫白慧先生说:"如果把《梨俱吠陀》创世神话的纱罩移去,便即可发现隐蓄在神话内核的吠陀智者的智慧闪光。"[②]

　　《梨俱吠陀》中蕴含着深刻的哲理,是古印度哲学的根基。如果说,古印度哲学是一棵枝繁叶茂的大树,那吠陀就是这棵大树的根。古印度哲学流派的形成和发展,反映了对吠陀思想的继承。

---

① 　巫白慧:《印度哲学》,东方出版社,2000,第 28 页。

② 　巫白慧:《〈梨俱吠陀〉神曲集》,商务印书馆,2001,第 20 页。

　　"梨俱吠陀时代"抑或可以追溯到更久远的年代，古印度哲人常静坐思索，或让身体保持笔直端正的姿态唱诵吠陀，有时一天、几天，甚至几个月都长久保持同一个姿态，这便是瑜伽的雏形。

　　瑜伽源于《梨俱吠陀》中"苦行""奉爱"等观念。古印度人认为，苦行是实现解脱的方式之一。苦行（Tapas，तपस्）一词取自词根（Tap，तप्），原意为"燃烧"，引申为烧尽内心的欲望之火，让意识更加清晰。《梨俱吠陀》5.67.2 这样描述苦行："当人们发现隐藏在洞穴里的火焰，他们唱着心中的咒语。"《梨俱吠陀》10.47.7 如此描述奉爱："我的赞美之歌有远大的抱负，它就像信使一样向因陀罗快速飞去……从我的灵魂出发，触动他的心。"《梨俱吠陀》1.16.7 中写道："愿这赞美之歌最能感动你的心。"印度瑜伽学者库马尔·考尔 [1]（H. Kumar Kaul）认为，"《梨俱吠陀》中对因陀罗的赞美实则是号召人们走瑜伽之路" [2]。

　　2.《阿闼婆吠陀》与瑜伽

　　《阿闼婆吠陀》是符咒和密语的总集。它的诗体符咒可祈福消灾、治病驱邪。后三部吠陀中，一般认为《阿闼婆吠陀》更为重要。它表达了人们远离疾病困扰的美好追求，以及对草药的崇敬和赞美之情，实则是人们认识到草药的功效，并应用于实际生活

① 　库马尔·考尔（1932~　），印度瑜伽学者，出版瑜伽著作 13 部，发表论文 220 余篇；1990 年，被选为印度瑜伽研究委员会高级副主席。

② 　H. Kumar Kaul, *Yoga in Hindu Scriptures*, India:Surjeet Publications, 1989, p.12.

和疾病治疗中。它是现存最古老的医学实践记录，揭示了"印欧古代民间治疗的最早形式"。

　　印度的六种传统疗法为阿育吠陀（Ayurveda）、瑜伽（Yoga）、自然疗法（Naturopathy）、尤纳尼疗法（Unani）、西达疗法（Siddha）和顺势疗法（Homoeopathy）。其中，阿育吠陀与瑜伽互为姊妹篇，皆以调息、冥想等方式保持身心平衡以及人与自然的和谐共处，二者与《阿闼婆吠陀》关系密切。阿育吠陀的三部经典《遮罗迦集》（*Charaka Samhita*，चरकसंहिता）、《妙闻集》（*Sushruta Samhita*，सुश्रुतसंहिता）和《八支心要集》（*Astangahridaya Samhita*，अष्टांगहृदयसंहिता）被认为是《阿闼婆吠陀》的附属文献。《遮罗迦集》和《妙闻集》成书于公元前 1 世纪上半叶。《遮罗迦集》由印度医祖遮罗迦[①]（Charaka）所著，并经阿提耶[②]（Atreya）补充修改，至今仍广泛应用于阿育吠陀内科医学。妙闻[③]（Sushruta）继承了印度医学始祖昙梵陀利（Dhanvantari，धन्वन्तरि）[④]学派的理论，他编写的《妙闻集》收集了修复外科的各种知识，涉及换肢手术、整形外科手术、剖腹手术甚至脑外科手术。《八支心要集》成书于公元 500 年，

①　遮罗迦（Charaka），可能生活在公元前 200 年至公元前 100 年，可能是克什米尔人，著有《遮罗迦集》。

②　阿提耶（Atreya），著名的阿育吠陀论者，可能生活在公元前 6 世纪。据说，他曾是犍陀罗国（Gandhara）国王的私人医生。

③　妙闻（Sushruta），相传他出生于公元前 800 年，古印度内科医生，著有《妙闻集》，这是现存最重要的古代医学文献之一，是阿育吠陀的基础文献。

④　昙梵陀利（Dhanvantari），据说是瓦拉纳西的国王，印度医学之神，毗湿奴的化身。

综合了阿育吠陀医学两大学派的观点。瑜伽发展到近现代，吸纳了阿育吠陀疗法，强化了自身的理疗功能。

3. 奥义书与瑜伽

吠陀本集由行为部分（Karma kanda，कर्मकाण्ड）和知识部分（Jnana kanda，ज्ञानकाण्ड）构成。婆罗门书阐述吠陀的祭祀仪式，森林书从祭祀之路转向知识之路，奥义书则阐述吠陀哲学。

奥义书，原意是"近坐"，也译作"近坐书"，意为"坐在临近上师的地方"。这个词本无"奥义"之意，后引申为"传授秘密知识"，故称"奥义"。这种说法与奥义书刚产生时人们对它的观感有关，也称为"吠檀多"（Vedanta，वेदान्त），意为"吠陀的终极奥秘"或"吠陀至高无上的真理"。对此有两种解释，一说它是吠陀本集最后的部分，一说它阐述的是吠陀文献中最深奥最圆满的理论。德裔英国东方学家马克斯·缪勒[①]（Max Muller）称："奥义书是吠陀的终结和吠檀多哲学的基础，是'一种人类的沉思几臻乎顶点的体系'。奥义书支配印度哲学、宗教和生活将近三千年。"[②]

---

① 马克斯·缪勒（1823~1900），德裔英国东方学家、宗教学家，精通印度宗教与哲学；主要著作有《佛教及佛教巡礼者》《古代梵文文学史》《梵文文法入津》《宗教的起源和发展》《吠檀多哲学》《印度六派哲学》，还主编了《东方圣书》51卷（1875年以后），翻译佛教文献《阿弥陀经》（梵文1881，英译1894）、《无量寿经》（梵文1883，英译1894）、《金刚般若经》（梵文1881，英译1894）、《般若心经》（梵文1884，英译1894）、《佛顶尊胜陀罗尼经》（1884）、《法集经》（1884）等。

② S. Radhakrishnan and C. A. More, *A Source Book in Indian Philosophy*, New Jersey:Princeton University Press, 1957, p.37.

奥义书多为散文体和诗体，内容繁杂，博大精深，核心是探讨世界的本原以及自我的本质，实际上是一种哲学类书或对话录，确切地说，是这个时期"梵我同一"论的各家言论集。

奥义书集中阐述"梵"（Brahman, ब्रह्मन्）、"我"[①]（Aham, अहम्）、"幻"（Maya, माया）三个核心范畴及其在哲学上的相互关系，从而创立"梵我同一"思想。简明扼要地说，"梵"、"我"和"幻"的基本内涵和相互关系表现为："梵"是客观世界的本原，"我"为主观世界的本原，"梵"与"我"在本质上是相同的，但在形式和作用上有差别；"幻"是主观与客观的现象，产生于"梵我"本体；现象是幻，而本体是真实。奥义书哲学家认为，世界起源于"梵"，存在于"梵"，归于"梵"。"梵"是真、知、乐三位一体的存在。奥义书中，哲学家们把"我"提升到与"梵"本质相同的地位，他们认为人生最大的追求，就是力争达到"梵我同一"的境地，这是一种断灭轮回、绝对永恒、无限幸福圆满的境地，也就是他们所追求的最终解脱。

现流传于世的奥义书有百余种。据黄宝生先生所译《奥义书》，"《解脱奥义》列出的奥义书有一百零八种。实际上，挂名'奥义书'的奥义书不下二百种。然而，它们大多产生年代很晚，与吠陀文献无关，不是严格意义上的奥义书。一般认为，最古老的奥义书有十三种"[②]。印度中世纪著名的吠檀多哲学家商羯

---

① 奥义书中的"我"等同于"阿特曼"（Atman, आत्मन्），即自我灵魂。

② 《奥义书》，黄宝生译，商务印书馆，2012，第4页。

罗 [①] 著有十奥义评注。[②] 十三奥义书按照成书年代，大体可分为三组。[③]

　　第一组：《广林奥义书》(*Brihadaranyaka Upanishad*,

　　　　बृहदारण्यक उपनिषद्)

　　《歌者奥义书》(*Chandogya Upanishad*, छान्दोग्य उपनिषद्)

　　《泰帝利耶奥义书》(*Taittiriya Upanishad*,

　　　　तैत्तिरीय उपनिषद्)

　　《憍尸多基奥义书》(*Kausitaki Upanishad*,

　　　　कौषीतकि उपनिषद्)

　　《爱多雷耶奥义书》(*Aitareya Upanishad*,

　　　　ऐतरेय उपनिषद्)

---

① 商羯罗（788~820），印度中世纪最大的经院哲学家，支持吠檀多不二论的著名理论家。出生于印度喀拉拉邦马拉巴尔海岸的伽拉迪，年少时曾随印度著名的吠檀多不二论者乔荼波陀（450~600 年）的弟子乔频陀学习婆罗门的经典，在贝纳勒斯曾与其他哲学派别进行辩论，在印度次大陆的四个方位建立了四大静修院，组建了"十名"教团。著有《梵经有身疏》(*Brahmasutra Bhasya*)、《示教千则》(*Upadesasahasri*)、《我之觉知》(*Atma Bodha*, आत्मबोधः)、《薄伽梵歌评注》(*Bhagavad Gita Bhashya*)、十奥义评注等 300 多部作品。

② 商羯罗评注的十奥义为《爱多雷耶奥义书》《泰帝利耶奥义书》《伽陀奥义书》《广林奥义书》《伊莎奥义书》《由谁奥义书》《歌者奥义书》《六问奥义书》《剃发奥义书》《蛙氏奥义书》。

③ 《奥义书》，黄宝生译，商务印书馆，2012，第 4~5 页。

这五种奥义书是散文体，产生年代为公元前七八世纪至公元前五六世纪，也就是在佛陀（公元前566年～公元前486年）之前。

第二组：《由谁奥义书》（*Kena Upanishad*，केन उपनिषद्）

《伽陀奥义书》（*Katha Upanishad*，कठ उपनिषद्）

《伊莎奥义书》（*Isha Upanishad*，ईशोपनिषद्）

《白骡奥义书》（*Shvetashvatara Upanishad*，

श्वेताश्वतरोपनिषद्）

《剃发奥义书》（*Mundaka Upanishad*，मुण्डक उपनिषद्）

这五种奥义书是诗体，产生年代在公元前五六世纪至公元一世纪，其中《由谁奥义书》兼有诗体和散文体。

第三组：《六问奥义书》（*Prashna Upanishad*，प्रश्नोपनिषद्）

《蛙氏奥义书》（*Mandukya Upanishad*，माण्डूक्य उपनिषद्）

《慈氏奥义书》（*Maitrayaniya Upanishad*，मैत्रायणीय उपनिषद्）

这三种奥义书是散文体，产生年代在公元初。

《广林奥义书》，也译作《大森林奥义书》或《广森林奥义书》，是奥义书中最古老且篇幅较长的。它系统论述了"梵我同一"思想，还论及自我的本质、梵的不可描述性、阿特曼的三种状态、梵的两种形态以及宇宙的起源、"业"与轮回等。

《歌者奥义书》是奥义书中相对古老的，主要论述了"梵我同一"思想、自我的本质、Om 的含义及作用、三吠陀及其作用，《娑摩吠陀》及其唱诵方式、宇宙的起源、金卵说、生命能量、"业"与轮回、冥想、解脱等。

《爱多雷耶奥义书》侧重论述轮回的观念，以及宇宙的起源、原人、自我的本质等。

《泰帝利耶奥义书》侧重论述阿特曼的"五鞘身"、"梵我同一"、五大元素等，并告诉世人：只有摆脱"五鞘身"的束缚，才能意识到自我的本质，获得永恒的幸福。

《伊莎奥义书》，也译作《自在奥义书》，篇幅相对较短。这部奥义书以赞美诗而闻名，这些赞美诗不是用于祭祀，而是启发人们思考"自我的本质"。主要论述了自我的本质、"业"与责任，并告诉世人：意识到自我存在于众生之中，众生存在于自我之中，行为与知识相结合，意识到"梵我同一"，便能回归"梵"真、知、乐的本性，虽身体会消亡，但自我实现了永恒。

《由谁奥义书》以诗歌、散文和故事形式呈现，侧重论述宇宙的起源并描述至高无上的"梵"，还论及苦行、持戒等。

《伽陀奥义书》侧重论述自我知识，以及瑜伽的概念和行法等。

《六问奥义书》，也译作《疑问奥义书》，以一问一答的形式论述宇宙的起源、五大元素、原人、Om 的含义及作用等。

《剃发奥义书》以诗歌形式呈现，提出"上知"和"下知"理论，论述自我知识以及"命我"与"自我"的关系。

　　《蛙氏奥义书》篇幅短小，但颇为重要。它重点论述了阿特曼的四种状态（又称"四位说"）以及 Om 的含义。

　　《白骡奥义书》以诗歌形式呈现，侧重论述自我知识、瑜伽的概念及行法。

　　《憍尸多基奥义书》侧重论述了"梵"是真实，还论及自我的本质、"业"与轮回、感官与感官对象等。

　　《慈氏奥义书》也译作《弥勒奥义书》，散文体，侧重论述自我知识、梵的两种形态、业报与轮回、瑜伽的概念及行法，还论及五种生命能量、苦行等。

　　十三部奥义书对瑜伽的概念及行法都有详细描述，瑜伽继承了奥义书的理念。如《由谁奥义书》4.8 描述了苦行的目的："苦行、自制和行动是认识'梵'的基础，吠陀是其四肢，真理是其支点。"《剃发奥义书》3.1.5 称："通过苦行，'梵'逐渐被认识，由此产生食物—生命—呼吸—心意—真理，而不朽也蕴含其中。"《慈氏奥义书》4.4 描述了苦行及冥想的目的："懂得'梵'的真知的人会说这是通往'梵'之路。通过苦行、冥想和真知，'梵'被认知。"《慈氏奥义书》6.20~6.21 描述了调息的目的："依靠思想的纯净消除一切善业和恶业，纯净的自我居于自我之中，享受永恒的幸福。首先保持平静，然后调节呼吸，就能超越有限，达到无限。"《伽陀奥义书》3.6 和 6.10 提到感官收束："有悟性的人，意志是坚定的。当五种感官与心意同时处于静止状态，心智不再活跃，便是最高状态。"《白骡奥义书》2.8~2.15 进一步阐述了瑜伽行法：

17

"智者应保持身体的稳定，使胸、颈、头保持挺直，在心意的支配下，将感官转向内在，犹如借助'梵'之木筏渡过世界上最湍急的河流。瑜伽士应控制气（Prana，प्राण）使其保持平静而不受外界干扰，犹如御者驾驭劣马。"《慈氏奥义书》6.18 对瑜伽行法进行了分类，"这是与它合一的方法：调息、感官收束、冥想、专注、思辨和三摩地，这就是瑜伽"。由此，形成了最初的"六支分法"。《瑜伽经》取其五支（除思辨外），后发展为八支行法。

（二）前古典时期：史诗时期（公元前 5 世纪 ~ 公元 5 世纪）

这一时期主要以《薄伽梵歌》和《瓦希斯塔瑜伽》为代表。《薄伽梵歌》论述了获得解脱的三种瑜伽道路——业瑜伽、智瑜伽和奉爱瑜伽。《瓦希斯塔瑜伽》是关于"自我知识"的经典之作。

1.《薄伽梵歌》

《薄伽梵歌》取自史诗《摩诃婆罗多》[①]，意为"神之歌"。这里的"神"指守护神毗湿奴（Vishnu，विष्णु）的化身克里希纳（Krishna，कृष्ण）。成书年代为公元前 3 世纪至公元 5 世纪，相传为毗耶娑口述，由象头神[②]（Ganesha，गणेश）抄录，以梵文写成，有 700 颂，分为 18 章。其故事背景是古印度婆罗多族的两支后裔俱卢族（Kuru，कुरु）

①　《摩诃婆罗多》成书年代可追溯到公元前 4 世纪至公元 4 世纪，历时八百余年。以印度列国纷争为背景，史诗里的故事可能发生在公元前 9 世纪至公元前 8 世纪，主要是讲述古印度婆罗多族的两支后裔俱卢族和般度族在俱卢之野发生的一场大战。

②　象头神相传为印度教三大主神之一的毁灭之神湿婆和女神帕瓦蒂（Parvati）的儿子，其头为象头，故称象头神。

和般度族（Pandu，पाण्डु）在俱卢之野发生的一场大战，他们原本是堂兄弟，但为了争夺王国的统治权而发生了冲突，般度王子阿周那（Arjuna，अर्जुन）因不愿手足残杀而陷入痛苦之中。克里希纳教导以阿周那为代表的世人，并论述了获得解脱的三种瑜伽道路——业瑜伽（Karma Yoga，कर्म योग）、智瑜伽（Jnana Yoga，ज्ञान योग）和奉爱瑜伽（Bhakti Yoga，भक्ति योग），内容涉及吠檀多、瑜伽和数论思想。

"业瑜伽"有三层含义。一是履行职责，人们应该遵照吠陀中"法"（Dharma，धर्म）的规定履行职责，这种行为就是"业"（Karma，कर्म）。二是轮回取决于"业"。善业产生善果，恶业产生恶果，但无论是善果还是恶果，只要有"业"存在，就有轮回，轮回始终是痛苦的。因此，人需要解脱。三是弃绝，即不执着于一切行为的结果。智瑜伽是获得"自我知识"。"自我知识"是关于"梵"的知识，称为"上知"。"自我知识"以外的知识称为"下知"。《薄伽梵歌》认为，只有通过"上知"才能"证悟自我"。奉爱瑜伽也有两层含义：一是把一切行为的结果都当作对"神"的奉爱；二是以奉爱"神"的精神对待一切事物，心存敬畏。《薄伽梵歌》认为，业瑜伽、智瑜伽和奉爱瑜伽对于通往解脱之路同等重要。

《薄伽梵歌》12.9~12.12 记载："如果不能专注，那就练习瑜伽。如果不能练习瑜伽，那就无私奉献。如果无私奉献也做不到，那就弃绝。因为智慧胜于瑜伽，冥想胜于智慧，弃绝胜于冥想，一旦弃绝，心意便能保持平静。"这表明，瑜伽是适合所有人的解脱之道，每个人都可以选择适合自己的瑜伽道路。有人认为，《薄伽梵歌》暗示有第四种瑜伽道路，即"冥想瑜伽"。

《薄伽梵歌》以"责任"（Dharma，धर्म）开始，以"我的"（Mama，मम）结束，寓意"我的责任"——从履行社会责任到实现人生终极目标，从业瑜伽、奉爱瑜伽到智瑜伽，从束缚走向解脱。

2.《瓦希斯塔瑜伽》

《瓦希斯塔瑜伽》（*Yoga Vasishtha*）取自史诗《罗摩衍那》[①]（*Ramayana*）。《罗摩衍那》的成书时间存有很大争议，推测最早为公元前5世纪至公元前4世纪，最晚则为公元1世纪。[②] 因此，《瓦希斯塔瑜伽》的成书时间也不确定。[③] 相传作者为蚁垤[④]（Valmiki），也是《罗摩衍那》的作者。

---

① 《罗摩衍那》成书时间存有很大争议，推测最早为公元前5世纪至公元前4世纪，最晚则为公元1世纪。史诗中的故事可能发生在古印度，天神毗湿奴化身为古印度伊科什瓦库王国（Ikshvaku）的王子罗摩，罗摩的父亲受到继母凯可伊的蛊惑，把罗摩流放到森林里14年。罗摩与妻子希塔，以及兄弟拉克什马纳生活在森林里，罗摩的妻子被恶魔罗瓦纳绑架到了今斯里兰卡。罗摩最后除掉恶魔，救回妻子，加冕为国王。

② J. L.Brockington, *The Sanskrit Epics*, Netherlands:Brill Academic Publishers, 1998, p.379.

③ 学者认为，简短版本的《瓦希斯塔瑜伽》由克什米尔学者阿比南达所著，阿比南达生活在9世纪或10世纪，所以成书时间相比之前的推测可能更晚。现存最古老的手稿是10世纪在印度西北部的斯利那加发现的。

④ 蚁垤，原名阿格尼·夏尔马（Agni Sharma），属婆罗门种姓。据说，他师从圣贤纳拉达（Narada，नारद），印度著名的禁欲主义者。他受到开示后，进行了多年的苦修。在苦修的日子里，围绕着他形成了巨大的蚁丘，于是其更名为蚁垤。

　　《瓦希斯塔瑜伽》是关于"自我知识"的经典之作，其中蕴含着吠檀多、数论和瑜伽的思想。其故事背景是年轻的王子罗摩朝圣归来，内心无法平静，父亲见到罗摩日益憔悴，便请来圣哲瓦希斯塔为他解惑，瓦希斯塔将他和所有人带入引人入胜的故事之中，这段对话持续了数天，最终消除了罗摩的困惑。该书以瓦希斯塔和罗摩的对话形式呈现，罗摩提出"我是谁？""什么是生死？""宇宙的起源是什么？""宇宙的规则是什么？"瓦希斯塔则揭示了"自我"的本质，引导人们寻找世界的终极真理，指引修行者通往自我觉醒之路。

　　（三）古典时期：瑜伽派形成时期（公元前 3 世纪～公元前 2世纪）

　　瑜伽派的形成，以帕坦伽利的《瑜伽经》为标志，该书系统总结了前期的瑜伽理论。

　　1. 印度六派哲学

　　六派哲学的概念，最初是用来区分正统哲学和非正统哲学的。正统哲学承认吠陀权威，有六个派别，分别为数论（Sankhya，सान्ख्य）、瑜伽（Yoga，योग）、弥曼差（Mimamsa，मीमांसा）、吠檀多（Vedanta，वेदान्त）、正理派（Nyaya，न्याय）和胜论（Vaisheshika，वैशेषिक），统称为"六派哲学"。非正统哲学不承认吠陀权威、反对祭祀万能和婆罗门至上，又称为"沙门思想"，影响力最大的有五派：佛教、耆那教、顺势派、生活派和不可知论派。

　　印度把哲学一词表述为"Darsana，र्शन"，取自词根"Drś दृश्"，原为"看见"之意，后引申为"哲学"，如六派哲学称之为"Sad Darsana"。印度哲学有三大共通之处：其一，各派的哲学思想都源自吠陀；其二，各派都是在对吠陀注疏的过程中，逐渐形成自身的理论学派和观点；第三，各派皆以解脱为终极目标。

六派哲学并不只是一个简单的概念集合，而是印度正统哲学的统称。我们现在所持的印度六派哲学的概念，是近现代使用的一个概念，实际上六派哲学的形成经历了一个较长的历史过程。[①]

六派哲学虽然名为六派，实则两两互为姊妹哲学：

（1）数论与瑜伽。数论提出，"原人"在"自性"三性（悦性、辨性、惰性）的作用下创造了宇宙，并提出"二十五谛"[②]。瑜伽继承了数论的概念，但未提及宇宙的起源问题。瑜伽是行法的集大成者，系统总结和完善了奥义书提及的行法。有人认为，瑜伽是有"神"的数论；有人则认为，瑜伽和数论是两个派别。相关说法不一，目前尚无定论。

（2）正理派与胜论。正理派源于古印度的辩论术，注重逻辑与推理，是印度古老的逻辑学说。胜论提出，宇宙起源于不可再分的原子。这两派在哲学原理上都使用"句义"[③]（Padartha）一词

① 孙晶:《印度六派哲学》，中国社会科学出版社，2015，第26~27页。

② 这里的"谛"（Tattva）指真相或真实，实际上是此派论述的主要观念或范畴。

③ 句义（Padartha）意为可以思考（Jneya）和命名（Abhidheya）的对象。所谓"句"（Pada）就是概念，"义"（Artha）是"客观存在"，句义是指用概念命名的对象。

来命名概念，重视对宇宙本原的细微分析。

（3）弥曼差和吠檀多。弥曼差原为一派，后分为前弥曼差和后弥曼差，后弥曼差即吠檀多。吠陀由行为部分（祭祀）和知识部分（哲学）构成，弥曼差是对吠陀祭祀行为及其意义的考察，吠檀多是吠陀哲学的集大成者。六派哲学尊吠陀为权威，其他四派也都是依吠陀而形成的，但唯有弥曼差和吠檀多是吠陀的传承。

2. 帕坦伽利的《瑜伽经》

瑜伽派的代表作是帕坦伽利（Patanjali，पतञ्जलि）所著的《瑜伽经》（*Yoga Sutra*，योगासूत्र），该书系统总结了前期瑜伽理论。关于帕坦伽利生活的年代，众说纷纭。经印度学者考证，他可能生活在公元前 3 世纪至公元前 2 世纪。[①]《瑜伽经》开篇就提出了瑜伽的概念："瑜伽是调节心意的波动使其保持稳定。"（Yogaś Citta-Vṛtti-Nirodhaḥ，योगश्चित्तवृत्तिनिरोधः）同时，还系统描述了瑜伽的八支行法——持戒、精进、体式、调息、感官收束、专注、冥想和三摩地。在八支行法中，前五支是相对外在的，后三支（合称为"三氧马"）是相对内在的；前五支为冥想做准备，后三支是冥想的不同阶段。

现行的《瑜伽经》有 196 句经文，[②] 分为四章。第一章为三摩

---

①　Sures Chandra Banerji, *A Companion to Sanskrit Literature: Spanning a Period of Over Three Thousand Years,* Motilal Banarsidass, 1989, p.233.

②　也有 198 句一说。

地^①篇，有51句经文，描述瑜伽的定义、五种改变心意的方式、三摩地的不同阶段、"神"的含义及作用、Om 的含义、练习瑜伽的九种障碍及四种表现形式。第二章为练习篇（Sadhanapada），有 55 句经文，阐述了克里亚瑜伽（Kriya Yoga）、痛苦的原因、"原人"与"自性"、前五支行法——持戒、精进、体式、调息、感官收束。第三章为成就篇（Vibhutipada），有 56 句经文，介绍了瑜伽后三支行法——专注、冥想、三摩地。第四章为解脱篇（Kaivalyapada），有 34 句经文，论述瑜伽修行的目的以及解脱的过程。

瑜伽沿用了"二十五谛"、"原人"与"自性"等概念。此外，又提出一个新的概念——"神"（Ishvara）。《瑜伽经》认为，神是"特殊的原人"，一种无形存在的至高意识。帕坦伽利把"神"看作调节心意波动所要达到的目标，借以消除瑜伽练习过程中出现的种种障碍。他不认为神是宇宙的起源或可干预宇宙的演变过程。

无论是作为印度正统哲学的六派哲学，还是非正统的"沙门思想"，其哲学根基都是吠陀。各派思想虽有不同，但都是吠陀思想的延续，皆以解脱为目的。印度六派哲学虽尊吠陀，但各分支有亲疏远近之分。数论、瑜伽、正理派、胜论依据吠陀而形成，唯有弥曼差和吠檀多是对吠陀的传承。而作为"沙门思想"的佛教和耆那教所谓的不尊吠陀，只是反对"祭祀万能"和"婆罗门至上"。瑜伽的行法不是瑜伽所独有的，瑜伽的持戒和精进是六派哲学、佛教、耆那教共同遵守的道德规范，瑜伽的冥想是六派哲

---

① 三摩地（Samadhi），旧译为三昧。三摩地系音译，原为"全神贯注"之意，这里指"冥想的无我状态"。

学、佛教、耆那教共同遵循的修行方法。瑜伽是行法的集大成者，它继承了奥义书的理念，系统总结和完善了奥义书中的行法，印度各哲学派别都有瑜伽的修行方式。

佛教与瑜伽有着密切的关系，这种关系贯穿佛教发展的始终，原始佛教在创立阶段无疑吸收了古奥义书中"禅那"的思想，佛教的"禅那"与瑜伽的"冥想"实为同一种行法。佛教的创始人释迦牟尼在创立佛教的过程中曾受到瑜伽的影响，大乘佛教的瑜伽行派以修持瑜伽而得名，反过来又对瑜伽的发展产生了重要的影响。随着瑜伽行派的思想传入我国，其对禅宗、天台宗、法相宗、净土宗和密宗都有影响，并与道教、儒学、医学、武术和民间气功等相交流。总之，佛教与瑜伽在各自发展的过程中是互相借鉴、互为影响的。

（四）后古典时期：哈他瑜伽时期（5世纪~18世纪）

以哈他瑜伽为标志，瑜伽行法日趋完善。公元5世纪开始，印度出现了各种瑜伽行法，如密宗瑜伽（Tantra Yoga，约公元450年）、曼陀罗瑜伽（Mantra Yoga，约公元10世纪）、央陀罗瑜伽（Yantra Yoga，约公元10世纪）、哈他瑜伽（Hatha Yoga，约公元10世纪）、昆达里尼瑜伽（Kundalini Yoga，公元11世纪前后）、拉亚瑜伽（Laya Yoga，公元13~15世纪）等，其中影响最广泛的是哈他瑜伽。

密宗瑜伽通过体式、调息、冥想、身印、清洁术、曼陀罗唱诵、央陀罗冥想等行法，调节生命能量，增强内在意识，保持身体健康，探索内在能量与宇宙的关系。

曼陀罗瑜伽是密宗瑜伽的分支，曼陀罗是吠陀经文的统称。通过曼陀罗唱诵，集中意识，从外在转向内在，达到与最高意识的合一。

央陀罗瑜伽也是密宗瑜伽的分支，央陀罗是象征"神"的图形的统称。通过对央陀罗进行冥想，集中意识，从外在转向内在，达到与最高意识的合一。

昆达里尼瑜伽主要通过唱诵、调息和体式等行法，唤醒体内的昆达里尼能量，增强意识。

拉亚瑜伽则主要通过冥想的方式，达到更高阶段的瑜伽——王瑜伽。

哈他瑜伽是从帕坦伽利《瑜伽经》中的"调息"和"体式"发展而来的，它综合各种瑜伽行法，形成了一系列规范的行法。"哈"（Ha）代表"生命能量"，"他"（Tha）代表"精神能量"，哈他瑜伽意味着生命能量与精神力量的平衡。"哈"也代表"阳"，"他"也代表"阴"，哈他瑜伽也意味着阴阳平衡。

哈他瑜伽是一套综合的瑜伽行法体系，通过体式保持身体的稳定持久，通过清洁术净化身体，通过调息法净化呼吸，通过身印及收束法加强身体的稳定性，通过聆听体内的密音及冥想达到更高阶段的意识觉醒。哈他瑜伽的目的是通过生命能量与精神能量的平衡，以保持身、心、意的平衡，唤醒体内熟睡的昆达里尼能量。昆达里尼能量犹如一条熟睡的灵蛇盘旋在人体脊柱的中脉底部，处于人体的精神领域，它的苏醒意味着意识觉醒的超越。

哈他瑜伽也被称为"净化的科学"，它强化了清洁术的作用。在清洁术的作用下，身心得以净化，体内的能量通道更加畅通，能量也得以更好的释放。帕坦伽利在《瑜伽经》中提出，疾病是练习瑜伽的障碍之一，因此，哈他瑜伽强化了瑜伽的理疗功能。

现存最具影响力的哈他瑜伽著作有《湿婆本集》（*Shiva Samhita*，शिवसंहिता）、《哈他瑜伽之光》（*Hatha Yoga Pradipika*，हठयोगप्रदीपिका）和《格兰达本集》（*Gheranda Samhita*，घेरंडसंहिता），统称为"哈他瑜伽三部曲"。

《湿婆本集》，也译作《湿婆纲要》。[①] 关于成书时间，说法不一，推测最早为 10 世纪，最晚为 17 世纪。[②] 相传作者为古印度瑜伽士玛特斯言德拉 [③]（Matsyendra）。该书被认为是迄今为止最完整的瑜伽纲要。[④] 现存的《湿婆本集》有 517 段诗节，分为 5 章，[⑤] 以湿婆（Shiva）和他的妻子帕瓦蒂女神 [⑥]（Parvati）对话的

---

① K. Sivaraman, *Śaivism in Philosophical Perspective: A Study of the Formative Concepts*, Delhi：Motilal Banarsidass, 1973, p.131.

② James Mallinson, *The Shiva Samhita: A Critical Edition*, 2007, Yoga Vidya, p. x.

③ 玛特斯言德拉可能出生于 10 世纪早期的印度孟加拉邦或阿萨姆邦，生平不详。

④ M. Swami, *Shiva Samhita, Isted*, Preface, Pune: Kaivalyadhama, Shrimanmadhava Yogamandir Samiti, 1999, pp.1-18.

⑤ 《湿婆本集》无章节名，文中具体章节是笔者根据其内容命名的。

⑥ 湿婆与梵天、毗湿奴并称为印度教三大主神，他是"毁灭之神"，象征着创造力和破坏力。他的妻子帕瓦蒂女神代表女性的创造力。

形式呈现。第一章讲述的是自我知识；第二章讲述的是能量；第三章讲述的是调息法及体式；第四章讲述的是身印及收束法；第五章讲述的是弃绝及冥想。《湿婆本集》述及4种行法：1.体式（4种）；2.调息法（交替鼻孔调息法）；3.身印及收束法（10种）；4.冥想。

《哈他瑜伽之光》，也称《哈达瑜伽之光》或《哈他之光》。作者是瑜伽士斯瓦特马拉玛（Svātmārāma），他可能生活在1300~1400年，因此，推测成书年代应不晚于15世纪。[①] 现存的《哈他瑜伽之光》有389段诗节，分为4章。第一章为体式；第二章为清洁术及调息法；第三章为身印及收束法；第四章为三摩地。《哈他瑜伽之光》述及6种行法：1.体式（15种）；2.清洁术（6种）；3.调息法（8种）；4.身印及收束法（10种）；5.聆听体内的密音；6.三摩地。

《格兰达本集》，也译作《格楞陀师说本集》。在印度北部孟加拉邦和东部的拉贾斯坦邦发现了14种手稿，作者不详。[②] 现存最古老的手稿推测为17世纪的作品，被认为是全面论述哈他瑜伽的著作。[③]《格兰达本集》有355段诗节，分为7章，以圣人格兰达与国王禅达卡帕利对话的形式呈现。第一章为六种清洁术；第

① Moti Lal Pandi, *Towards Transcendence: A Historico-Analytical Study of Yoga as a Method of Liberation,* Intercultural, 1991, p. 205.

② James Mallinson, *The Gheranda Samhita:The Original Sanskrit and an English Translation,* Yoga Vidya, 2004, pp.xiv–xvi.

③ Mikel Burley, *Haṭha Yoga:Its Context, Theory, and Practice,* Motilal Banarsidass, 2000, pp.8–9.

二章为体式；第三章为身印及收束法；第四章为感官收束；第五章为调息法；第六章为冥想；第七章为三摩地。《格兰达本集》述及 7 种行法：1. 清洁术（6 种）；2. 体式（32 种）；3. 身印、收束法及专注（25 种）；4. 感官收束；5. 调息法（8 种）；6. 冥想（3种）；7. 三摩地（6 种）。

（五）近现代瑜伽体系的形成：吠檀多与瑜伽合流（19 世纪至今）

以辨喜为代表的一批印度近现代哲学家以传统吠檀多思想为体，以西方哲学和近现代自然科学成果为用，以吠檀多与瑜伽合流构建了近现代瑜伽体系，使瑜伽成为大众哲学，并呈现体系化发展。

辨喜（Swami Vivekananda）作为新吠檀多哲学体系及近现代瑜伽体系的奠基人，以传统吠檀多思想为体，以西方哲学为用，创立了新吠檀多哲学体系。他把新吠檀多哲学与瑜伽思想相结合，以吠檀多与瑜伽的合流构建了近现代瑜伽体系，使瑜伽走上大众哲学之路。

奥罗宾多[①]（Aurobindo）作为新吠檀多哲学体系的奠基人之

[①]　奥罗宾多（1872~1950），印度近现代哲学家、思想家、诗人，印度民族独立运动初期的主要领导人。原名奥罗宾多·高斯（Aurobindo Ghose），1926年开始署名室利·奥罗宾多（Sri Aurobindo），被尊称为"圣哲"，与圣雄甘地、圣诗泰戈尔并称为"印度三圣"。新吠檀多哲学体系奠基人之一，以"整体吠檀多"和"整体瑜伽"著称于世，为促进吠檀多和瑜伽走向大众化、科学化和理性化做出了重要贡献。代表作有《神圣人生论》（*The Life Divine*）、《综合瑜伽》（*The Synthesis of Yoga*）、《瑜伽的基础》（*Bases of Yoga*）、《瑜伽书信集》（*Letters of Yoga*）、《吠陀的秘密》（*The Secret of The Veda*）《薄伽梵歌论》（*Essays on The Gita*）、《社会进化论》（*The Human Cycle*）、《人类统一理想》（*The Ideal of Human Unity*）等。

一，继承了传统吠檀多思想，在辨喜所建构的新吠檀多哲学理论模型的基础上，吸收西方哲学思想，主要是达尔文的进化论，用以解释宇宙的起源及人类的进化，形成了"精神进化论"，也称为"整体吠檀多"。他从"整体吠檀多"思想出发，把辨喜提出的四种瑜伽道路以及哈他瑜伽纳入其体系，形成"整体瑜伽"。"整体瑜伽"以促进人的精神进化为指导原则，通过瑜伽修习，实现人的完美进化，以及人类社会的完美进化。以"整体吠檀多"与"整体瑜伽"的融合，完善了新吠檀多哲学体系以及瑜伽体系。

希瓦南达[①]（Sivananda）从医十年后，又弃医践行瑜伽，立志创立一种更为综合、适合大众的独一无二的瑜伽，这就是"综合瑜伽"。综合瑜伽继承了传统吠檀多思想，综合了四种瑜伽道路，强化了哈他瑜伽的行法练习，以六个信念为核心：服务（serve）、爱（love）、给予（give）、净化（purify）、冥想（meditate）和觉醒（realise）。

---

① 希瓦南达（1887~1963），综合瑜伽的创始人，印度知名瑜伽士。全名希瓦南达·萨拉斯瓦蒂（Sivananda Saraswati），原名库普斯瓦米（Kuppuswamy）。主要代表作有《综合瑜伽》（*Yoga of Synthesis*）、《健康与哈他瑜伽》（*Health and Hatha Yoga*）、《昆达里尼瑜伽》（*Kundalini Yoga*）、《练习业瑜伽》（*Practice of Karma Yoga*）、《练习瑜伽》（*Practice of Yoga*）、《奉爱瑜伽的精髓》（*Essence of Bhakti Yoga*）、《瑜伽的简单步骤》（*Easy Steps to Yoga*）、《瑜伽实践课》（*Practical Lessons in Yoga*）、《瑜伽科学》（*Science of Yoga*）、《自我知识》（*Self Knowledge)* 等。

现代瑜伽之父——克里希那玛查亚[1]（Krishnamacharya）继承并发展了哈他瑜伽，把阿育吠陀纳入瑜伽体系，强化了瑜伽的理疗功能，创立了"阿斯汤加瑜伽"和"维尼瑜伽"。

罗摩克里希那[2]（Ramakrishna）对辨喜的影响，罗摩纳[3]（Ramana）的"证悟自我"学说，尤迦南达[4]（Yogananda）对"克里亚瑜伽"的传承，都对瑜伽的发展做出了重要贡献。

---

[1]　克里希那玛查亚（1888~1989），印度知名瑜伽士，阿育吠陀治疗师、学者，被称为"现代瑜伽之父""20世纪最具影响力的瑜伽士"，为复兴哈他瑜伽做出了贡献。全名为蒂鲁马莱·克里希那玛查亚（Tirumalai Krishnamacharya）。代表作有《瑜伽的精髓》（*Yoga Makaranda*）、《瑜伽体式》（*Yogaasanagalu*）、《瑜伽要点》（*Yoga Rahasya*）及《瑜伽疗法》（*Yogavalli*）等。

[2]　罗摩克里希那（1836~1886），印度著名的吠檀多思想家、吠檀多思想的践行者和改革家，全名罗摩克里希那·帕拉马哈姆萨（Ramakrishna Paramahamsa）。他没有留下系统的著作，只有《室利·罗摩克里希那福音》（*The Gospel of Sri Ramakrishna*），此书是其弟子马亨德拉纳特·古普塔（Mahendranath Gupta）记载的1882~1886年罗摩克里希那与弟子的各种对话。

[3]　罗摩纳（1879~1950），印度知名瑜伽士，吠檀多思想的践行者，全名室利·罗摩纳·玛哈瑞希（Sri Ramana Maharshi），原名文卡塔拉曼·艾耶（Venkataraman Iyer）。著有《自省》（*Self-Enquiry*）、《教学的本质》（*The Essence of Instruction*）、《实相四十节》（*Forty Verses on Reality*）、《实相四十节：补充》（*Reality in Forty Verses: Supplement*）等。

[4]　尤迦南达（1893~1952），印度知名瑜伽士，克利亚瑜伽的传承者，全名帕拉玛哈撒·尤迦南达（Paramahansa Yogananda），原名穆昆达拉高士（Mukunda Lal Ghosh）。著有《自我实现之旅》（*Journey to Self Realization*）、《自我实现的本质》（*The Essence of Self Realization*）、《如何一直快乐》（*How to Be Happy All the Time*）、《你如何与神对话》（*How You Can Talk with God*）、《薄伽梵歌瑜伽》（*The Yoga of Bhagavad Gita*）、《一个瑜伽行者的自传》（*Autobiography of A Yogi*）等。

关于自我，信仰是其头，正义在其右，真理在其左，
瑜伽是其躯干，原则是其根基。

《泰帝利耶奥义书》

第一章　吠陀时期——哲学奠基期

吠陀时期——哲学奠基期（公元前 2000 年～公元前 500 年）：以吠陀和奥义书为代表的经典著作，奠定了瑜伽的哲学基础。瑜伽起源于《梨俱吠陀》中"苦行""奉爱"等观念。《阿闼婆吠陀》是现存最古老的医学实践记录，与瑜伽关系密切。多部奥义书对瑜伽的概念及行法都有详细论述，瑜伽继承了奥义书的理念。

第一节　瑜伽的哲学基础——吠陀

吠陀（Veda，वेद：）是印度上古知识的合集，以古梵文写成，是印度哲学、宗教及文学的基石。"吠陀"一词在我国古代佛经中有各种音译。在唐玄奘（600~664 年）之前，多译作"韦陀、围陀、毗陀、皮陀"等；[①] 在玄奘之后，多译作"吠陀、吠驮、薜陀、

---

① 　分别见于《金光明最胜王经》慧沼疏五、《摩登伽经》（上）、《一切经音义》卷七十二、《金七十论》中。

辫陀"等。① 佛教译师通常译作"明、明论、明智"。这些译法表明，"吠陀"是"知识、智慧"之意。

吠陀有狭义、广义之分。狭义的吠陀指吠陀本集，由神曲集（*Samhita*，संहिता）、婆罗门书（*Brahmana*，ब्राह्मणम्）、森林书（*Aranyaka*，आरण्यक）和奥义书（*Upanishad*，उपनिषद्）四种典籍构成。神曲集包括《梨俱吠陀》（*Rigveda*，ऋग्वेद:）、《娑摩吠陀》（*Samaveda*，सामवेद:）、《夜柔吠陀》（*Yajurveda*，यजुर्वेद:）和《阿闼婆吠陀》（*Atharva*，अथर्ववेद:），统称为"四吠陀"（Caturveda，चतुर्वेद），旧译为《赞诵明论》、《歌咏明论》、《祭祀明论》和《禳灾明论》。②

广义的吠陀，除吠陀本集外，还包括《梵经》（*Brahma Sutra*，ब्रह्म सूत्र）、《法经》（*Dharma Sutra*，धर्मशास्त्र）、《往事书》（*Purana*，पुराण）等一系列解释吠陀的经书，也称为"吠陀文献"。此外，为了便于对吠陀的学习，衍生出吠陀的 6 个分支（Vedanga，वेदाङ्ग）:（1）语音学（Shiksha，शिक्षा）;（2）语法学（Vyakarna，

---

① 分别见于《大唐西域记》卷二，《南海寄归内法传》卷四。

② 汉译名称见于《摩登伽经》（卷上），此经译者不详，后世误作吴竺律炎与支谦译（见吕澂《新编汉文大藏经目录》，齐鲁书社，1981）。玄奘的《大唐西域记》（卷二）说："其婆罗门学四吠陀，旧曰毗陀，讹也：一曰寿，谓养生缮性；二曰祀，谓享祭祈祷；三曰平，谓礼仪、占卜、兵法、军阵；四曰术，谓异能、伎数、禁咒、医方。"这里把"寿吠陀"作为第一吠陀。寿，梵语为"阿育"（Ayu）。按婆罗门传统，《梨俱吠陀》是四吠陀之首，是正吠陀。阿育吠陀是四吠陀的副产品，称为"副吠陀"（Upaveda）。玄奘以副为正，原因尚难稽考。据推测，玄奘留学印度时，正值探讨长生不死的生命学说颇为盛行；讲长寿的"副吠陀"比讲赞美神的"正吠陀"更受人们重视，这可能是把吠陀的副产品阿育吠陀列为四吠陀之首的原因。

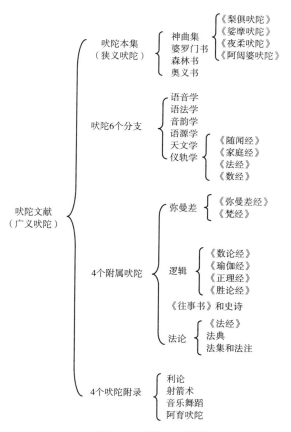

图 1-1　狭义与广义吠陀

व्याकरण）；（3）音韵学（Chanda，छन्द）；（4）语源学（Niruktha，
निरुक्त）；（5）天文学（Jyotisha，ज्योतिष）；（6）仪轨学（Kalpa，कल्प）。
为了方便对吠陀的理解，又衍生出 4 个附属吠陀（Upanga，उपांग）：
（1）弥曼差（Mimamsa，मीमांसा）；（2）逻辑（Nyaya，न्याय）；（3）往

事书（Purana，पुराण）和史诗（Itihasa，इतिहास）；（4）法论[①]（Dharma Shastra，धर्मशास्त्र）。后又增加了 4 个吠陀附录（Upaveda，उपवेद）：（1）阿育吠陀（*Ayurveda*，आयुर्वेद）；（2）利论（Artha shastra，अर्थशास्त्र）；（3）音乐舞蹈（Gandharvaveda，गान्धर्ववेद）；（4）射箭术（Dhanurveda，धनुर्वेद）。[②]

一　吠陀本集

（一）神曲集

四吠陀中，《梨俱吠陀》形成年代最早且最为重要，产生于公元前 2000 年左右。[③] 后三部吠陀是它派生的作品，形成较晚。《娑摩吠陀》和《夜柔吠陀》基本是《梨俱吠陀》中有关歌咏和祭祀两部分内容的复述。《阿闼婆吠陀》比较晚出，性质与前三部吠陀有所不同。《梨俱吠陀》是颂神诗集，《娑摩吠陀》是颂神歌曲集，《夜柔吠陀》是祈祷诗文集，《阿闼婆吠陀》是符咒和密语诗集。

纸张发明以前，人们把吠陀写在棕榈叶上，有些在自然因素作用下遭到破坏，有些则被动物吃掉。随着古印度传统教育体制——古鲁库拉（Gurukula，गुरुकुल）的创立，吠陀得以传承和完

---

① 法论包括法经（Dharmasutra，धर्मसूत्र）、法典（Smrti，स्मृति）[以《摩奴法典》（*Manusmriti*，मनुस्मृति）和乔底利耶的《政事论》（*Artha śāstra*，अर्थशास्त्र）最为著名]、法集（Nibandha，निबन्ध）及法注（Vrtti，वृत्ति）。

② 这是印度近代瑜伽士室利·钱德拉谢卡仁得拉（Sri Chandrasekharendra）的分法。另一种是古印度哲学家邵那卡（Shaunaka，शौनक）的分法，他提出的 4 个吠陀附录为：阿育吠陀、建筑学、音乐舞蹈和射箭术。

③ 巫白慧：《印度哲学》，东方出版社，2000，第 28 页。

整地保存。古鲁库拉是印度最早的公共寄宿学校，创立于公元1世纪前后。"古鲁"（Guru，गुरु）意为把光明带给黑暗之人，即去除无知的人。库拉（Kula，कुल）指场所、住所等，引申为"古鲁制学校"，即古鲁传授知识的地方。通常把古鲁译为"老师"或"上师"，但它所包含的意义远不止于此。古鲁既要传承知识，也要照顾弟子的生活，帮助他们树立正确的观念。古鲁不仅通过口耳相传的方式让弟子们传承吠陀，还教授弟子们唱诵吠陀的方法，并理解其中的深刻含义。此外，还向弟子们传授历史、宗教、文化、医学等方面的知识。

根据吠陀传统，人生分为四个阶段。按照"四行期"生活，才是一种理想的人生。第一个阶段为梵行期。童年到青少年，从师学习。第二个阶段为居家期。娶妻生子，履行世俗义务，承担社会责任。第三个阶段为林栖期。退居山林，自我修行，在精神上做好准备，逐步退出世俗生活，为处于前两个行期的人提供经验和帮助。第四个阶段为遁世期。舍弃一切财富，云游四方，以期早日解脱。四行期是一种完美的状态，有时也会从第一、第二行期直接过渡到第四行期。

吠陀兼具语言与声音的双重意义。唱颂是学习吠陀的基础，唱诵能够激活人体的神经中枢，与周围事物产生共鸣，使人与自然和谐共处。唱颂吠陀必须按照固定的配乐、节奏、起伏、断句、吐字展开，有6种不正确的方式：（1）不能以唱歌的方式（Geetee）；（2）不能节奏过快（Eeghree）；（3）不能点头或摇头（Shirahkampee）；（4）不能只朗读不唱诵（Likithapaathakah）；

（5）不能不理解所唱诵的内容（Anrthajnah）；（6）不能用微弱的声音（Alphakantha）。此外，唱颂者的态度也极为重要。

1.《梨俱吠陀》

《梨俱吠陀》是祭祀中吟诵者所诵的赞美神的诗歌。其词根"Rig"（ऋग्）为"赞美"之意。[1] 它是四吠陀中最大的一部，共有神曲 1028 首，每首神曲由若干诗节构成，共 10600 段诗节，[2] 分为 10 卷，约在公元前 2000 年形成，是最早的吠陀文本。它目前的编撰形式在公元前 1000 年至公元前 800 年成形。虽距今 3000 多年，但学术界公认它仍然保留着古老的形态。《梨俱吠陀》主要按内容来划分，前 7 卷是神话的宇宙构成论、多神论、泛神论、神人—神畜—神物同形或同质论；从第 8 卷开始，逐渐向少数神和一神论过渡。[3] 与此同时，吠陀哲学家开始对宇宙本原、人的本质进行哲学探究。中国著名哲学家、梵文学家巫白慧先生评价说："如果把《梨俱吠陀》创世神话的纱罩移去，便即可发现隐蓄在神话内核的吠陀智者的智慧闪光。"[4]

《梨俱吠陀》以赞美诗式的神曲记录印度文明初期的种种神话和传说。它将宇宙分成天、空、地三界，把三界中的许多自然现象、自然物人格化，作为赞颂的对象。在这里，我们可以清楚地

① Jamison Stephanie, and Joel Brereton, *The Rigveda: The Earliest Religious Poetry of India*, UK, Oxford University Press, 2014, pp. 57–59.

② Avari, *Burjor India: The Ancient Past*, London: Routledge, 2007, p.77.

③ 巫白慧：《印度哲学》，东方出版社，2000，第 29 页。

④ 巫白慧：《〈梨俱吠陀〉神曲选》，商务印书馆，2001，第 20 页。

看到最初的崇拜是怎样形成的，人们怎样从相信万物有灵进化到崇拜多神，又怎样从多神崇拜发展为主神崇拜，从而呈现向一神论演化的倾向。

《梨俱吠陀》除赞美众神之王因陀罗（Indra，इन्द्र）、天界的婆楼那（Varuna，वरुण）和火神阿格尼（Agni，अग्नि）外，还会赞美诸如风、水、土等自然物，朝霞、黑夜、白天等自然现象，以及其他大大小小的神，如太阳神、雷神、风神、河神、酒神等。《梨俱吠陀》的一些赞美诗反映了古印度人的美德和伦理观。例如，5.82.7、6.44.8、9.113.4、10.133.6 和 10.190.1 均提到诚实的言语和行为、自律和正义。① 《梨俱吠陀》10.117 强调了善良和慷慨的重要性，美德对个人及社会的重要性。②《梨俱吠陀》9.112、9.113 描述了对快乐和自由的向往，"每个人都想过着轻松快乐的生活，即使一滴水也有它的目标——简单地寻找因陀罗"。

婆楼那本是苍天的化身，后来，他演变为司法神，掌管着自然及人间一切活动的规律及秩序，维护道德规范。他向四处派出密探，揭露那些隐蔽的罪恶。吠陀说："罪犯虽然逃逸到很远的地方，但不能逃脱婆楼那的监视。他的侦骑自天而下，以其千万只眼巡视着大地。所有存在于天地间及天地之外的事物，都为婆楼那所察觉。甚至人眼的闪动，也被他数着……"无论是谁，只要不

---

① M.V. Nadkarni, *Ethics for Our Times: Essays in Gandhian Perspective,* Oxford University Press, 2011, pp.205–239.

② Stephanie Jamison, *The Rigveda: The Earliest Religious Poetry of India,* Oxford University Press, 2014, pp.1586–1587.

遵行他的律令，触怒了他，将立刻患水肿而死。但后来婆楼那的地位逐渐下降，成为水神。

因陀罗本是雷霆之神。吠陀诗歌把他描绘成一个勇敢的武士，他手拿金刚杵，具有雷霆万钧之力。颂歌赞颂他驾着两匹马牵引的战车在空中驰骋，粉碎了敌人的城塞和水坝，使被恶龙拦截的河水倾泻而下，犹如母牛从牛栏中冲出。印度雅利安人特别崇拜因陀罗，《梨俱吠陀》中有 1/4 的诗歌是赞颂他的，他被称为诸神之王。但后来他的地位也逐渐降低，位于印度教三大神之下。在佛教中，他被当作护法神帝释天。

从婆楼那、因陀罗的演化过程中可以清楚地看到自然力量怎样被人格化，成为人们崇拜的神。进而，这些神又怎样被赋予社会的属性，变成人间英雄或部落酋长、国王的化身。正如恩格斯所指出的，"一切宗教都不过是支配着人们日常生活的外部力量在人们头脑中的幻想的反映……在历史的初期，首先是自然力量获得了这样的反映，而在进一步的发展中，在不同的民族那里又经历了极为不同和极为复杂的人格化……不久社会力量也起了作用……最初仅仅反映自然界的神秘力量的幻想的形象，现在又获得了社会的属性"①。

由于重视祭祀，与祭祀有关的一些因素也被神化了，其中最典型的是火神阿格尼与酒神苏摩。《梨俱吠陀》中有 1/4 的颂诗是歌颂火神阿格尼的，因为火祭是吠陀时代祭祀的核心。众

---

① 《马克思恩格斯选集》第 3 卷，人民出版社，2012，第 703~704 页。

神是依靠火的运载而得到供物的，因此，阿格尼被看作人与神交往的主要媒介，是伟大的祭司，诸神依他而生。颂诗说他因两根木棍的摩擦而出生，一出生便吃掉了父母。这反映了古代人民钻木取火的事实。苏摩原为一种植物，捣碎榨汁后，其浆液可供饮用。据说诸神都喜爱喝苏摩酒，故常以此酒供奉众神，苏摩亦被奉为酒神。据说苏摩原本长在天上，是老鹰将它带到人间。喝了苏摩酒以后可以长生不死，故它又被称作"长生露"。

　　吠陀中虽然神很多，但可以看出有向一神论演化的趋势。从总体来看，还没有出现一个真正的主神。吠陀后期，随着社会的发展，人们开始对神的存在产生怀疑。《梨俱吠陀》8.100.3记载："人们都说，因陀罗并不存在，谁看见过他呢？我们在赞美谁啊！"《梨俱吠陀》2.12.5记载："他们询问关于可怖的他（因陀罗），他们说：他在哪儿？他们甚至说，他是不存在的。"吠陀哲学家开始探寻宇宙的本原，"哲理诗"便应运而生，如《生主歌》《有无歌》《金胎歌》《原人歌》等，思维由具体而抽象，表现出哲学思想的萌芽。如《梨俱吠陀》1.164.34对大地的边际、宇宙的中心、人类语言的来源、宇宙的起源等提出疑问："大地的边际在哪里？""宇宙的中心在哪里？""人类语言从何而来？""谁将血液、灵魂、灵性赐予大地？""世界何以起源？"《梨俱吠陀》1.164.5对太阳和"神"进行了思考："太阳夜间藏在何处？""神住在何处？"《梨俱吠陀》10.129针对宇宙的起源指出："那时既没有存在，也没有不存在。既没有死

43

亡，也没有不朽。既没有白天，也没有黑夜。既没有风，黑暗隐藏起来，世界从何而来？'神'来了，世界产生了。世界从何而来？是'神'的意志创造了它，还是'神'创造了它？也许它是自己形成的，也许它不是，唯有至高的存在知道，或许他也不知道。"

《梨俱吠陀》中蕴含着深刻的哲理，是印度哲学的根基。如果说，古印度哲学是一棵枝繁叶茂的大树，那吠陀就是这棵大树的根。古印度哲学流派的形成与发展，也是对吠陀哲学的继承和发展。

2.《娑摩吠陀》

《娑摩吠陀》是祭祀中歌咏者以固定的音律唱诵的赞美诗，共有神曲 1549 首，内容几乎完全取自《梨俱吠陀》第八卷、第九卷（除 75 节咒语①）。"娑摩"②（Sama，साम）原意为"平静、平和"，引申为"曲调"。《娑摩吠陀》最大的特点在于它被赋予固定的音律，又被称为"娑摩迦娜"（Sama Gana，सामगान），这是一种独有的唱颂方式，也是古印度七声音阶的基础和来源。根据唱诵方式和流行地区的不同，现存三种主要的唱诵方式：乔屠弥耶（Kouthumiya，कौथुमीय）、罗那衍尼耶（Rananiya，राणानीय）和斋米尼亚（Jaiminiya，जैमिनीय）。

---

① 也有 99 节一说。

② 古印度人认为，对付敌人有四种方式：平和（sama，साम）、给予（dana，दन）、分离（bheda，भेद）和征服（danda，दन्द）。

以现在最具影响力的唱诵方式乔屠弥耶为例，根据诗歌集和旋律诗的唱诵方式的不同，可分为两种：

（1）诗歌集的唱诵方式，称为"噶那"（Gāna，गान），噶那又分为两种：

①格兰玛噶那（Grāmagāna，ग्रामगान），适用于公共场合；

②阿拉亚噶那（Aranyagāna，अरण्यागान），适用于冥想。

后又对上述两种噶那进行了补充：

①乌哈噶那（Uhagana，ऊहगान）是对格兰玛噶那祭祀部分的补充；

②乌哈亚噶那（Uhyagana，ऊह्यगान）则是对阿拉亚噶那祭祀部分的补充。

（2）旋律诗的唱诵方式，称为"阿其卡"（Aarcika，आर्चिक）。阿其卡又分为两种：

①前阿其卡（Purvarcika，पुर्वाचिक）为配上旋律的格兰玛噶那；

②后阿其卡（Uttararcika，उत्तराचिक）为配上旋律的阿拉亚噶那。

3.《夜柔吠陀》

《夜柔吠陀》是祭祀时祭司念诵的祭词。"夜柔"（Yajur，यजुर्）一词意为"祭祀的仪式"。《夜柔吠陀》分为《白夜柔吠陀》（*Shukla Yajurveda*，शुक्ल यजुर्वेद：）和《黑夜柔吠陀》（*Krishna Yajurveda*，कृष्ण यजुर्वेद：），后者比前者历史更悠久。相比较而言，

《白夜柔吠陀》应为主要部分，共有神曲 1975 首，分为 40 章，多取自《梨俱吠陀》，《黑夜柔吠陀》主要叙述《白夜柔吠陀》前 18 章中关于祭祀的过程和细节等。

4.《阿闼婆吠陀》

《阿闼婆吠陀》是符咒和密语的总集，有神曲 730 首，共 5987 段诗节，其中 1350 段诗节取自《梨俱吠陀》，分为 20 卷。[1] 主要形式为韵律诗和散文，现存派帕勒达（Paippalāda，पैप्पलादा）和邵那卡（Śaunaka，शौनक）两种版本。《阿闼婆吠陀》的诗体符咒被认为有一种神力，可祈福消灾，主要被用来抗拒敌对的伤害行为，如祈求幸福安康、风调雨顺、家庭和睦、粮食丰收、战事胜利等。《阿闼婆吠陀》符咒的另一作用是治病驱邪，以解除焦虑，如用草药治病、包扎止血等。这部吠陀是现存最古老的医学实践记录，呈现了"印欧古代民间治疗的最早形式"。《阿闼婆吠陀》内容广博，下面略举几例以说明。

《阿闼婆吠陀》是印度医学的古老源头之一，其中很多诗节是描述治疗各种疾病的，如 6.105.2 是描述治疗咳嗽的诗节：[2]

yathā bāṇaḥ susaṃśitaḥ parāpataty āśumat |

---

① A.Wilke and O. Moebus, *Sound and Communication: An Aesthetic Cultural History of Sanskrit Hinduism,* New York: De Gruyter, 2011, p.192.

② 文中诗节取自《阿闼婆吠陀》派帕勒达版本。

evā tvaṃ kāse pra pata pṛthivyā anu saṃvatam ||

磨利的箭，

疾速飞向远方，

咳嗽也如此疾飞，

远离这辽阔的大地。

《阿闼婆吠陀》8.7.1~8.7.4 表达了对草药的崇拜：

mokṣejāṃs todāṃs tumalān pathiṣṭhāmˊ uta pārṣatān |

ahīnāṃ sarveṣāṃ viṣam arasaṃ kṛṇv oṣadhe ||

aśvakrandasya vaṇḍasya pṛdākor gonaser uta |

śvitrāṇāṃ sarveṣāṃ viṣam arasaṃ kṛṇv oṣadhe ||

dyāṃpātasya gavakasya godhāpṛṣṭher aher uta |

asitānām etaj jātam ariṣṭe 'rasaṃ kṛdhi ||

etaj jātaṃ svajānāṃ tad babhro arasaṃ kṛdhi |

sarvasya babhror bheṣajy asīha viṣadūṣaṇī ||

我们召唤所有植物，

黄褐色、白色、暗红色、暗黑色蔓延丛生的，

那些治病的草药啊，

纤维的、芦苇状的和分枝的。

我呼唤你，像亲爱的神，

请用你的力量，把他从疾病中拯救出来吧！

《阿闼婆吠陀》5.21.3~5.21.6 描述了治疗发烧咳嗽的细节：

takman parvatā ime himavantaḥ somapṛṣṭhāḥ |

vātaṃ dūtaṃ bhiṣajaṃ no akran naśyeto maraṭāṁ abhi ||

na tvā striyaḥ kāmayante na pumāṃsaḥ katame cana |

neha takmakāmyāalpo roditi no mahān ||

mā no hiṃsīr mahato mā hiṃsīr mahyas tvam |

kumārān babhro mā hiṃsīr mā no hiṃsīḥ kumāryaḥ ||

yaḥ sākam utpātayasi balāsaṃ kāsam udrajam |

bhīmās te takman hetayas tābhi ṣma pari vṛṅdhi naḥ ||

天为父，地为母，

阿格尼是人类的守护者，

让发烧远离我们吧！

种植着苏摩的雪山，

让风成为我们的医者吧！

让发烧从这里消失，

不要伤害男人和女人，

不要伤害男孩和女孩，

发烧咳嗽都避开我们吧！

《阿闼婆吠陀》4.15.2 描述了处理骨折的方法：

majjā majjñā saṃ dhīyatām asthnāsthy api rohatu |

snāva te saṃ dadhmaḥ snāvnā carmaṇā carma rohatu ||

让骨髓连在一起，

让关节连在一起，

把骨头和筋连接起来。

让骨髓和骨头一起生长，

让筋连在一起，

让皮肤生长。

"爱"是人类亘古不变的主题，《阿闼婆吠陀》7.36.1、3.25.2[①]

---

① 此节取自《阿闼婆吠陀》邵那卡版本。

和 6.8.1 正是表达"爱"的诗节：

（一）

akṣyau nau madhusaṃkāśe anīkam nau samañjanam |

antaḥ kṛṣṇuṣva māṃ hṛdi mana in nau sahāsati ||

我俩眼睛，甜如蜂蜜；

我俩容貌，一样俊美。

我将拥抱，在汝胸怀。

我俩之间，同心永谐。

（二）

ādhīparṇāṃ kāmaśalyām iṣuṃ saṃkalpakulmalām |

tāṃ susaṃnatāṃ kṛtvā kāmo vidhyatu tvā hṛdi ||

箭羽是相思，箭镞是爱情，

以不移的誓约做箭杆，

将爱慕之箭瞄准真切，

一直射入你的心间。

（三）

yathā vṛkṣaṃ libujā samantaṃ pariṣasvaje |

evā pari ṣvajasva māṃ yathā māṃ kāminy aso yathā man

nāpagā asaḥ ||

像藤萝伸展枝叶，

紧紧环抱大树；

亲爱的，你同样紧紧拥抱，

深深爱我，永不分离。

《阿闼婆吠陀》3.30.5 是描述家庭和睦的诗节：

jyāyasvantaś cittino mā vi yauṣṭa saṃrādhayantaḥ sadhurāś

carantaḥ |

anyo anyasmai valgu vadanta eta sadhrīcīnān vaḥ saṃmanasas

kṛṇomi ||

理智与谦恭相连，

友谊与善意相系；

彼此甜言蜜语，

合家一心一意。

《阿闼婆吠陀》6.37.2 是以反诅咒为主题的诗节：

pari ṇo vṛṅgdhi śapatha hradam agnir ivā dahan |

śaptāram atra no jahi divo vṛkṣam ivāśaniḥ ||

不得伤害我们，诅咒！

就像烈火绕过湖；

去打击那咒我们的人，

就像雷电击毁树。

《阿闼婆吠陀》5.21.6 是祈求战争胜利的诗节：

yathā śyenāt patatriṇaḥ saṃvijante ahardivi siṃhasya stanathor yathā |

eva tvaṃ dundubhe 'mitrān abhi kranda pra trāsayātho cittāni mohaya ||

如空中群鸟，见鹰即颤抖，

日日因狮吼而战栗，

鼓啊，也要对敌震响使之胆战。

《阿闼婆吠陀》3.24.3 是祈求丰收的诗节：

imā yāḥ pañca pradiśo mānavīḥ pañca kṛṣṭayaḥ |

vṛṣṭe śāpaṃ nadīr iveha sphātiṃ samāvahān ||

五方的天，

五族的人，

犹如小河带来激流。

（二）婆罗门书

　　婆罗门书是解释吠陀祭祀仪式的古籍的统称。由"梵"（Brahman，ब्रह्मन्）派生而来的 Brahmana（ब्राह्मणम्）一词指的是婆罗门。② 成书年代一般认为是公元前 1000 年至公元前 600 年。婆罗门书是对祭司举行祭祀仪式的指导，以其神圣的语言和规范的仪式而闻名。婆罗门书包括祭祀中祭词的音高、音频、音调；须使用精准的咒语——不能因错误而导致咒语失去作用或产生反作用；祭司执行仪式的手势以及手指的协调；祭坛中祭品的原料、搭建方式等。祭司应掌握整个祭祀流程及其意义。一些婆罗门书也涉及森林书和奥义书的内容。此外，婆罗门书还阐述了天文观测、

① 中国习惯称"四方"或"四面八方"，印度习惯称"五方"，即东、西、南、北、中。

② 毗耶婆：《薄伽梵歌》，黄宝生译，商务印书馆，2010，"译者前言"第 9 页。

几何学等知识。

现存的婆罗门书有 19 部，每部吠陀都有为之阐释的婆罗门书，有的吠陀有几种婆罗门书。属于《梨俱吠陀》的婆罗门书有 2 种，属于《娑摩吠陀》的婆罗门书有 11 种，属于《夜柔吠陀》的婆罗门书有 5 种，属于《阿闼婆吠陀》的婆罗门书有 1 种，具体如下：

属于《梨俱吠陀》的婆罗门书有：

《爱多雷耶婆罗门书》（Aitareya Brahmana，ऐतरेय ब्राह्मण）；

《憍尸多基婆罗门书》（Kausitaki Brahmana，कौषीतकि ब्राह्मण）。

属于《娑摩吠陀》的婆罗门书有：

《潘查维姆婆罗门书》（Panchavimsha Brahmana，पञ्चविंश ब्राह्मण）；

《撒德维姆莎婆罗门书》（Shadvimsa Brahmana，षड्विंश ब्राह्मण）；

《娑摩维达那婆罗门书》（Samavidhana Brahmana，सामविधान ब्राह्मण）；

《代瓦塔婆罗门书》（Daivata Brahmana，देवता ब्राह्मण）；

《撒姆奥义婆罗门书》（Samhitopanishad Brahmana，संहितोपनिषद ब्राह्मण）；

《阿拉谢亚婆罗门书》（Arsheya Brahmana，आर्षेय ब्राह्मण）；

《瓦姆莎婆罗门书》（Vamsha Brahmana，वंश ब्राह्मण）；

《歌者娑摩婆罗门书》（Chandogya Brahmana，छान्दोग्य ब्राह्मण）；

《曼陀罗婆罗门书》（Mantra Brahmana，मन्त्रब्राह्मण）；

《斋米尼亚婆罗门书》(*Jaiminiya Brahmana*, जैमिनीयब्राह्मण);

《斋米尼亚阿谢亚婆罗门书》(*Jaiminiya Arsheya Brahmana*, जैमिनीयआर्षेय ब्राह्मण)。

属于《夜柔吠陀》的婆罗门书有:

《沙塔帕塔玛德亚蒂纳婆罗门书》(*Shatapatha Madhyandina Brahmana*, शतपथमध्यन्दिन ब्राह्मण);

《沙塔帕塔堪瓦婆罗门书》(*Shatapatha Kanva Brahmana*, शतपथकण्व ब्राह्मण);

《泰帝利耶婆罗门书》(*Taittiriya Brahmana*, तैत्तिरीय ब्राह्मण);

《泰帝利耶查迪婆罗门书》(*Taittiriya Chardi Brahmana*, तैत्तिरीयछर्दि ब्राह्मण);

《瓦度拉婆罗门书》(*Vadhula Anvakhyana Brahmana*, वाधुलअन्वाख्यान ब्राह्मण)。

属于《阿闼婆吠陀》的婆罗门书有:

《牛道婆罗门书》(*Gopatha Brahmana*, गोपथ ब्राह्मण)。

(三)森林书

森林书是处于"林栖期"的哲人们栖居于森林苦思冥想所编撰的哲学著作,探讨祭祀仪式所蕴含的意义以及吠陀哲学。成书年代最早可追溯到公元前 700 年。每部吠陀都有为之阐释的森林书,有的吠陀有几种森林书。现存的森林书只有以下几部:《爱多雷耶森林书》(*Aitareya Aranyaka*, ऐतरेय आरण्यक)、《憍尸多基森林书》（*Kaushitaki Aranyaka*，कौषीतकि आरण्यक），属于《梨俱吠陀》;《塔拉瓦卡拉森林书》（*Talavakara Aranyaka*，तलवकार आरण्यक）属于《娑摩吠陀》;《泰帝利耶森林书》（*Taittiriya Aranyaka*，तैत्तिरीय आरण्यक）、《伽陀森林书》（*Katha Aranyaka*，कठ आरण्यक）和《广森林书》（*Brihadaranyaka Aranyaka*，बृहदारण्यक आरण्यक），属于《夜柔吠陀》。属于《阿闼婆吠陀》的森林书已经失传。

森林书是从婆罗门书过渡到奥义书的重要一环。因此，部分森林书与婆罗门书、奥义书有所重合。如《爱多雷耶森林书》第四、第五、第六章与《爱多雷耶婆罗门》《爱多雷耶奥义书》的部分内容相同，而《泰帝利耶森林书》第七、第八、第九章与《泰帝利耶森林书》及《泰帝利耶奥义书》部分内容相同。由此可推断，从森林书开始，对吠陀的解读，已经从对外在祭祀仪式的描述转向内在哲理的阐述。

二 广义的吠陀

广义的吠陀，除吠陀本集外，还包括《梵经》（*Brahma Sutra*，ब्रह्म सूत्र）、《法经》（*Dharma Sutra*，धर्मशास्त्र）、《往事书》（*Purana*，पुराण）等一系列解释吠陀的经书，又称为"吠陀文献"。

（一）《梵经》

《梵经》，又称《吠檀多经》，是印度六派哲学之吠檀多的代表作。成书年代约为公元400年至450年，相传为毗耶娑[①]（Vyasa）

---

① 毗耶娑又名婆陀罗衍（Badarayana）。

所著。《梵经》主要论述关于"梵"的哲学思想，共有 555 段诗节，分为四章：第一章围绕"梵"的概念、先决条件及哲学原理提出"梵"是吠陀文献第一要义，奥义书是关于"梵"的哲学思想的唯一来源；第二章对印度六派哲学的另外五个派别以及佛教、耆那教等思想进行了反驳；第三章阐述了关于"梵"的认识论和方法论，以及"阿特曼"与"梵"的关系；第四章阐述了学习有关"梵"的知识的原因和目的。现存的《梵经》评注中，以商羯罗的《梵经有身疏》最早且最为知名。《梵经》的出现使奥义书哲学更为系统化。

（二）《法经》

《法经》是把分散在吠陀中的"法"单独提炼而形成的。吠陀虽已提出"法"的观念，但《法经》的论述更为详细。《法经》着重论述人们的社会职责、道德规范和宗教义务，可谓印度最古老的法律著作，主要是关于宗教方面的，也有一部分述及世俗法律。《法经》将雅利安人的习俗系统化，使种姓制度从法律上确立下来。种姓一词音译为"瓦尔那"（Varna），意为"皮肤的颜色"。随着内部分工的确立，雅利安人原有的三个阶层逐渐转变成三个"瓦尔那"——武士、祭司以及部落民，土著民则成为第四个阶层，种姓制度仅用来区分雅利安人与土著民，这是种姓制度的二分式。《梨俱吠陀》第十卷讲述了这样一个故事：梵天从口中生出了婆罗门（祭司），从双臂生出了刹帝利（武士），从腿部生出了吠舍（农耕者），从脚部生出了首陀罗（达萨人以及雅利安人与达萨人的混血），这就是种姓制度的"四分式"。《法经》规定，婆罗门是僧侣、贵族，掌管宗教和祭祀、研读和传授古籍；刹帝利是军政贵族，主管军政事务；吠舍是一般老百姓，主要从事工商业；首陀罗主要从事服务业或手工业。

《法经》现存四个版本：1.《阿帕斯塔姆巴法经》（*Apastamba Dharma Sutra*）形成于公元前 450 年至公元前 350 年，有 1364 段经文；2.《乔达摩法经》（*Gautama Dharma Sutra*）形成于公元前 600 年至公元前 200 年，有 973 段经文；3.《宝达亚纳法经》（*Baudhāyana Dharma Sutra*）形成于公元前 500 年至公元前 200 年，有 1236 段经文；4.《瓦希斯塔法经》（*Vasishtha Dharma Sutra*）形成于公元前 300 年至公元前 100 年，有 1038 段经文。

（三）《往事书》

《往事书》（*Purana*，पुराण）是一系列神话传说作品的统称。[1]成书年代为公元 3 世纪到 10 世纪，主要由梵文写成，也有泰米尔文和其他文字。相传《往事书》的编纂者是毗耶娑，包括 18 部《大往事书》（*Maha Purana*，महपुराण）和 18 部《小往事书》（*Upa Purana*，उपपुरान），有超过 40 万个诗节，内容涵盖医学、艺术、文学、语法、伦理、仪式、人生阶段的社会法则及价值观等。[2]

相传，最初的《往事书》只有《穆拉本集》[3]（*Mula Samhita*，

[1] Greg Bailey, *Encyclopedia of Asian Philosophy*, London:Routledge, 2001, pp.437-439.

[2] Cornelia Dimmitt, *Classical Hindu Mythology: A Reader in the Sanskrit Puranas*, Philadelphia, Temple University Press, 2015, p. xii.

[3] 穆拉（Mula, मुल），意为基础、根部。

मुलसंहिता ）。《毗湿奴往事书》记载："毗耶娑将《往事书本集》（*Purana Samhita*， पुराणसंहिता ）托付给其弟子罗马哈沙那（Lomaharshana），罗马哈沙那又将它传授给自己的弟子，上述三位所著的合集，便是《穆拉本集》。《往事书》都是从这部合集衍生而来的。"[1]《歌者奥义书》称《往事书》为"第五吠陀"。[2]

《大往事书》有 18 部，又称为《摩诃往事书》（*Maha Purana*，महापुराण），包括《博伽瓦谭往事书》（*Bhagavata Purana*，भागवतपुराण）、《毗湿奴往事书》（*Vishnu Purana*，विष्णु पुराण）、《梵天往事书》（*Brahma Purana*，ब्रह्मपुराण）、《婆罗门达往事书》（*Brahmanda Purana*，ब्रह्माण्डपुराण）、《婆罗门瓦拉哈往事书》（*Brahmavaivarta Purana*，ब्रह्मवैवर्तपुराण）、《伽鲁达往事书》（*Garuda Purana*，गरुडपुराण）、《库尔玛往事书》（*Kurma Purana*，कूर्मपुराण）、《林伽往事书》（*Linga Purana*，लिङ्गपुराण）、《马坎德亚往事书》（*Markandeya Purana*，मार्कण्डेयपुराण）、《玛赛亚往事书》（*Matsya Purana*，मत्स्यपुराण）、《纳拉达往事书》（*Narada Purana*，नारदपुराण）[3]、《战神鸠摩罗往事书》（*Skanda Purana*，स्कन्दपुराण）、《湿婆往事书》（Shiva Purana，शिव पुराण）、《帕德玛往事书》（*Padma Purana*，पद्मपुराण）、《瓦玛那往事书》（*Vamana Purana*，वामनपुराण）、《瓦拉哈往事书》（*Varaha Purana*，वराहपुराण）、《风神往事书》（*Vayu Purana*，वायुपुराण）、《火神阿格尼往事书》（*Agni*

---

[1]　B. Coburn,Thomas, *Devī-Māhātmya: The Crystallization of the Goddess Tradition*, Motilal Banarsidass Publishers, 1988, pp. 23–27.

[2]　参见《歌者奥义书》7.1.2。

[3]　又称《纳拉迪亚往事书》（*Naradiya Purana*，नारदीयपुराण）。

Purana，अग्निपुराण）。其中，《博伽瓦谭往事书》和《毗湿奴往事书》最为重要。①

《小往事书》包括《撒那特库马拉往事书》（*Sanatkumara Purana*，सनत्कुमारपुराण ）、《娜拉斯姆哈往事书》（*Narasimha Purana*，नरसिंहपुराण ）、《巴瑞汉纳拉蒂亚往事书》（*Brihannaradiya Purana*，बृहन्नारदीयपुराण ）、《西瓦拉哈斯亚往事书》（*Shivarahasya Purana*，शिवरहस्यपुराण ）、《杜瓦萨往事书》（*Durvasa Purana*，दुर्वासापुराण ）、《卡皮拉往事书》（*Kapila Purana*，कपिलपुराण ）、《婆楼那往事书》（*Varuna Purana*，वरुणपुराण ）、《巴尔伽瓦往事书》（*Bhargava Purana*，भार्गवपुराण ）、《卡利卡往事书》（*Kalika Purana*，कलिकापुराण ）、《萨姆巴往事书》（*Samba Purana*，साम्बपुराण ）、《南迪往事书》（*Nandi Purana*，नन्दिपुराण ）、《太阳神苏利耶往事书》（*Surya Purana*，सूर्यपुराण ）、《帕拉夏拉往事书》（*Parashara Purana*，पराशरपुराण ）、《瓦希斯塔往事书》（*Vasishtha Purana*，वासिष्ठपुराण ）、《代维博伽瓦谭往事书》（*DeviBhagavata Purana*，देवीभागवतपुराण ）、《象头神伽内什往事书》（*Ganesha Purana*，गणेशपुराणम् ）、《慕德噶拉往事书》（*Mudgala Purana*，मुद्गलपुराण ）、《哈姆萨往事书》（*Hamsa Purana*，हंसपुराण ）。②

---

① Dominic Goodall, *Hindu Scriptures,* California: University of California Press, 1996, p. xii.

② T.N. Sankaranarayana,*Performance and Gender of the Padma Purana*, Verbal Narratives, 2001, pp. 225-234.

三　《梨俱吠陀》与瑜伽

瑜伽（Yoga，योग）一词源自《梨俱吠陀》中的词根"Yuj"，"Yuj"有多重含义。梵文语法学家帕尼尼（Panini，पाणिनि）把瑜伽的词根"Yuj"定义为"集中、专注"。"Yoga"一词多次出现在《梨俱吠陀》中，原意为"给牛马上轭"，后引申为"连接、联合、控制、驾驭、献祭"等。瑜伽取其"连接、联合、合一"之意。《梨俱吠陀》中还出现了"Yoga"在不同语境下的两个变体词 Yoge 和 Yogam（योगम्）。

《梨俱吠陀》7.67.8 中"yoge"一词为"轭"之意。

ekasmin yoge bhurana samane pari vam sapta sravato ratho gat |

na vayanti subhvo devayukta ye vam dhursu taranayo vahanti ||

迅捷的行路者啊，

你们的战马系诸神所轭，

永不知疲倦地奔跑着，

抱以同样的目的，

你们的战车在七河之上疾驰而过。

《梨俱吠陀》1.5.3、4.24.4 和 1.30.7 中的"yoga"一词为"连接、联合、合一"之意。

sa gha no yoga a bhuvat sa raye sa puramdhyam |

gamad vajebhir a sa nah ||

他与我们真正连接,

他是财富的象征,

为唤醒我们的想象,

他把财富带给我们。

kratuyanti ksitayo yoga ugrasunaso mitho arnasatau |

sam yad viso vavrtranta yudhma ad in nema indrayante

abhike ||

强大的神啊,

让那些人联合起来去战斗吧!

yoga-yoga tavastaram vaje-vaje havamahe |

sakhaya indram utaye ||

每一次联合,

每一次争斗,

最强大的因陀罗啊,

总能以朋友的身份助我们!

《梨俱吠陀》1.18.7、10.39.12 中"yogam"一词为"控制、驾驭"之意。

yasmad rte na sidhyati yajno vipascitas cana |

sa dhinam yogam invati ||

如不臣服于他，

没有他的恩典，

即便智者也无法成功，

他控制我们的思想。

a tena yatam manaso javiyasa ratham yam vam rbhavas

cakrur asvina |

yasya yogam duhita jayate diva ubhe ahani sudine

vivasvatah ||

驾驭着太阳神所造的战车，

那是守护之神阿什文的战车，

那战车比想象中更快。

---

① 全名为阿什文·库玛拉（Ashwin Kumara, अश्विन् कुमर）。

《梨俱吠陀》3.27.11、4.30.11 中"yoge"一词为"献祭"之意。

agnim yanturam apturam rtasya yoge vanusah |

vipra vaajaih sam indhate ||

敏捷而活跃的阿格尼啊,

歌者为你献祭,

他们为食物热情地欢呼!

hinota no adhvaram devayajya hinota brahma sanaye

dhananam |

rtasya yoge vi syadhvam udhah srustivanr bhytanasmabhyam

apah ||

献上神圣的祭品和崇拜,

献上美丽的诗歌和祷词,

向您祈求财富,

愿为您奉献一切,

请聆听我们的祷告吧!

在《梨俱吠陀》时代抑或更为久远的年代,古印度哲人常静坐思索,或保持端正姿态唱诵吠陀,有时一天、几天,甚至几个月都长久保持相对固定的姿态，这便是瑜伽的雏形。

瑜伽源自《梨俱吠陀》中"苦行""奉爱"等观念。苦行（Tapas，तपस्）一词取自词根（Tap，तप्），意为"燃烧"，即通过燃烧内心的欲望，使意识变得清晰。古印度人认为苦行是获得解脱的途径。《梨俱吠陀》5.67.2 这样描述"苦行"："当人们发现隐藏在洞穴里的火焰时，他们唱起了心中的咒语。"这表明，苦行是自律行为及无我的冥想练习。《梨俱吠陀》1.16.7、10.47.7 这样描述"奉爱"："愿这赞美之歌最能感动你的心"，"我的赞美之歌有远大的抱负，它就像信使一样向因陀罗快速飞去……从我的灵魂出发，触动他的心"。印度瑜伽学者库马尔·考尔（H.Kumar Kaul）认为："《梨俱吠陀》中对因陀罗的赞美实则是号召人们追随瑜伽之路。"①

四　《阿闼婆吠陀》与瑜伽

《阿闼婆吠陀》是符咒和密语的总集。其中的诗体符咒既可祈福消灾，也可治病驱邪，表达了人们远离疾病困扰的美好愿望，以及对草药的崇敬和赞美之情，实则反映了人们已认识到草药的功效，并应用于实际生活和疾病治疗中。它是现存最古老的医学实践记录，展示了"印欧古代民间治疗的最早形式"。

印度六种传统疗法为阿育吠陀（Ayurveda）、瑜伽（Yoga）、

---

① H. Kumar Kaul, *Yoga in Hindu Scriptures*, India:Surjeet Publications, 1989, p.12.

自然疗法（Naturopathy）、尤纳尼疗法（Unani）、西达疗法（Siddha）和顺势疗法（Homoeopathy）。其中，阿育吠陀与瑜伽互为姊妹篇，皆以调息、冥想等方式保持身心平衡以及人与自然的和谐共处，二者与《阿闼婆吠陀》关系密切。阿育吠陀的三部经典《遮罗迦集》（*Charaka Samhita*, चरकसंहिता）、《妙闻集》（*Sushruta Samhita*, सुश्रुतसंहिता）和《八支心要集》（*Astangahridaya Samhita*, अष्टांगहृदयसंहिता）被认为是《阿闼婆吠陀》的附属文献。《遮罗迦集》和《妙闻集》成书于公元前 1 世纪上半叶。《遮罗迦集》由印度医祖遮罗迦[①]（Charaka）所著，并经阿提耶[②]（Atreya）补充修改，至今仍广泛应用于阿育吠陀内科医学。妙闻[③]（Sushruta）继承了印度医学始祖昙梵陀利[④]学派的理论，他编写的《妙闻集》收集了修复外科的各种知识，包括换肢手术、整形外科手术、剖腹手术甚至脑外科手术。《八支心要集》成书于公元 500 年，整合了阿育吠陀医学两大学派的观点。瑜伽发展到近现代，融合了阿育吠陀疗法，强化了自身的理疗功能。

① 遮罗迦，生活在公元前 200 年至公元前 100 年，可能是克什米尔人，著有《遮罗迦集》。

② 阿提耶，著名的阿育吠陀论者，可能生活在公元前 6 世纪。据说，他曾是犍陀罗王国（Gandhara）国王的私人医生。

③ 妙闻，相传出生于公元前 800 年，古印度内科医生，著有《妙闻集》。《妙闻集》是现存最重要的古代医学文献之一，是阿育吠陀的基础性文献。

④ 昙梵陀利是印度医学之神，生平不详。据说他是瓦拉纳西的国王，毗湿奴的化身。

第二节 奥义书与瑜伽

吠陀由行为（祭祀）部分（Karma kanda，कर्मकाण्ड）和知识（哲学）部分（Jnana kanda，ज्ञानकाण्ड）构成。婆罗门书描述了吠陀的祭祀仪式，森林书从祭祀之路转向知识之路，奥义书则主要阐述吠陀哲学。

奥义书（*Upanishad*，उपनिषद्），原为"近坐"之意，也译作"近坐书"，意为"坐在临近上师的地方"。这个词原无"奥义"之意，后引申为"传授秘密知识"，故称"奥义"。这种说法与奥义书刚产生时人们对它的观感有关，也称为"吠檀多"（Vedanta，वेदान्त），意为"吠陀的终极奥秘"或"吠陀至高无上的真理"。对此有两种解释，一说它是吠陀本集最后的部分，一说它阐述的是吠陀中最深奥、圆满的理论。英国东方学家马克斯·缪勒（Max Muller）认为，"奥义书是吠陀的终结和吠檀多哲学的基础，是'一种人类的沉思几臻乎顶点的体系'。奥义书支配了印度哲学、宗教和生活将近三千年"[①]。

奥义书多为散文体或诗体，其内容博大精深，核心是探讨世界的本原以及自我的本质，以实现最终的解脱。奥义书实际上是一种哲学类书或对话录，确切地说，是这个时期执"梵我同一"论的各家言论集。

---

① S.Radhakrishnan and C.A.More, *A Source Book in Indian Philosophy*, New Jersey, Princeton University Press, 1957, p.37.

一 奥义书主要哲学思想

奥义书系统阐述了"梵"（Brahman，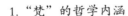）、"我"[①]（Aham，अहम्）和"幻"（Maya，माया）三个核心范畴及其相互关系，从而创立了"梵我同一"哲学思想。简明扼要地说，"梵"是客观世界的本原，"我"为主观世界的本原；"梵"与"我"本质上是相同的，但在形式和作用上有差别。幻是主观和客观现象，产生于"梵我"本体；现象是幻，而本体是真实。此外，还有物质元素说、轮回解脱等观点。

（一）"梵我同一"哲学思想

1. "梵"的哲学内涵

奥义书哲学家认为，"梵"是客观世界的本原、哲学的最高本体。世界起源于"梵"，存在于"梵"，归于"梵"。由于"梵"能产生世界，包罗万象，因此，"梵"就具备世间万象的一切特性，或者说，它具有显现为一切特性的能力。由此，奥义书哲学家认为，"梵"本身是没有任何特性的，也不表现为任何形式。因为只要它被赋予任何规定性、表现形式，就有可能被一些质的规定性或形式所束缚、凝固、僵化、限制，从而不可能去包容世间万象。例如，如果规定"梵"是长的、红的，那么它就不能产生圆的、绿的事物，如此等等。奥义书哲学家认为，"梵"是一个超言绝象的存在，超出人的经验感受范围，无法用概念语言表达。

---

① 奥义书中的"我"等同于"阿特曼"（Atman，आत्मा），即自我灵魂。

"梵"无法用概念来框限、用语言来描述，但又必须去形容它。于是，奥义书哲学家们采用了一种"否定的表述方式"。《广林奥义书》3.8.8说："它（指梵）不粗，不细，不短，不长，不红，不湿，无影，无暗，无风，无空，无接触，无味，无香，无眼，无耳，无语，无思想，无光热，无气息，无嘴，无量，无内，无外。它不吃任何东西，任何东西也不吃它。"奥义书哲学家认为，只有排除了一切可能被赋予的属性之后，才能真正显示出"梵"本身的无性之性。而只有这种无性之性，才能具有一切性质，包容一切事物。这种表述方式一经创造，就被后人继承了。尤其是以龙树为代表的大乘佛教中观派，便援引这种方式来描述他们的哲学本体——"空"。在汉译佛典中，这种方法被称为"遮遣法"。

仅用遮遣法来表述"梵"，人们还是很难理解它到底是怎样的存在。因此，奥义书哲学家也试图直接去描述它。《广林奥义书》2.3.1称"梵"有两种形态："确实，梵有两种形态：有形和无形，有死和不死，动与不动，真实和非真实。"《剃发奥义书》2.2.12认为"梵"是一切存在："梵确实是永恒者，在这里，向前，向后，向左，向右，向下，向上，梵遍及一切。梵就是这一切，至高无上。"《瑜伽顶奥义书》4.3称世界起源于"梵"："梵是世界的起因。因此，这个世界就是梵，没有其他。"

奥义书哲学家认为，"梵"是"真""知""乐"三位一体的存在。《泰帝利耶奥义书》2.1.1说："知梵者达到至高者，有诗为证：梵是真理、知识和无限。谁知道这些，便和睿智的梵一起，实现一切愿望。"《广林奥义书》4.3.32说："这个世界是梵。它是最高的成就，最高的荣耀，最高的世界，最高的喜乐。因此，众生得以生存。"这说明，"梵"是奥义书哲学家所追求的最高存在、最高智慧、最高喜乐和最高归宿。

"梵"是真（Satya，सत्य），即"梵"是一种真实存在。奥义书哲学家认为，"梵"的真实存在是毋庸置疑的，我们虽然无法用感官来接触它，也无法用语言来表述它，但它无所不在。《憍尸多基奥义书》1.6 说："梵询问他：我是谁？他应该回答说：真实。真实是什么？是存在。因此，用真实这个词表达所有一切，而你（梵）就是所有这一切。"《爱多雷耶奥义书》3.3 说："他是梵，他是因陀罗，他是生主和一切神，他是五大元素——土、风、空、水和火；各种各样微小的混合物，各种各样的种子，卵生物、胎生物、湿生物、芽生物；马、牛、人、象；动物、飞禽和植物。"这说明，"梵"是一切真实存在。

"梵"是知（Vijnana，विज्ञान），即"梵"是"意识、知识、智慧或明"。《泰帝利耶奥义书》3.5 认为"梵"是知识："他认识到，知识是梵。因为这些众生确实从知识中产生，依靠知识生活；后又返回知识，进入知识。"《爱多雷耶奥义书》3.3 认为"梵"是智慧："他是梵，这一切以智慧为眼，立足智慧。世界以智慧为根。智慧即根基。智慧即'梵'。奥义书有时称它为'潜藏于觉知深处的明'。"《伽陀奥义书》2.2.15 认为"梵"是明："在那里，太阳不照耀，星月不照耀，闪电不照耀，更不必说火。一旦它（梵）照耀，一切都照耀。依靠它的光芒，所以这些才照耀。"奥义书中虽未直接表明"梵"是意识，但通过描述"梵"是知识、智慧或明，借以表达"梵"是意识，而非物质。

"梵"是乐（Ananda，आनन्द），即"梵"是无限圆满、无限喜乐、无限幸福的。《泰帝利耶奥义书》3.6 称"梵"是喜乐："他认识到，喜乐是梵。因为这些众生确实从喜乐中产生，依靠喜乐生活；后又返回喜乐，进入喜乐。"《泰帝利耶奥义书》2.7.1 称"梵"是幸福："最初，这一切不存在，而从它（梵）产生存在，它创造自我，因此，它被称为善行。这确实是善行，确实是本质，获得了这种本质，也就获得了幸福。如果空中没有这种幸福，谁会呼气？谁会吸气？"

2. "我"的哲学内涵

奥义书把"我"等同于"阿特曼"，即自我灵魂。奥义书哲学家认为，阿特曼就是"梵"。《爱多雷耶奥义书》3.1~3.3 说："阿特曼是心、是思维、是意识、是知觉、是思想、是意志、是智力……阿特曼是一切。阿特曼就是'梵'。"《广林奥义书》4.4.5 说："阿特曼就是'梵'，由意识构成，由思想构成，由呼吸构成，由视觉构成，由听觉构成，由土构成，由水构成，由风构成，由空构成，由光构成，由无光构成，由欲构成，由无欲构成，由怒构成，由无怒构成，由法构成，由非法构成，由一切构成。"《歌者奥义书》3.13.3 说："它（阿特曼）是我的灵魂，处于我心，小于米粒或麦粒或芥子，或黍、黍子核。这个我心中的我（阿特曼）大于天，大于地，大于空，大于万有世界。"因此，它也是超言绝象、不可言说的。"我"是认识的主体，永远不会成为我们认识的对象，因而它本身是不可知的。从作用来说，它更偏重于绝对纯粹的主体，即思维、体验与行为的绝对主体。因此，它是人们所无法认识的。《广林奥义书》24.14、3.4.2 说："一切由'我'（阿特曼）去认识，谁能认识那个'我'呢？谁能认识'认识之主'呢？你不能觉知觉知的觉知者，不能认识认识的认识者。"就如同我们可以用眼睛去观察世界万物，但没有一个人能够用自己的眼睛观察到眼睛本身。

为避免人们对"阿特曼"的误解，奥义书哲学家又提出"五鞘身"（Pancha Kosha）理念。《泰帝利耶奥义书》3.2.1、3.3.1~3.6.1 这样描述"五鞘身"："他认识到食物是梵。他认识到呼吸是梵。他认识到思想是梵。他认识到智慧是梵。他认识到喜乐是梵。"《泰帝利耶奥义书》3.1.1 说："食物、呼吸、眼睛、耳朵、思想、语言，这些众生从它那里产生，依靠它生活，最后又返回它，进入它，它就是梵。"五鞘身被具体分为以下几层。1. 身体层：指肉体，依靠食物维持其正常的生理活动。人的生长离不开食物，而人死后埋入土里，继续滋养土里生长的植物，从而促进新生命的成长。2. 呼吸层：指气息，因为呼吸一旦停止，人也就死亡了。3. 思想层：大体相当于感觉、思维这一类精神活动。4. 智慧层：大体相当于觉知，即更深层次的思维活动。5. 喜乐层：与"梵"同一的那个最高存在。"五鞘身"理论说明，阿特曼不是"五鞘身"，因身体会消亡、呼吸会停止、思想会消失、智慧会消散、喜乐易消逝，而阿特曼是永恒的。所以，阿特曼不是身体，不是呼吸，不是心意，不是智慧，从而超越了喜乐。

奥义书哲学家认为，"梵"虽然无法被认识，但可以通过各种方式去"证悟",若能真正证悟到"梵",也就达到了解脱的境地。奥义书又提出"阿特曼"在不同条件下的"四种状态"。《蛙氏奥义书》2.5详细指出:"所有这一切都是'梵'。阿特曼是'梵',有四足[1]。第一足是清醒状态:认知外在,有七支[2],十九嘴[3],这种体验由粗糙物质构成。第二足是做梦状态:认知内在,有七支,十九嘴,这种体验由微妙物质构成。第三足是熟睡状态:无所欲,无所梦,智慧密集,充满喜乐,享受喜乐,所有体验都变得统一(无差别),通往知识之路。第四足是自我觉知状态:不认知内在,不认知外在,不认知内在和外在这两者。不是智慧密集,不是认知,也不是不认知。不可目睹,不可言说,不可执取,无特征,不可思议,不可名状,以确信唯一自我为本质,灭寂戏论,平静,吉祥,不二。这被认为是第四种状态。这是自我。"这说明了以下四种状态。1.清醒状态:主观精神受到客观世界的严重束缚,因此"我"是不自由的、痛苦的。2.做梦状态:主观精神部分脱离客观世界的束缚,但"我"还会有恐怖的痛苦,这种解脱是不彻底的。3.熟睡状态:无所欲,无所梦,摆脱了客观世界的束缚,但束缚阿特曼的肉体仍然存在,阿特曼还不能得到充分的自由,因此,仍不是彻底的解脱。4.自我觉知状态:超越前三种状态,此时的"我"不但完全不受客观世

---

① 四足指四种状态。

② 七支不详,《歌者奥义书》5.18.2中提到了十一支:头、眼睛、呼吸、躯体、膀胱、脚、胸、头发、心、意、嘴。

③ 十九嘴指五种感觉器官——眼、耳、鼻、舌、皮肤,五种行为器官——手、脚、舌、生殖、排泄,五种能量——上行气、下行气、平行气、上升气、遍行气,意、觉知,自我意识和心。

界的束缚与影响，而且抛弃了肉体，意识到真正的自我就是"梵"，达到了"梵我同一"，获得了真正的自由与解脱。

3．"梵我同一"思想的哲学内涵

奥义书哲学家认为，"梵"是客观世界的本原，而"我"是主观世界的本原。"梵""我"是同一的，主要表现为"我"蕴含着与"梵"一样的绝对意识。

奥义书哲学家把"我"提升到与"梵"本质相同的地位上，他们认为人生最大的追求，就是力争达到"梵我同一"的境地。《憍尸多基奥义书》1.2说："梵问他：我是谁？他回答：你是一切众生的阿特曼。阿特曼正是你（梵）。"《歌者奥义书》3.13.4说："涵括一切行为，一切愿望，一切香，一切味，涵盖这一切，不说话，不旁骛。这是阿特曼。它是梵。"奥义书哲学家认为，"梵""我"本是同一的，但因为"我"的无知，意识不到"我"就是"梵"。"我"经历了从无知到自我觉知的过程，意识到了"梵我同一"，从而回归"梵"真、知、乐的本来境地。奥义书哲学家认为，这是一个断灭轮回、绝对永恒、无限幸福圆满的境地，也就是他们所追求的最终解脱。

（二）物质元素说

有的奥义书哲学家提出，物质元素才是宇宙的本原。关于物质元素也有不同的解释，有的哲学家认为单一物质元素是宇宙的本原，有的则认为复合元素或其他某种物质是宇宙的本原。

1．单一元素说（认为单一物质元素是宇宙的本原）。（1）水元

素说。最初，吠陀提出水元素乃宇宙的本原。《梨俱吠陀》10.129
说："太初宇宙，混沌幽冥，茫茫洪水，渺无物迹。由空变有，有
复隐藏，热之威力，乃产彼一。"《广林奥义书》5.5 说："太初之时，
此界唯水，水生实在，实在即梵，梵出生主，生主育诸神。"《歌
者奥义书》7.1.10 说："大地天空，气层山岳，神人鸟兽，草木牲
畜，虫蝇蚂蚁等诸物形状，皆由水构成。"《憍尸多基奥义书》1.7
说："诸水既是你的世界，也是我的世界。"（2）火元素说。吠陀中
常把火和水并列为宇宙的本原。例如，《梨俱吠陀》10.129 说："洪
水泱泱，弥满大荒，摄为胎藏，产生火光，诸天精魄，从此显现。
此是同神，吾当供奉？"有的奥义书哲学家提出以火元素为宇宙
本原的思想。他们认为，火是宇宙的种子，犹如胎儿，怀在母腹，
种子成熟时，则变为宇宙。《伽陀奥义书》2.18 写道："遍知者火，
隐于二木[①]，犹如胎儿，孕妇怀育。警觉男子，应具牺牲，每日行
祭，此即是彼。"（3）气元素说。此说是吠陀元素说的发展。奥义
书哲学家把风作为气的一部分，认为宇宙的本原是气，气分为外
气和内气，外气是体外的空气（风），内气是体内的气息（呼吸）。
《歌者奥义书》4.3.1~4.3.2 说："确实，风是吸收者。一旦火燃尽，
便进入风。一旦太阳落下，便进入风。一旦月亮落下，便进入风。
一旦水枯竭，便进入风。下面，关于自我。气息确实是吸收者。
一旦入睡，语言进入气息，视觉进入气息，听觉进入气息，思想
进入气息。因为气息确实吸收所有这些。"

---

① 此中"二木"有二解：一解为上木下木，二木和合，产生火种，犹如父母
　　交合，产生胎儿；一解是一木为精神、一木为物质，二者和合，产生主观
　　和客观世界，而这一切是宇宙本原火元素存在的表现。

2. 复合元素说（认为宇宙本原由若干物质元素合成）。吠陀中有一首《万神颂》的长诗神化了多种物质，并赋予它们神奇的品格，其中就有水、火、风、空、土五元素。[①] 奥义书中的复合元素说是对吠陀多元素说的继承和发展。一部分哲学家认为，宇宙的本原不是单一的物质元素，而是几种物质元素。这些元素具有不同的物理特性、能量特性和生理功能等，在奥义书中有时被单独提及，有时被一起提及。奥义书中有"三元素"说和"五元素"说。《歌者奥义书》首先提出三元素说："人的灵魂以及最高存在由水、火、土构成。"三元素指水、火、土。《爱多雷耶奥义书》又提出五元素说："物质世界根源于空、风、水、火、土。"五元素指空、风、水、火和土，空在奥义书中被解释为土、水、风、火结合的场所，也被称为"以太"。《泰帝利耶奥义书》提及五大元素产生的顺序："从它（梵）或这个阿特曼中产生空，从空中产生风，从风中产生火，从火中产生水，从水中产生土，从土中产生药草，从药草中产生食物，从食物中产生人。"五大元素产生的顺序依次为：空产生风，风产生火，火产生水，水产生土。《广林奥义书》提出"五重"的概念："这样，祭祀有五重，牲畜有五重，人有五重，所有一切都有五重。"《泰帝利耶奥义书》进一步解释了"五重"的含义："大地、气层、天空、四方、思维，火、风、日、月、星星，水、草、树、空和阿特曼，这是关于万物、关于自我。上行气、遍行气、下行气、上升气、平行气，视觉、听觉、意识、言语、触觉，皮、肉、腱、骨和髓，这是内在的五重。所有这一切都是五

---

① 参见《梨俱吠陀》1.168 和《阿闼婆吠陀》11.6。

重结构，依靠五重获得五重。"

此外，还有"金卵说"（认为宇宙的本原是一个环状的微型物体）。此说源自吠陀，《梨俱吠陀》10.121说："太古之初，金胎始现，万物之主，生而无两；既定昊天，又安大地。此为何神，吾当供养？"奥义书哲学家把金胎改为金卵，《歌者奥义书》3.19更加形象地说明了太初世界本原的物质性："太初之际，此界为无，此后为有。有复发展，变为一卵。卵育一年，卵壳裂开；分为两片，一片为金，一片为银。银者作地，金者作天；表为群山，里为云雾，脉为河流，液为海洋。"

（三）"轮回解脱"观念

与"梵我同一"思想相辅相成的是"轮回解脱"的观念。轮回解脱观念的一些萌芽形态可以在吠陀中看到，婆罗门书间或谈到死后转生的问题，但最早明确提出这一思想的是奥义书。《广林奥义书》4.4.5称轮回取决于"业"："这个'阿特曼'就是梵，由意识构成，由思想构成，由呼吸构成，由视觉构成，由听觉构成……由一切构成。一个人变成什么，按照他的所作所为。行善者变成善人，行恶者变成恶人。因善行变成有德之人，因恶行变成有罪之人。人们说：'人确实由欲构成。'按照欲望，形成意愿。按照意愿，从事行为。按照行为，获得业果。"《憍尸多基奥义书》1.2这样描述轮回："根据他们的'业'以及所掌握的关于'梵'的知识，这世上各处再生为蛆虫、飞虫、鱼、鸟、狮子、野猪、蛇、虎、人或其他。"《歌者奥义书》3.14.1描述道："确实，梵是所有这一切，出生、解体和呼吸都出自它。应该内心保持平静，去崇拜它。确实，人由意欲构成。人在死后成为什么，取决于人在这个世界的意欲。因此，应该具有意欲。"《广林奥义书》4.4.17认为轮回取决于"业"："我确认这阿特曼，我知道永生的'梵'，而获得永生。"轮回解脱思想的核心是，自我灵魂死后会进入轮回，轮回取决于生前的行为即"业"，行善者成善，行恶者成恶。只有获得"梵"的知识，才能断灭轮回，获得解脱。

在奥义书哲学家看来，再好的轮回也不是追求的终极目标，轮回始终是痛苦的。轮回来自于无知或无明，断灭轮回才是最终的解脱之道，而获得解脱的方法是获得最高的智慧，这种智慧就是体悟到"梵我同一"。获得这种智慧能够消除无知，不再追求外在的感官享乐，也不会产生相应的"业"。《慈氏奥义书》4.3说："通过苦行获得善性，通过善性获得思想，通过思想认识到'阿特曼'，认识到'阿特曼'，便不再轮回。"奥义书提出了解脱之道，主要是证悟"梵我同一"和从事艰苦卓绝的修行，修行包括苦行（Tapa，तप）、行善（Dana，दन）、正行（Arjava，अर्जव）、非暴力（Ahimsa，अहिंस）、实语（Satyavacana，सत्यवचन）、禁欲（Damyata，दम्यत）、同情（Dayadhva，दयध्व）等。[1]

二 十三奥义书与瑜伽

现流传于世的奥义书有百余种。据黄宝生先生所译《奥义书》一书，《解脱奥义》列出的奥义书有一百零八种。实际上，挂名

---

[1] 参见《广林奥义书》5.2 和《歌者奥义书》3.17。

'奥义书'的奥义书不下二百种。然而，它们大多产生年代很晚，与吠陀文献无关，不是严格意义上的奥义书。一般认为，最古老的奥义书有十三种"[1]。十三奥义书分属于四吠陀。

属于《梨俱吠陀》的有：

《爱多雷耶奥义书》（Aitareya Upanishad，ऐतरेय उपनिषद्）；

《憍尸多基奥义书》（Kausitaki Upanishad，कौषीतकि उपनिषद्）。

属于《夜柔吠陀》的有：

《广林奥义书》（Brihadaranyaka Upanishad，बृहदारण्यक उपनिषद्）；

《伊莎奥义书》（Isha Upanishad，ईशा उपनिषद्）；

《伽陀奥义书》（Katha Upanishad，कठ उपनिषद्）；

《慈氏奥义书》（Maitrayaniya Upanishad，मैत्रायणीय उपनिषद्）；

《白骡奥义书》（Shvetashvatara Upanishad，श्वेताश्वतरा उपनिषद्）；

《泰帝利耶奥义书》（Taittiriya Upanishad，तैत्तिरीय उपनिषद्）。

属于《娑摩吠陀》的有：

《歌者奥义书》（Chandogya Upanishad，छान्दोग्य उपनिषद्）；

《由谁奥义书》（Kena Upanishad，केन उपनिषद्）。

属于《阿闼婆吠陀》的有：

① 《奥义书》，黄宝生译，商务印书馆，2012，第4页。

《蛙氏奥义书》(*Mandukya Upanishad*，माण्डूक्य उपनिषद्)；

《剃发奥义书》(*Mundaka Upanishad*，मुण्डक उपनिषद्)；

《六问奥义书》(*Prashna Upanishad*，प्रश्न उपनिषद्)。

(一) 十三奥义书概述

1.《广林奥义书》

《广林奥义书》也译作《大森林奥义书》或《广森林奥义书》，是奥义书中最古老且篇幅较长的一部，以散文、故事和对话形式呈现。它系统论述了"梵我同一"思想，还论及自我的本质、梵的不可描述性、阿特曼的三种状态、梵的两种形态以及宇宙的起源、"业"与轮回等。

全书有六章。第一章论述了自我的本质。"确实，在太初，这个世界唯有自我，他以原人的形式存在。他环顾四周，发现除了自己，别无一物。他首先说出：'这就是我。'从此，有了'我'这个名称。因此，直到今天，一旦有人询问，便先说'我是'，然后再说其他。"(1.4.1) 人们说："人们认为依靠'梵'的知识，就能成为一切。那么，这个梵是什么，知道它就能成为一切?""确实，在太初，这个世界唯有'梵'。它只知道：我就是梵(Aham Brahma Asmi，अहम्ब्रह्मास्मि)。因此，它成为这一切。"(1.4.9~1.4.10)"如果一个人没有看到'阿特曼'的世界，而离开了这个世界，那么这个'阿特曼'对他毫无用处，犹如未经诵读的吠陀，或未经举行的仪式。如果一个人不知道这些，即使积下大量功德，最终也会消失。"(1.4.15)

第二章论述了阿特曼的三种状态、"梵"的两种形态以及自我。首先，是哲学家与国王的对话。哲学家说："他在梦中漫游，那是他的世界。确实，他成为伟大的国王，伟大的婆罗门，他上下漫游，正像伟大的国王，带着臣民，在自己的国土任意驰骋，他带着那些生命的气息在自己的身体中任意游荡。然后，一旦进入熟睡，他就一无所知。"（2.1.18~2.1.19）这段话描述了阿特曼的三种状态：清醒—做梦—熟睡。清醒的时候，感受外部世界；做梦的时候，创造梦中世界；熟睡的时候，一无所知。同时，描述了梵的两种形态："确实，梵有两种形态：有形和无形，有死和不死，动与不动，真实和非真实。"（2.3.1）紧接着，是哲学家与妻子的对话。哲学家准备出家修行。他的妻子问道："尊者，如果这充满财富的整个大地都属于我，我会获得永生吗？"哲学家回答："不会，你的生活会像富人，但是不要指望依靠财富获得永生。"她又说道："如果依靠它，我不能获得永生，那我要它有什么用？尊者，请将你知道的告诉我！"于是，哲学家解释道："不是因为爱丈夫而丈夫可爱，而是因为爱自我而丈夫可爱；不是因为爱妻子而妻子可爱，而是因为爱自我而妻子可爱；不是因为爱儿子而儿子可爱，而是因为爱自我而儿子可爱；不是因为爱财富而财富可爱，而是因为爱自我而财富可爱……不是因为爱众生而众生可爱，而是因为爱自我而众生可爱；不是因为爱一切而一切可爱，而是因为爱自我而一切可爱。确实，应该观察、谛听、思考和觉知自我。依靠观察、谛听、思考和觉知自我，得知世界上所有的一切。"（2.4.1~2.4.5）这段话表明，"自我"是一切的知者。对于一切的渴望，其实是对于"自我"的渴望。

第三章以否定的方式描述了"梵"："它（梵）不粗，不细，不短，不长，不红，不湿，无影，无暗，无风，无空，无接触，无味，无香，无眼，无耳，无语，无思想，无光热，无气息，无嘴，无量，无内，无外。它不吃任何东西，任何东西也不吃它。"（3.8.8）

第四章描述了"梵"与阿特曼以及"业"与轮回。首先，是国王与哲学家。哲学家问："你如此伟大而富有，学习了吠陀，听取了奥义。你能否告诉我：一旦离开这个世界，你会去哪里？"国王回答："尊者啊，我不知道我会去哪里。"哲学家解释道："这个自我就是梵，由意识构成，由思想构成，由气息构成，由视觉构成，由听觉构成，由土构成，风构成，由水构成，由空构成，由光构成，由无光构成，由欲构成，由无欲构成，由法构成，由非法构成，由一切构成。因此，人们说：'由这构成，由那构成。'一个人变成什么，取决于他的所作所为。行善者变成善人，行恶者变成恶人。因善行变成有德之人，因恶行变成有罪之人。人们说：'人确实由欲构成。'按照欲望，形成意愿；按照意愿，做出行为；按照行为，获得业果。"（4.4.5）"我确认这自我，我知道永生的梵，而获得永生。"（4.4.17）由此可知，人的轮回取决于"业"，"业"是由欲望产生的。善业产生善果，恶业产生恶果。一旦意识到我就是"梵"，便获得了永生。

第五章、第六章为补充章节（Khilakāṇḍa，खिलकाण्ड）。

2.《歌者奥义书》

《歌者奥义书》是奥义书中相对古老的一部，主要论述了"梵我同一"思想、自我的本质、Om 的含义及作用、三吠陀及其作用、《娑摩吠陀》及其唱诵方式、宇宙的起源、金卵说、生命能量、"业"与轮回、冥想、解脱等。

全书有八章。第一章指出了 Om（ॐ）的含义及作用。"应该崇拜和唱诵 Om 这个音节。万物的精华是大地，大地的精华是水，水的精华是植物，植物的精华是语言，语言的精华是梨俱，梨俱的精华是娑摩，娑摩的精华是唱诵。这唱诵是精华中的精华，至高者，终极者。什么是梨俱？什么是娑摩？什么是唱诵？这是人们思索的问题。语言是梨俱，气息是娑摩。Om 这个音节是唱诵。确实，这个音节意味着允许。因为某人允许某事，就会说‘Om’。允许也就意味着成功。知道这样，崇拜和唱诵这个音节，他的愿望就能实现。依靠它，三种知识（三吠陀）得以运作。伴随着 Om，开始召唤。伴随着 Om，开始赞颂。伴随着 Om，开始唱诵。这表示对这个崇高伟大和蕴含着精华的音节的崇拜。知道这样和不知道这样的两种人都依靠它运作，但有知识和无知两者是不同的。凭借知识、信仰和奥义，才更有力量。这是对这个音节的说明。"（1.1.1~1.1.8）同时，具体介绍了三吠陀："语言是梨俱，因为吟诵梨俱时，不吸气，也不呼气。梨俱是娑摩，因为唱诵娑摩时，不吸气，也不呼气。还有那些需要花费力气的行为，如摩擦取火、赛跑、弯弓拉箭、行动时，不吸气，也不呼气。因此，应该崇拜唱诵（Udgitha）为行气，崇拜唱诵为 ud、gi 和 tha 三个音节。ud 是气息，因为人们依靠气息生存。gi 是语言，tha 是食物，因为一切生命都依靠食物存在。ud 是天空，gi 是空，tha 是大地。ud 是太阳，

gi 是风，tha 是火。ud 是《娑摩吠陀》，gi 是《夜柔吠陀》，tha 是《梨俱吠陀》。应该追求梨俱，颂诗存在其中。应该追求诗律，按照诗律赞颂。最后，应该追求自我、赞颂自我，怀有愿望者应该赞颂。"（1.3.4~1.3.12）

第二章描述了《娑摩吠陀》的唱诵方式，认为必须按照固定的音律节奏、起伏、断句、吐字来唱颂。"确实，应该崇拜娑摩为善。人们将善说成是娑摩，将不善说成非娑摩。人们说，带着娑摩走进他，也就是说，怀着善意走向他。人们说，不带着娑摩走向他，也就是说，不怀善意走向他。人们说，我们有娑摩，就是遇到好事。人们说，我们没有娑摩，就是遇到坏事。知道这样，崇拜娑摩为善，种种善法就会迅速走近他、趋向他。"有三种正法分支："祭祀、唱诵吠陀和布施是第一种。苦行是第二种。梵行者居于古鲁家，应该做到自我约束，这是第三种。他们将获得善报，立足于梵者达到永恒。"（2.23.1）并这样描述"梵"："梵是人体外的空。它是人体内的空、是心中的空，它圆满、真实。知道这样，就会达到圆满、真实的境地。"（3.12.7~3.12.9）

第三章叙述了对太阳进行冥想可以获得快乐，对阿特曼进行冥想可以获得"梵"的知识，对"梵"进行冥想可以获得解脱。同时这样描述"金卵说"："太阳是梵，最初，这个世界并不存在。然后，它变成存在。它发展，变成卵。躺了一年后，它逐渐裂开。卵壳分成两半，一半是银，一半为金。银的一半是大地，金的一半是天空。卵的外膜是山峦，内膜是云雾。那些经脉是河流，那些液体是大海。然后，那个太阳产生。它一产生，欢呼声、一切众生和一切愿望便随之升起。因此，它升起，它落下，欢叫声、一切众生和一切愿望便随之兴起。知道这样，崇拜'梵'为太阳，欢呼声肯定会涌向他，令他兴奋，令他兴奋。"（3.19.1~3.19.4）

第四章阐述了通过对体内的能量和体外的空进行冥想获得"梵"的知识，最终获得解脱。"土、火、食物和太阳，在太阳中看到的那个人就是我。知道这样，崇拜他，业就会消除，拥有一切。"（4.11.1~4.11.2）"在眼中看到的这个人就是自我，永恒、无畏，他是梵。"（4.15.1）

第五章以故事的形式描述了生命能量的重要性。"知道最伟大者和最优秀者，他就会成为最伟大者和最优秀者，生命能量就是最伟大者和最优秀者；知道最富有者，他就会成为最富有者，语言就是最富有者；知道根基，他就会在这个世界和另一个世界上有根基，眼睛就是根基；知道成功，他怀着的愿望就会成功，无论是凡人还是天神，耳朵确是成功；知道居处，他就会成为自己的居处，思想确实是居处。"（5.1.1）眼睛、耳朵、语言和思想都自称是最优秀的。它们来到生主那里问道："我们中，谁是最优秀的？"生主回答："谁离开后身体看起来似乎状况最差，谁就是最优秀的。"（5.1.7）一年后，身体尚未消亡。当生命能量要离开时，它们一起说："留下吧。你是我们中最优秀的，别离开。"（5.1.12）另一个故事是五位圣贤向国王阿斯瓦帕提凯克亚（Asvapati Kaikeya）请教关于"梵"的知识。国王说："你吃下食物，然后看到美好的事物。所有崇拜'梵'的人吃下食物，就会看到美好的事物。'梵'的光辉会出现在他的家族。"（5.12.2）"你们认知的梵各不相同，你们吃食物，崇拜梵和居于每个人的心中那无限的自我。他就是世界，一切众生和一切食物。"（5.17.2）将食物献祭给五种能量，举行火祭，那就是向一切世界、一切众生和一切自我祭供。（5.24.2）

第六章论述了宇宙的起源。"最初只有存在，独一无二。有些人说，最初只有不存在，从不存在产生存在。确实，最初只有存在，独一无二。于是，由它生出火，从火生出水，从水生出食物，因此，无论何处，只要下雨，食物就会丰富。""一切众生的种子有三种：故而称为胎生、卵生和芽生。"（6.3.1）"红色是火光的颜色，白色是水的颜色，黑色是食物的颜色。变化者只是所说的名称，真实者就是这三种色。"（6.4.1）"食物吃下后，分成三部分。其中最粗的部分变成粪便，中等的部分变成肉，最细的部分变成心意。水喝下后，分成三部分。其中最粗的部分变成尿，中等的部分变成血，最细的部分变成能量。热量吸收后，分成三部分。其中最粗的部分变成骨，中等的部分变成骨髓，最细的部分变成语言。因为心意由食物构成，能量由水构成，语言由热量构成。"（6.5.1~6.5.4）

第七章围绕圣哲萨纳特库玛拉（Sanatkumara）与其弟子纳拉达（Narada）的对话展开。他的弟子精通多门科学和艺术，但他没有意识到"梵"的存在，因此他的内心是不平静的。在圣哲的指引下，他学习了有关"梵"的知识，通过冥想获得了解脱。这个故事说明：无论掌握了多少知识，只要没有意识到"梵"，就无法获得解脱。"气息产生于自我，希望产生于自我，记忆产生于自我，空产生于自我，光产生于自我，水产生于自我，显现和隐没产生于自我，食物产生于自我，力量产生于自我，意识产生于自我，冥想产生于自我，心意产生于自我，意愿产生于自我，语言产生于自我……一切都产生于自我。"（7.26.1）

第八章叙述了"神"把自我知识传授给因陀罗，他获得了自我知识，最终融入"梵"的世界，获得了解脱。"众天神崇拜自我，因此他们获得一切，实现一切，发现这个自我、认识这个自我，就能获得一切，实现一切。"（8.12.6）

3.《爱多雷耶奥义书》

《爱多雷耶奥义书》取自《爱多雷耶森林书》①第二卷第四、第五、第六章，以故事的形式呈现，侧重论述轮回的观念，宇宙的起源、原人、自我的本质等。

这部奥义书以古印度哲学家爱多雷耶（Aitareya）的名字命名，讲述了爱多雷耶的弟子从出生到死亡，又从死亡到出生，一次次进入轮回的故事。当他最后一次处于母体之中，意识到阿特曼的本质就是"梵"时，便摆脱了轮回。

全书分为三章，共有33段诗节。第一章描述宇宙的起源。"他想：现在，让我来创造世界守护者。他从水中把它取出，给了他一个形状。原人的大体形状形成，所有有形的物质都是他的一部

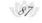

---

① 《爱多雷耶森林书》成书时间不详，共有五卷。第一卷解释祭祀的仪式；第二卷分六章，前三章描述生命能量，第四、第五、第六章构成《爱多雷耶奥义书》；第三卷描述诵读吠陀的不同方式；第四、第五卷是对咒语的详细描述。

分。"（1.1.3）"他沉思着给原人加热，原人受热后，嘴张开，从他身上，嘴被分离出来，就像一个鸡蛋，由此，语言器官产生，对于语言器官，火是控制它的神；接着鼻孔形成，风是控制它的神；然后眼睛产生，从眼睛中分离出视觉器官；从视觉中分离出太阳，太阳是控制它的神。然后，耳朵被分离出来；从耳朵中，听觉器官产生，空的四分之一是控制它的神；然后皮肤被分离出来；从皮肤、毛发中，触觉器官产生，空是控制它的神。然后心被分离出来，产生思维，思维中产生月亮，月亮是控制它的神。然后肚脐被分离出来，从肚脐中分离出下行气，从下行气中产生死亡，婆楼那是控制它的神；然后，从生殖器中分离出精液，从精液中分离出水，水是控制它的神。"（1.1.4）

第二章描述了原人从出生到死亡，不断进入轮回，通过获得自我知识，实现了永生。"起初，原人在母体内形成胚胎，这是原人的第一生；母体孕育原人使其得以出生，这是原人的第二生；原人离开世界再次出生，这是原人的第三生。当他最后一次进入母体内，意识到自我的存在时，便获得了永恒。"（2.1~2.6）

第三章论述自我的本质。"我们奉他为自我，通过他而看，通过他而听，通过他而嗅，通过他而说话，通过他而尝。这是心。这是思维。这是意识、知觉、知识、智慧、智力、见识、坚定、思想、理解、决心、记忆、意图、意志、活动、欲望、控制。所有这些都是智慧的名称。他是梵，是因陀罗、生主、所有天神、五大元素——土、水、空、风、火；是各种各样微小的混合物，各种各样的种子，卵生的、胎生的、湿生的、芽生的；是马、牛、人、象，任何一种生物；是动物、飞禽和植物。这一切以智慧为眼，立足智慧。世界以智慧为眼。智慧即根基，智慧即梵。"（3.1~3.3）

4.《泰帝利耶奥义书》

《泰帝利耶奥义书》，也译作《鹧鸪氏奥义书》，篇幅较长，以散文和对话形式呈现，侧重论述阿特曼的"五鞘身"、"梵我同一"、五大元素等。这部奥义书告诉世人：只有摆脱了"五鞘身"的束缚，才能意识到自我的本质，获得永恒的幸福。

本书有三章。第一章介绍了语音学，包括字母、声调、音量、力度、语速和连声。关于"梵我同一"："他成为自主者，他成为心意之主，语言之主，眼睛之主，耳朵之主，知识之主。进而他成为梵，以空为身体，以真为自我，热爱生命，喜欢思考，充满平静和永恒。"（1.6.2）同时，这样描述"五重"："大地、气层、天空、四方、思维；火、风、日、月、星星；水、草、树、空和阿特曼，这是关于万物。上行气、遍行气、下行气、上升气、平行气；视觉、听觉、意识、言语、触觉；皮、肉、腱、骨和髓，这是内在的五重。所有这一切都是五重结构，依靠五重获得五重。"（1.7.1）然后，以"观察者"的身份告诉处于"梵行期"的人："不要忽视真理，不要忽视'法'，不要忽视幸福，不要忽视健康，不要忽视成功，不要忽视学习和传承，不要忽视供奉天神和祖先。这是教导，这是教诲，这是吠陀的奥义，这是训诫，应该遵照执行。"（1.11.1~1.11.6）

第二章论述了"梵我同一"。"知梵者达到至高者。有诗为证：梵是真、知、乐，居于洞穴中、至高的空中。谁知道'它'，便和智慧的'梵'一起，实现一切愿望。"（2.1）"如果他知道梵是不存在的，那么，他自己也不存在；如果他知道梵是存在的，那么，人们知道他存在。"（2.6）同时，这样描述五大元素："从它（梵）或从这个自我中产生空，空产生风，风产生火，火产生水，水产生土，土产生植物，植物产生食物，食物滋养人。这些众生依赖大地，全部从食物中产生，然后，他们依靠食物生活，最终又返回它；食物在生物中最古老，被称为一切的草药。"（2.2）

第三章通过圣人博尔古（Bhrigu）与他父亲瓦茹尼（Varuni）的对话，来描述"梵"。父亲告诉他："食物、呼吸、眼睛、耳朵、思想、语言，这些众生从它产生，依靠它生活，后又返回它、进入它，它就是梵。"（3.1.1）

于是，博尔古开始苦行，并逐渐认识到"五鞘身"。"五鞘身"依次为身体层、呼吸层、心意层、智慧层和喜乐层，主要用来阐述对自我的误解，"我"不是身体、不是呼吸、不是心意、不是智慧，并超越了喜乐。身体会消亡，呼吸会停止，心意会消失，智慧会消散，喜乐易逝，而"我"是永恒不变的。

提倡不要轻视或浪费食物，食物供给人能量。能量建立在食物之上，引申为不能轻视任何人或物，不要拒绝客人到家里做客，不要拒绝与包括陌生人在内的所有人分享食物。在这里是指要有同情心、帮助他人，与他人分享知识与财富。

5.《伊莎奥义书》

《伊莎奥义书》也译作《自在奥义书》，有18段诗节，相对较短。这部奥义书以赞美诗而闻名，这些赞美诗并非用于祭祀，而是启发人们思考"自我的本质"。该书主要论述了自我的本质、"业"与责任，并告诉世人：意识到自我存在于众生之中、众生存在于自我之中，将行为与知识相结合，达到"梵我同一"，便能回归"梵"真、知、乐的本性，实现永恒。

"'梵'无处不在，你应该弃绝享乐，不贪图任何人的财富。"（1）

"你应该按照古籍所规定的承担责任，渴望长命百岁，业就不会沾染你。"（2）

"那些名为阿修罗的世界，笼罩着黑暗；那些肆意扼杀自我的人，死后都前往那里。"（3）

"自我者不动，却比思想更快。始终领先，众天神赶不上它。它既动又不动，远在天边，近在眼前，既在一切之中，又在一切之外。在自我中看到一切众生，在众生中看到一切自我，他就会无所畏惧。对于智者来说，自我就是一切众生。他看到唯一性，何来愚痴？何来忧愁？他遍及一切、光辉、无限、喜乐、纯洁、不受罪恶侵袭，他是圣贤、智者、自在者，存在于永恒中。"（4~8）

"那些有行为的无知者会陷入黑暗，那些有知识而无行为者会陷入更深的黑暗，唯有行为与知识结合，才能超越生死。那些追随不显现的三性的人，会堕入黑暗；那些追随显现的幻象的人，

会堕入更深的黑暗；知道二者，才能超越生死。"（9~14）

"太阳神，我信奉真理，请让我看到它，在太阳中看到至高无上的原人，知道我就是他，生命能量是无限的，身体最终会消亡。"（15~17）

"天神知道这一切，请为我们去除黑暗，我们唱着赞歌献上对你的崇高敬意。"（18）

6.《由谁奥义书》

《由谁奥义书》以诗歌、散文和故事形式呈现，侧重论述宇宙的起源、至高无上的"梵"，以及苦行、持戒等。

全书有四章。第一章是对"梵"的思考。"由谁的意愿和指令，心意产生？由谁促使，最初的生命能量产生？由谁的意愿，人们的语言产生？眼睛和耳朵从何而来？"（1.1）并这样描述"梵"："眼睛看不到，语言说不到，思想想不到，我们不清楚，不知道怎么描述它，它不同于已知，不同于未知，不能凭语言表达它，而是语言由它表达，不能凭思想思考它，但思想由它思考，不能凭眼睛看见它，但眼睛由它看见，不能凭耳朵听到它，但耳朵由它听到，不能凭气息呼吸它，但气息由它呼吸。"（1.3~1.9）

第二章论述了通过自我知识，复归于"梵"。"知道它，获得真实，不知道它，损失巨大，智者在万物中辨认出它，死后获得永恒。在它（梵）中觉醒的人，获得了永生。他发现了它，掌握了真相。如果没有发现，就将毁灭。在一切事物中，智者都能觉察到它，离开这个世界后成为不朽。"（2.4~2.5）

第三、第四章讲述了以因陀罗为首的天神击败恶魔的故事，天神认为凭借自己的骁勇善战取得了胜利，却没有认识到"梵"。雪山女神乌玛（Uma）告诉他：所有的力量都来自至高无上的"梵"。这个故事告诉人们："梵我同一"，一切都是"梵"的显现。正如书中所述："知道阿特曼的人不知道它；不知道阿特曼的人知道它；看到阿特曼的人看不到它；看不到阿特曼的人看到了它。"（4.8）

7.《伽陀奥义书》

《伽陀奥义书》侧重论述自我知识、瑜伽的概念及行法等。

本书有两章。第一章交代故事的背景。一个叫那其可塔（Nachiketa）的孩子因祭祀与父亲发生了冲突，随后孩子被送到死亡之神阎王那里。阎王不在家，他等了三天三夜，滴水未进。阎王回来后，决定满足他的三个愿望。孩子的第一个愿望是回到家，父亲能像以前一样快乐，消除怒气，夜夜安睡。阎王立刻满足了他的愿望。第二个愿望是学习火祭知识，阎王传授给他正确举行火祭仪式的知识，包括火祭的意义以及祭坛的搭建，孩子当场复述了这些知识，阎王非常高兴，并以孩子的名字命名这种火祭，称之为"那其可塔火祭"。第三个愿望是学习自我知识。阎王以各种世俗财富和享乐为条件诱惑他重新许个愿望，但他始终不为所动。

阎王只好讲述自我知识："阿特曼很难被发现，充满神秘感，一切都深藏其中，通过瑜伽冥想自我的人，把快乐和悲伤都远远地抛在脑后。"（1.2.12）

"这位智者（阿特曼）既不出生，也不死亡，不源自哪里，也不变成什么。他是不生不灭、永恒、持久、古老，即使身体消亡，他也不会消亡。如果凶手认为杀了人，被杀者认为他被杀了，这两种看法都不对。他既没有杀人，也没有被杀。这自我深藏在众生之中，比微小更微小，比伟大更伟大；没有贪婪，没有悲伤，内心平静，闪现荣耀。获得这自我，不依靠言教，不依靠智力，那是依靠自我觉知和冥想而获得的。如果不持戒，不冥想，内心不平静，仅凭智慧也无法获得。"（1.2.18~1.2.25）

《伽陀奥义书》中有一个著名的比喻："要知道，自我是马车的主人，身体是马车。要知道，智慧是御者，心意是缰绳。智者们说，感官是马匹，感官对象是领域，与身体、感官和心意相联系的自我是领域的知者。缺乏智慧的人，感官不受约束，犹如难以驾驭的劣马。富有智慧的人，感官受到约束，犹如可以驾驭的良马。缺乏智慧，心意波动，意识受到污染，他达不到那个境界（梵），陷入轮回中。富有智慧，心意平静，意识纯净，他达到那个境界，不会再生。人以智慧为御者，以心意为缰绳，他到达目的地，毗湿奴的最高境界（梵）。感官对象高于感官，智慧高于心意，而伟大的自我高于智慧。智者将心意控制在意识中，将意识控制在智慧中，将智慧控制在自我中，将自我控制在平静中。"（1.1.3~1.1.13）

第二章描述了"梵"。"这个原人在睡眠者中醒着，提出了种种愿望；它是纯洁者，它是梵，被称为不灭的永恒者，不可超越；世界依它而存在，这就是它。"（2.2.8）"原人（梵）遍及一切，无

相，高于未显者，人知道它，便获得解脱，走向永恒。"（2.3.8）
关于瑜伽："当五种感官与心意处于静止时，意识不再动摇，这是人们所知的最高状态。人们认为这就是瑜伽，牢牢控制感官，不再迷乱，因为瑜伽就是来去生灭。"（2.3.11）

8.《六问奥义书》

《六问奥义书》也译作《疑问奥义书》。以六个问题一问一答的形式论述宇宙的起源、五大元素、原人、Om 的含义及作用等。其故事背景是六位弟子向古鲁求教，古鲁要求他们苦行一年，再传授知识。苦行一年后，他们提出六个问题，古鲁逐一进行了解答。

问题一：众生从何而生？（1.3）

答：那是生主渴望生育。他修炼苦行，完成了苦行，产生了物质和生命，它们以各种形式为我（梵）创造众生。（1.4）

问题二：哪些天神维持众生？哪些天神照亮众生？其中谁最优秀？（2.1）

答：空这位天神，还有风、火、水、土、语言、思想、眼睛和耳朵。他们照亮，并支持和维持这个身体。（2.2）

问题三：生命从何而来？如何来到这个身体？如何维持？又如何离去？与自我是什么关系？（3.1）

答：这生命产生自自我，如影随形，意识被赋予生命。生命通过意识来到这个身体。生命孕育气息，下行气在肛门和生殖器中，上行气在眼睛、耳朵、嘴和鼻孔中，中气在中部，供应食物。意识进入生命，生命与火相连，与自我一起，引向所想的世界。智者知道生命如此，他的后嗣不会断绝，他会达到永恒。（3.5~3.10）

问题四：何谓睡着？哪些在梦中保持清醒？在梦中能看到什么？快乐从何而来？所有一切安居何处？（4.1）

日出而作，日落而息。就像这样，所有一切都在心意中合为一体。由此，这个人不听，不见，不闻，不尝，不觉，不说话，不执着，不喜，不弃，不动。"人们说，这是睡着了。（4.2）

生命之火（五种能量）包括上行气（Prana）、下行气（Apana）、平行气（Samana）、上升气（Udana）、遍行气（Vyana）。（4.3~4.4）

在梦中体验已经看到过的和未看到过的，已经听到过的和未听到过的，已经感受过的和未感受过的，存在的和不存在的，所有的一切。（4.5）

在无梦的状态中产生快乐。（4.7）

他是见者，听者，品尝者，思想者，智者，行动者，觉知的自我，原人，进入至高的、不灭的梵。无论在何种状态下，"梵我"同在。人的喜乐和幸福是建立在内在平静基础上的，觉知的阿特曼和一切天神，各种气息和元素安居其中。（4.9~4.11）

问题五：始终冥想"Om"直到离世，所能达到的结果是什么？（5.1）

答：冥想 "Om" 能够达到内心的平和，从而接受关于 "梵" 的知识。对 Om 进行冥想，能够获得自我知识，摆脱所有苦难、罪恶和恐惧，进入 "梵" 的世界，平静、不老、不死、无畏。（5.2~5.7）

问题六：那个有 16 个分支的原人是什么？（6.1）

答：他创造生命，从生命产生信仰，空、风、火、水、土、感官、思想、食物，从食物产生勇气、苦行、颂诗、行动、世界及其名称，如同那些河流都流向大海，与大海汇合后便消失不见，它们的名色消融，只被称为大海。同样，见证者的十六分支以原人为归宿，合一后便消失不见，只被称为原人，最终达到 "梵我同一"。（6.2~6.7）

9.《剃发奥义书》

《剃发奥义书》有 64 段诗节，以诗歌形式呈现，提出了 "上知" 和 "下知" 理论，论述了自我知识以及 "命我" 与 "自我" 的关系。"剃发" 一词有双重含义：一是这部奥义书是为出家人准备的，引申义是为跟随出家人学习的人准备的；二是希望人们能够摆脱物质的束缚，就像出家人一样。全书有三章。第一章描述了上知和下知："知识分为两类：上知和下知。除了至高无上的梵，其他包括吠陀在内的知识都被认为是下知。下知不是无用的知识，而只有掌握上知才能获得解脱。牺牲、奉献和虔诚都是下知，梵的知识才是上知。"（1.1.2~1.1.5）同时，这样描述下知："各种祭祀的方式都在三吠陀中描述，祭祀，履行善业，愚者通过祭仪来到梵的世界，消耗完善业后，再次返回，重新经历生老病死，始终生活在无知之中，他们不知道还有比祭仪和善行更好的。"
（1.2.1~1.2.10）这样来描述上知："智者苦行和奉爱，祈求古鲁传授
真知，通过真知知道了真正的、不灭的原人。"（1.2.11~1.2.13）以
此说明，梵是万物的本原，吠陀的祭祀仪式是必要的，但有一定
的局限性。致力于寻求解脱的人，应该向有能力、充满智慧的古
鲁学习关于自我的知识，只有认识到"梵"才能获得解脱。

第二章论述了自我知识："原人是纯意识，是神圣的、无形的。
既在内，也在外，不生不灭，没有呼吸，没有思想，永远纯洁，
比至高的不灭者更高。从原人产生了呼吸、心意、感官、五大元
素和万事万物，众人产生于它，原人就是一切。"（2.1.2~2.1.10）
"以奥义书为弓，以冥想为箭，以真知为目标；以 Om 为弓，以自
我为箭，以梵为目标。"（2.2.3~2.2.4）"梵是无处不在的永恒者，至
高无上。"（2.2.10）

第三章以两只鸟作为隐喻，阐述了"命我"与"自我"的关
系。"栖息在同一棵树上的两只鸟结伴为友，一只在进食，一只不
食，只在一旁看着。"（3.1.1）这棵树象征着"生命之树"，一只鸟
象征"自我"，另一只鸟象征"命我"。"命我"是行为者，而"阿
特曼"是知者。同时，这样描述"梵我同一"："犹如一条条江河
流入大海，抛弃自己的名称和形态，消失不见，知者也摆脱自己
的名称和形态，达到比至高更高的神圣原人。"（3.2.8）

10.《蛙氏奥义书》

《蛙氏奥义书》篇幅短小，仅有 12 段诗节，但颇为重要，重

点论述了阿特曼的四种状态（又称"四位说"）以及 Om 的含义。

Om 这个音节指所有的一切。过去、现在和未来的一切都是 Om。超越三时的其他一切也只是这个 Om。（1）

所有这一切都是"梵"。阿特曼是"梵"，有四足。[1] 第一足是清醒状态：认知外在，有七支，[2] 十九嘴，[3] 这种体验由粗糙物质构成。第二足是做梦状态：认知内在，有七支，十九嘴，这种体验由微妙物质构成。第三足是熟睡状态：无所欲，无所梦，智慧密集，充满喜乐，享受喜乐，所有体验都变得统一（无差别），通往知识之路。第四足是自我觉知状态：不认知内在，不认知外在，不认知内在和外在这两者。不是智慧密集，不是认知，也不是不认知。不可目睹，不可言说，不可执取，无特征，不可思议，不可名状，以确信唯一自我为本质，灭寂戏论，平静，吉祥，不二。这被认为是第四足，即自我。（2~7）

从音节的角度来看，自我就是 Om 这个音节。从因素的角度来看，足是因素，由 A、U、M 三个字母构成。（8）

第一因素（Vaishyanara）是 A，是清醒状态，无所不在。处于清醒状态的人会实现所有的愿望，并成为第一。（9）

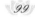

---

[1]　四足指四种状态。

[2]　七支不详。《歌者奥义》5.18.2 中提到十一支：头、眼睛、呼吸、躯体、膀胱、脚、胸、头发、心、意、嘴。

[3]　十九嘴指五种感觉器官——眼、耳、鼻、舌、皮肤，五种行为器官——手、脚、舌、生殖、排泄，五种能量——上行气、下行气、平行气、上升气、遍行气，意，觉知，自我意识和心。

第二因素（Taijasa）是 U，是做梦状态，具有双重性，介于（A、M）两者之间。知道这一点的人会获得更高的知识，受到所有人的平等对待，这样的人不会不知梵。（10）

第三因素（Prajna）是 M，是熟睡状态，既是衡量标准，又是所有人成为一体的标准。知道这一点的人能够衡量一切，能认识到世界的真实性质，也能理解自己的一切。（11）

第四是无因素，不可言说，不可借助感官，一切都停止了，它是所有的喜乐和非二元性的 Om，回归自我，知道这些的人将会融入"梵"。（12）

11.《白骡奥义书》

《白骡奥义书》以诗歌形式呈现，侧重论述自我知识、瑜伽的概念及行法。

全书有六章，第一章以梵论者们的疑问开头：什么是原因？什么是梵？我们从哪里产生？依靠什么生活？安居在哪里？快乐由谁主宰？时间、自然、必然、偶然、基本物质、精神，这些结合能被认为是根本原因吗？然而，这并不是因为自我存在，因为自我不足以创造欢乐和悲伤！（1.1）描述了苦行的目的："正如芝麻中的油，凝乳中的酥油，河流中的水，引火木中的火，命我中的自我也是这样得到把握，依靠真知，依靠苦行，得以目睹。"（1.15~1.16）

第二章提出瑜伽是一种自我认识、自律的方法，描述了瑜伽（冥想）的姿势、步骤、环境、成就以及结果，进一步阐述了瑜伽行法："智者应保持身体的稳定，使胸、颈、头保持挺直，在心意的支配下，将感官转向内在，犹如借助'梵'之木筏渡过世界上最湍急的河流。瑜伽士应控制气（Prana）使其保持平静而不受外界干扰，犹如御者驾驭劣马。"（2.8~2.15）描述了冥想的环境要求："应选择一个避风的洞穴，平坦清洁，没有沙、石和火，没有水声等物的干扰，没有其他之物的影响，使思想随顺自如。"（2.10）

第三章论述了自我知识。将梵描述为最高、最微妙和最伟大的包含整个宇宙的存在，隐藏在所有众生中，无形，没有悲伤，永恒不变。"原人是伟大的主宰，一切存在的原因，永远纯净、自在。永远在众生中，有千头、千眼、千足，覆盖整个大地。是过去未来的一切，遍及一切，靠食物生长，看似具有感官性质，实则没有，知道它是一切的自我，称为永恒。"（3.12~3.21）

第四章以比喻的方式论述自我知识。如你是青鸟，红眼绿鹦鹉，藏有闪电者，季节，海洋，你无起始，而有普遍性，世界上的一切产生于你。（4.4）一头母羊有红色、白色和黑色，它生出许多羊羔，一头公羊兴奋地与之作伴，另一头公羊享受后，离开了它。（4.5）两只鸟结伴为友，栖息在同一棵树上，一只鸟品尝果实，另一只鸟没有吃，只是看着它。（4.6）应该知道幻是自性，有幻力者是创造之神，无处不在，遍布一切。（4.10）

第五章描述了"梵"无处不在。无论是无知状态，还是有知识的状态，永恒的梵都无所不在。无知是易逝的、短暂的，知识是永恒的、不朽的，解脱需要通过知识来实现。对阿特曼给予这样的描述："非女性，非男性，非中性，受到身体的保护。"（5.10）

第六章描述了众生中的"自我":他是一切起始和结合的原因,超越了过去、现在和未来,是知识的创造者,时间的创造者,存在于一切生物中,是存在于众生最内在的阿特曼。知识使人们从所有的悲伤、痛苦、束缚和恐惧中解脱出来。最后提出对待古鲁应该像对待神一样:"因为所有这些意义,只对灵魂高尚者显现,他对神怀有至高虔诚,对待古鲁也像对待神一样。"(6.5~6.23)

12.《憍尸多基奥义书》

《憍尸多基奥义书》① 是一部篇幅较长的奥义书,散文体,侧重论述"梵"是真实,还论及自我的本质、"业"与轮回、感官与感官对象等问题。

全书有四章。第一章描述了阿特曼进入轮回取决于"业",阿特曼的本质是"梵","梵"的本质是真。"根据他们的'业'以及所掌握的关于'梵'的知识,在这世上各处再生为蛆虫、飞虫、鱼、鸟、狮子、野猪、蛇、虎、人或其他。"(1.2)梵问他:"我是谁?"他回答:"你是一切众生的阿特曼。阿特曼正是你。"梵又问他:"我是谁?"他回答:"真(Satya,सत्य)。"(1.4~1.6)

第二章阐述了以呼吸为代表的所有感官都是"梵"。"呼吸作

---

① 关于《憍尸多基奥义书》的出处有三种说法:1. 取自《憍尸多基森林书》第一至四章;2. 取自《憍尸多基森林书》第六至九章;3. 取自《憍尸多基森林书》第一、第七、第八、第九章。

为'梵'，思想是它的使者，眼睛是卫士，耳朵是传达者，语言是侍女。"（2.1）

第三章阐述了"阿特曼"是感官对象的知者。"不应该只想着认知语言，而应该知道语言者。不应该只想着香味，而应该知道嗅闻者。不应该只想着外部对象，而应该知道观者。不应该只想着食物的味道，而应该知道品尝者。不应该只想着苦乐，而应该知道苦乐者。不应该只想着行走，而应该知道行走者。不应该只想认知思想，而应该知道思想者……它是世界的创造者，是世界的起源，它就是阿特曼。"（3.8）

第四章论述了只要掌握了自我知识，便可战胜一切。"因陀罗不知道阿特曼时，恶魔战胜了他。一旦他知道了阿特曼，便杀死和战胜了恶魔。同样，人亦如此。"（4.20）

13.《慈氏奥义书》

《慈氏奥义书》也译作《弥勒奥义书》，散文体，侧重论述自我知识、梵的两种形态、业报与轮回、瑜伽的概念和行法，以及五种生命能量、苦行等。

全书有七章。第一章交代了故事背景。国王退位后，进入遁世期，他在修行过程中遇到了圣人什卡衍亚（Shkayanya），并向他请教自我知识。

第二章是圣人向国王讲述自我知识。"它没有停止呼吸，既动又不动，它能驱除黑暗，它就是阿特曼。它是妙不可言的，称为'原人'，它居于这个身体，它是纯意识，身体因它而变得有意

识。"（2.1~2.6）

第三章描述了业报与轮回。"自我看似受到业报的影响，进入生死轮回。但真正的'自我'不生也不灭，不受任何影响。"（3.1~3.3）

第四章阐述了通过苦行、冥想实现与"梵"的合一。尽管崇拜神灵是有益的，但只是暂时的。神灵是"梵"的一种显现，通过苦行和冥想，才能与"梵"合一。"通过苦行，获得善性；通过善性，获得思想；通过思想，获得自我；通过自我，不再返回。"（4.3）

第五章描述了万事万物都是宇宙灵魂的表现形式，都是"梵"的显现。"自性"有三重性，从三重性变成八重性、十一重性、十二重性甚至更多重。阿特曼进入众生，成为众生之主。（5.2）

第六章提出了瑜伽的概念。"与呼吸、Om 和一切合一，就是瑜伽。"（6.25）描述了瑜伽的六支行法："调息、感官收束、冥想、专注、思辨和三摩地。"（6.18）描述了束缚与解脱："心意是人受到束缚和需要解脱的原因，执着于外部对象是束缚，摆脱外部对象的束缚是解脱。"（6.35）描述了梵的两种形态："确实有两种梵，有形的和无形的，有形的是不真实，无形的是真实。这就是梵，是光，是太阳，是 Om，是自我。Om 让自我有三重性，包含在 A、U、M 之中。通过对 Om 进行冥想，与自我合一。因此，不断地唱诵它、崇拜它，它是唯一的启明者。Om 是上梵和下梵。"（6.1~6.5）冥想的目的是通过自我觉知获得解脱，解脱的前提是认识到阿特曼。太阳是梵，梵是唯一者、无限者，最终与它合一。

（6.16~6.17）将阿特曼一分为二，一个存在于人类的气息中，另一个存在于太阳中，外在的阿特曼可以被感知，内在的阿特曼通过推理才能被认知。

第七章描述了阿特曼是无限的，整个宇宙都是同一的。建议人们学习吠陀，具备明辨能力，最终超越阿特曼的三种状态。"唯有吠陀中的教导是真理，智者应该遵照吠陀的训诫生活。"（7.10）"智者没有死亡、疾病、痛苦，超越了清醒—做梦—熟睡这三种状态。阿特曼具有两重性，一重为三种状态，一重为超越三种状态的至高状态。"（7.11）

（二）十三奥义书与瑜伽

1. 关于瑜伽的概念

《泰帝利耶奥义书》2.4.1 说："真正的自我，信仰是其头，吠陀是其智慧，真理在其左，正义在其右，瑜伽是其躯干，原则是其根基。"《慈氏奥义书》6.25~6.28 这样定义瑜伽："他与呼吸、Om 和一切结合，因而称为瑜伽。呼吸、意识及各种感官合一，称为瑜伽。"《伽陀奥义书》2.3.10~2.3.11 则这样定义瑜伽："当五种感官与心意处于静止时，意识不再动摇，这是人们所知的最高状态。人们认为这就是瑜伽，牢牢控制感官，不再迷乱，因为瑜伽就是来去生灭。"

2. 修行瑜伽的目的

奥义书哲学家认为，修行瑜伽是为了获得自我知识，以获得最终的解脱。《伽陀奥义书》2.12 阐述了瑜伽修行是为了解脱："通过瑜伽，学习自我知识，智者将快乐和悲伤抛到身后。"

3. 关于 "Om" 的含义及作用

奥义书哲学家认为，Om 代表一切，代表整个世界，代表至高无上的梵，代表阿特曼。Om 由 A、U、M 三个字母构成，它存在于三者之中，又超越了三者，智者通过对 Om 进行冥想，最终达到"梵"。《歌者奥义书》2.24.11 认为："整个世界就是 Om。"《蛙氏奥义书》认为："Om 这个音节是所有这一切。对它说明如下：过去、现在和未来的一切都是 Om 这个音节。超越这三时的其他一切也只是 Om 这个音节。"《伽陀奥义书》2.17 指出："这 Om 就是至高无上的梵。"《蛙氏奥义书》9~12 描述了 Om 的含义："Om 由 A、U、M 三个字母构成。清醒状态即'一切人'，是阿音'A'。知道这个，他就会获得一切愿望。做梦状态即'光明'，是乌音'U'。知道这个，他就会成为智慧者。熟睡状态即'具慧'，是摩音'M'。知道这个他就会建立一切，又淹没一切。第四种状态[①] 不可言说。这个音节 Om 是自我，知道这个，他就会回归真实的自我。"《慈氏奥义书》6.24 描述了 Om 的作用："身体是弓，Om 是箭，心意是箭头，黑暗是靶子。穿越黑暗，到达没有黑暗笼罩的地方。破除笼罩的黑暗，便看到'梵'。确实，看到它，便能获得永生。"

4. 关于瑜伽行法

（1）苦行。奥义书哲学家认为，苦行是认识"梵"的基础。《剃发奥义书》3.1.5 描述了苦行的目的："通过苦行，'梵'逐渐被

---

① 第四种状态指超越了前三种状态，达到了"梵我同一"。

认识，由此产生食物、生命、呼吸、心意、真理，而不朽也蕴含其中。"《由谁奥义书》4.8 指出苦行是认识"梵"的基础："苦行、持戒和行动是认识'梵'的基础，吠陀是其四肢，真理是其支点。"《慈氏奥义书》4.4 认为苦行及冥想是为了认知"梵"："懂得'梵'的真知的人会说这是通往'梵'之路。通过苦行、冥想和真知，'梵'被认知。"《白骡奥义书》1.15~1.16 描述了苦行的目的："正如芝麻中的油，凝乳中的酥油，河流中的水，引火木中的火，命我中的自我也是这样得到把握，依靠真知，依靠苦行，得以目睹。"《剃发奥义书》3.2.6 这样描述苦行者："苦行者们通晓吠檀多的知识，修习遁世瑜伽，心地纯洁，他们在最终时刻，升入梵界，达到至高永恒而彻底解脱。"

（2）调息。调息是为感官收束做准备的。《广林奥义书》6.1.7~6.1.14 描述了呼吸的重要性："人离开语言、眼睛、耳朵、思想和体液都可以生存，但是离开呼吸则不能生存。"《白骡奥义书》2.29 描述了调息的过程："调节呼吸和身体，让鼻孔中的呼吸渐渐减弱，智者调节心意，毫不放松，犹如御者驾驭劣马。"《憍尸多基奥义书》2.1 和 3.2 指出呼吸就是"梵"："呼吸就是梵。因陀罗说，我就是呼吸，把我当作有智慧的阿特曼和不朽的生命进行冥想吧。生命就是呼吸，呼吸就是生命。呼吸在人体内停留的时间越长，人的寿命就会越长。只有通过呼吸，一个人才能获得永恒和不朽。"《慈氏奥义书》6.20~6.21 描写了通过调息来认识"梵"："把舌尖压在上颚上，调节呼吸，通过冥想认识到'梵'，进而认识到自我。从有意识的呼吸到无意识的呼吸，最终使呼吸与意识融合。"

（3）感官收束。感官收束是使感官不受外界干扰，为冥想做准备。《伽陀奥义书》1.3.3~1.3.10 有一段很著名的描述感官收束的诗节："智者要知道阿特曼是车主，身体是马车，觉知是御者，心意是缰绳。智者们说感官是马匹，感官对象是马车途经的风景，与身体、感官和心意相连接的自我是这风景的享受者。缺乏明辨能力的人，心意经常不受约束，他的感官犹如难以驾驭的劣马。智者能够约束自己的心意，他的感官犹如易于驾驭的良马。缺乏明辨能力的人，易受污染，只能不断地进入轮回之中。具备明辨能力的人，思想沉稳，始终纯洁，不会再进入轮回。"《伽陀奥义书》2.3.10~2.3.11 描述称："当五种感官连同心意全都停止时，心智不再活跃，人们说这是至高境界。人们认为这是瑜伽，牢牢控制感官，不会迷乱，因为瑜伽就是来去生灭。"

（4）冥想。冥想是为了洁净意识，为弃绝做准备。《歌者奥义书》3.13.7~3.13.8 描述了冥想的意义："最高的世界，高于天堂，高于现世，高于一切——那里的光和体内的光是一样的。就像当你触摸身体时，可以感觉到它的温度；即使你捂住耳朵，仍能听到马车呼啸而过的声音，犹如公牛的吼叫或火焰的燃烧。一个人应该对体内的光进行冥想，这种光就像某种可以看到的事物或听到的声音。知道这一点会让他成为优秀的人——人们想见到他，他也广为人知。"《白骡奥义书》2.10 提出了冥想的环境要求："应选择一个避风的洞穴，平坦清洁，没有沙、石和火，没有水声等物的干扰，使思想随顺自如。"并提出了冥想的目的："如同一面被灰尘染污的镜子净化以后才能熠熠生辉，同样，只有意识到真实的阿特曼才能从痛苦中解脱。认识到阿特曼的本质，如同点亮了一盏灯，瑜伽修行者在这里看到了梵的本质，不生不死，永恒不变——通过认识梵，修行者能从所有束缚中解脱出来。"

（5）弃绝。弃绝是为了摆脱"业"的束缚，断灭轮回。《慈氏奥义书》6.28 提到了弃绝的重要性："练习瑜伽六个月，始终超凡脱俗，他便通晓无限、至高和隐秘的瑜伽；深陷辨性和惰性，执着于妻儿家族，即使他充满激情，仍将一无所获。"

（6）瑜伽六支行法。《白骡奥义书》2.8 描述了瑜伽行法："智者应保持身体的稳定，使胸、颈、头保持挺直，在心意的支配下，将感官转向内在，犹如借助'梵'之木筏渡过世界上最湍急的河流。"《慈氏奥义书》6.18 又分类总结了瑜伽行法："这是与它合一的方法：调息、感官收束、冥想、专注、思辨和三摩地，这就是瑜伽。"由此，形成了最初的"六支行法"。《瑜伽经》取其五支（除思辨外），后发展为八支行法。

三　瑜伽八奥义

与瑜伽关系密切的奥义书有多部，本书选取了具有代表性的八部奥义书进行评述。此处所涉及的瑜伽概念及行法将在本书第三章、第四章予以详述，这里不再赘述。

（一）《静虑点奥义书》

《静虑点奥义书》（*Dhyana Bindu Upanishad*，ध्यानबिन्दु उपनिषत्），

"Dhyana"一词意为"静虑、冥想"，成书时间为公元前 1 世纪至 3 世纪，现存两个版本，较长的版本有 106 段诗节，属于《娑摩吠陀》，较短的版本有 23 段诗节，属于《阿闼婆吠陀》，均以诗歌形式呈现。这部奥义书主要描写了体式、调息、停止呼吸、稳定呼吸、专注和冥想、生命能量、身印、收束法等。本书选取较长的版本进行评述。

冥想是无限的、微妙的，Om 是冥想的一种方式。（1~4）

每个生命都有灵魂，灵魂附着于身体，犹如花的芬芳，芝麻中的油，凝乳中的酥油，铁矿石中的铁。（5）

寻求解脱的方式是通过冥想认识"梵"。（6~9）

通过对 A、U、M 这三个音进行冥想，认识至高无上的 Om。（10~13）

Om 好比弓，自我好比箭，"梵"是射箭的靶子，通过 Om，自我复归于"梵"。冥想是永恒的、无限的，通过冥想去探索内在的"神"。对于那些沉迷于有形之"神"的人来说，Om 应该被冥想成湿婆所代表的光。（14）

冥想的方式：瑜伽修行者应该遵循正确的瑜伽道路，通过调息，对 Om 进行冥想，调节生命能量。（15~40）

六支行法：体式、调息、停止呼吸、稳定呼吸、专注和冥想。（41）

四种体式：至善坐（Siddhasana）、蝴蝶坐（Bhadrasana）、狮

子坐（Simhasana）和莲花坐（Padmasana）。（42~49）

人体有 72000 条能量通道，古籍对其中的 72 条能量通道进行了描述，最重要的 3 条是左脉、右脉、中脉。（50~56）

有十种精微能量：上行气（Prana）、下行气（Apana）、平行气（Samana）、上升气（Udana）、遍行气（Vyana）、伸展气（Naga）、收缩气（Kurma）、饥渴气（Krikara）、哈欠气（Devadatta）、生死气（Dhananjaya）。（57~61）

三种收束法：根部收束（Mula Bandha）、腹部收束（Uddiyana Bandha）、喉部收束（Jalandhara Bandha）。（62~78）

逆舌身印（Khechari Mudra）：精通逆舌身印的人，不会生病、失眠、饥饿、干渴，他们战胜了死亡。（79~83）

大身印（Maha Mudra），调息结束后，应该练习大身印。（84~93）

对阿特曼进行冥想、聆听体内的密音。只有使内在的生命能量和意识高度统一，才能唤醒昆达里尼能量，使其进入中脉，最终来认识"梵"。（94~106）

瑜伽修行者应具备坚定的意志，通过调息，使重要的能量向上移动，进入中脉，仔细聆听体内的密音，最终达到"梵"。瑜伽的目的是实现阴阳平衡。

（二）《解脱奥义书》

《解脱奥义书》（*Kaivalya Upanishad*，कैवल्य उपनिषद्），成书时

间可能为公元前 1 世纪，有 24 段诗节，围绕圣哲阿诗瓦拉亚那
（Ashvalayana）和创造之神梵天的对话展开叙述。圣哲阿诗瓦拉亚那
提出："什么是最高的智慧？怎样才能实现？"梵天对此进行了解答。

这部奥义书分为两部分：准备篇和结果篇。准备篇包括以
下四点。（1）个体在精神上需要做好三方面的准备：一是信任古
籍以及古鲁所传授的知识；二是把一切行为结果都奉献给"神"；
三是冥想。（2）强调内心的苦行，而不是外在形式的苦行，如换
上僧人的衣服、剃发等，只有真正的苦行，才能让人获得内心的
平静。人生四行期内都可以进行内心的苦行，而不只是在遁世期。
（3）阿特曼有三种状态——清醒、做梦、熟睡，阿特曼只是这三种
状态的体验者和见证者，不应该局限于这三种状态。（4）阐述了
"梵我同一"以及个体即整体。结果篇：冥想的结果是个体意识到
阿特曼与"梵"是同一的，身体只是"梵"的显现。解脱是自我
的天性，而非自我追求的目标，自我不需要通过任何方式获得解
脱，因为自我已经获得了解脱。自我与解脱之间的距离，不是时
间与空间的距离，而是知识与无知的差距。自我因无知受到束缚，
通过知识，自我获得了解脱。

（三）《声点奥义书》

《声点奥义书》（*Nadabindu Upanishad*，नादबिन्दु उपनिषद्）成书
时间不详，现存两个版本，较长的版本有 56 段诗节，较短的版本
有 20 段诗节，可能属于《梨俱吠陀》或《阿闼婆吠陀》。这部奥
义书描述了聆听体内密音的方式，唱诵 Om 的 12 种方式以及对
Om 进行冥想的目的。以下选取较长的版本进行评述。

把阿特曼隐喻为天鹅。（1~2）

唱诵 Om 的 12 种方式及目的，认识到阿特曼的存在，然后超越清醒—做梦—熟睡这三个状态，才能断灭轮回。阿特曼存在于每个生命中，统一而又多样，如同池塘里显现的月亮。（3~16）

真正的瑜伽是弃绝，即放弃对欲望的执着，通过对 Om 进行冥想达到"梵"。（17~20）

瑜伽士通过对 Om 进行冥想，最终消融于 Om。Om 引导人们认识到自我。无知是束缚自我的原因，无知者认识不到自我，如同把绳子误认为蛇。（21~25）

瑜伽士应该通过至善坐（Siddhasana）聆听体内的密音。开始阶段，瑜伽修行者应该将注意力集中在右耳内侧，这样能够听到来自海洋和云层的声音，随后再过滤掉这些声音。随着时间的流逝，瑜伽修行者可以在不同阶段，听见更多微妙的声音，并且可以专注于想听的音符。专注于音符，可以帮助瑜伽修行者消除感官以及心意波动带来的干扰，就像采蜜的蜜蜂只专注于气味一样。瑜伽士不应受到外界的影响，应以平和的心态对待冷热，既不喜悦，也不悲伤，将自己沉浸在 Om 的世界里，最终达到三摩地。（26~54）

通过对 Om 进行冥想以及聆听 Om 的声音，超越阿特曼的三种状态，达到"梵"。（55~56）

（四）《特力什基婆罗门奥义书》

《特力什基婆罗门奥义书》（*Trishikhibrahmana Upanishad*，

त्रिशिखीब्राह्मण उपनिषद्）成书时间为公元 10 世纪后，属于《白夜柔吠陀》，有 164 段诗节，以问答的形式呈现。

瑜伽士特力什基（Trishikhi）向太阳提出四个问题：（1）宇宙从何而来？（1.1）宇宙的根本原因是"梵"。（1.2）身体从何而来？身体由五大元素构成。（1.5~1.9）（3）生命从何而来？世界由五大元素演化而来，包括有生命的和无生命的、动物、草药和食物。生命的产生有四种方式：卵子、液体（此处指真菌）、种子和子宫。阿特曼有四种状态：清醒、做梦、熟睡、觉知。身体由固体和液体组成，不同于内在的阿特曼。（2.1~2.4）（4）什么是阿特曼？阿特曼是喜乐、超然和闪耀。一切都是湿婆，变化的是湿婆，不变的也是湿婆。行为者提出疑问，是因为他们受到"业力"的约束，弃绝"业力"便能复归平静。能够如此思考，是因为他对阿特曼有了正确的认识。瑜伽是获得解脱的方式，但如果不将瑜伽与知识相结合，就不可能获得真正的解脱。因此，瑜伽士应该通过八分支行法进行练习。（2.5~2.23）

瑜伽和知识是认识阿特曼的方式。业瑜伽是履行吠陀中"法"所规定的义务，而智瑜伽则通过自我知识来认知阿特曼，从而获得解脱。（2.24~2.31）

瑜伽八分支行法如下。（1）持戒：遵守道德规范。（2）精进：坚守终极真理。（3）体式：保持身体的静止状态。（4）调息：调节生命气息。（5）感官收束：将心意转向内在，不受外部感官对象的影响。（6）专注：将意识从分散变为集中。（7）冥想：持续的专注。（8）三摩地：通过冥想达到无我状态。（2.32~2.34）

十种生命能量包括上行气、下行气、平行气、上升气、遍行气、伸展气、收缩气、饥渴气、哈欠气、生死气，并通过调息清洁生命能量通道。（2.34~2.88）

练习瑜伽的理想场所应该是僻静的地方，以舒适的体式以及智慧手印（Chinmudra），通过左右鼻孔交替呼吸法，调节呼吸以祛除疾病。（2.89~2.129）

调息完成后将五种感官转向内在。（2.130~2.132）

瑜伽士应该寻求自我知识，在自我知识的帮助下，对阿特曼进行冥想，将注意力集中于体内的昆达里尼能量中心。这种冥想使瑜伽士认识到"我就是梵"。此时，他的内心是平静纯洁的，如同盐融于水、自我与宇宙融为一体，这是终极解脱。（2.134~2.155）

（五）《瑜伽珍宝奥义书》

《瑜伽珍宝奥义书》（*Yogocudamani Upanishad*，योगचूडामणि उपनिषद्），成书时间为公元 14~15 世纪，属于《娑摩吠陀》，有 121 段诗节，主要介绍密宗瑜伽和昆达里尼瑜伽。

首先，提出瑜伽修行的目标是获得解脱。瑜伽练习的六个阶段为体式—调节呼吸—停止呼吸—屏息—冥想—消融。（1~3）

描述了六个脉轮（能量中心）：底轮、脐轮、心轮、喉轮、眉心轮、顶轮。（4~14）

描述了三条重要的能量通道：左脉、中脉、右脉。（15~21）

描述了五种生命能量：上行气、下行气、平行气、上升气、遍行气。（22~31）

通过昆达里尼能量打开解脱之门。描述了三种收束法：根部收束、腹部收束、喉部收束。（32~51）

描述了逆舌身印（Khecari Mudra）。（52~54）

描述了两种体液——宾杜（Bindu）。男性的是白色的，女性的是红色的，分别代表湿婆（Shiva，男性创造力）和莎克提（Shakti，女性创造力）。通过母胎身印（Yoni Mudra）可以使二者达到合一状态。这种合一能够显现其纯净光辉的本质，具有梵天的创造性、毗湿奴的节奏性、楼陀罗的惰性、因陀罗的悦性。这些"神"存在于对 Om 的冥想中。（55~64）

描述了大身印（Maha Mudra）。（65~70）

描述了 Om 的重要性，通过唱诵 Om 唤醒体内的能量，以及阿特曼的四种状态：清醒、做梦、熟睡、觉知。（71~93）

通过调息控制生命能量，清洁能量通道，就像慢慢驯服一只狮子或一头大象那样，通过体式和调息，克服身体的各种障碍。指出人体有 72000 条能量通道，但只对其中的 72 条进行了命名。经过调息练习，可以感官收束。（94~121）

（六）《瑜伽昆达里尼奥义书》

《瑜伽昆达里尼奥义书》（*Yogakundalini Upanishad*，योगकुण्डलिनी उपनिषद्）成书时间为公元 11 世纪之后，属于《黑夜柔

吠陀》，有 171 段诗节，分为三章，内容涵盖密宗瑜伽、曼陀罗瑜伽、昆达里尼瑜伽、哈他瑜伽等。

第一章

通过饮食、体式唤醒体内的昆达里尼能量，严格控制饮食，不要暴饮暴食，食物应该是营养均衡的。（1.1~1.4）

这里将体式（Asana，आसन）解释为"坐立"，并只列出两种体式，均为坐立体式——莲花坐（Padmasana）和金刚坐（Vajrasana）。（1.5~1.6）

概述了昆达里尼瑜伽练习的两个步骤：激发顶轮能量（Saraswati Nadi）和调息。（1.7~1.18）

描述了四种调息法：喉式住气法（Ujjayi Kumbhaka）、右鼻孔住气法（Surya Kumbhaka）、风箱式住气法（Bhastrika Kumbhaka）、清凉式住气法（Shitali Kumbhaka）。（1.18~1.39）

描述了三种收束法：根部收束、腹部收束、喉部收束。（1.40~1.53）

提出那些患有疾病或受伤的人不适合练习这种瑜伽，那些患有排泄障碍的人也不适合练习这种瑜伽。练习瑜伽的障碍包括：自我怀疑、困惑、冷漠、睡眠异常、抱有妄想、对瑜伽持怀疑态度等。（1.56~1.61）

描述了六个脉轮（能量中心）：底轮、脐轮、太阳神经丛轮、心轮、喉轮、眉心轮。（1.65~1.76）

昆达里尼瑜伽练习的目的是对梵、阿特曼和内在解脱进行认识。瑜伽士应该放弃不切实际的妄想。体内的昆达里尼能量被唤醒后，将冲破所有脉轮，在湿婆的陪伴下翩翩起舞。瑜伽士在此达到了合一，这是至高无上的喜乐。（1.77~1.87）

第二章

唤醒昆达里尼能量需要逆舌智慧，它有多么难、多么奇妙，那些资深的瑜伽士深有体会。这种知识是神秘的，可能要经过多次重生才能掌握。但是，一旦达到湿婆状态，便能从对世界的执着中解脱出来。（2.1~2.16）

将逆舌（Khechari）解释为"穿越虚幻的空间"，一个具备了逆舌智慧的人，将不会衰老和死亡，也没有疾病和痛苦。可以将曼陀罗咒语作为密码来提取逆舌智慧的种子。（2.17~2.20）

这些曼陀罗咒语是：Hrīṃ、Bham、Saṃ、Shaṃ、Phaṃ、Saṃ、Kshaṃ。（2.20）

一个经过长期苦行、念诵曼陀罗咒语的瑜伽士，从他的身体里看到了宇宙。（2.28~2.49）

第三章

通过对六个脉轮进行冥想，唤醒体内的昆达里尼能量，达到至高的喜乐状态。（3.1~3.11）

瑜伽是知识之光，而阿特曼是人体内的光。（3.14~3.16）

真知是达到平静和崇高状态的关键。（3.17~3.18）

瑜伽士被玛雅所迷惑，他精疲力竭，感到疑惑并发问："我是谁？为何存在？睡着时，我在哪里？清醒时，又有何作用？梦境是什么？"冥想和昆达里尼瑜伽可以帮助人们找到内心的答案，点燃内在的光芒，最终获得永恒的解脱。（3.25~3.35）

（七）《瑜伽顶奥义书》

《瑜伽顶奥义书》（Yogashikha Upanishad，योगशिखा उपनिषद्），成书时间不详。现存两个版本，较短的梵文版只有 15 段诗节，属于《阿闼婆吠陀》；较长的泰卢固语版，有 600 多段诗节，属于《黑夜柔吠陀》。这里选取的是较短的梵文版。

此奥义书以诗体呈现，篇幅较短，主要描述了瑜伽修行的目的是获得解脱，没有什么"神"比阿特曼更至高无上，没有什么奉爱比探索自我更重要，没有什么喜乐比内心的满足更崇高。（2.20~2.21）Om 由湿婆（男性创造力）和莎克提（女性创造力）构成，愤怒、贪婪带来了悲伤，只有通过瑜伽和知识才能获得解脱。通过练习哈他瑜伽，感知脉轮，意识到阿特曼与身体是不同的。"梵"是世界的根本原因。在这个世界上，除了"梵"，再也没有其他。（4.3）

（八）《瑜伽真性奥义书》

《瑜伽真性奥义书》（Yogatattva Upanishad，योगतत्त्व उपनिषद्），成书时间为公元 11~15 世纪。现存两个版本：梵文版，有 15 段诗节，属于《阿闼婆吠陀》；泰卢固语版，有 142 段诗节，属于《黑夜柔吠陀》。这部奥义书强调，知识与瑜伽对于解脱同等重要。

这部奥义书描述了四种瑜伽：曼陀罗瑜伽、拉亚瑜伽、哈他瑜伽、王瑜伽。曼陀罗瑜伽要通过曼陀罗唱诵，拉亚瑜伽要通过冥想，哈达瑜伽要通过自我探索，王瑜伽也要通过冥想。要坚持调息练习，每天有规律地反复练习，增强消化能力和耐受力等；建议远离盐、酸性食物、辛辣涩味食物；建议食用牛奶、酥油、熟小麦和绿豆等；避免暴饮暴食、清晨沐浴、禁欲。自我陷入玛雅（幻）之中，始终在痛苦中循环，只有解脱才能断灭出生、死亡、疾病和痛苦。只有掌握自我知识才是通往解脱之路。瑜伽和知识对于解脱同样重要。寻求解脱的人，必须修习瑜伽和掌握自我知识。痛苦根源于无知，只有知识，才能使人获得解脱。这是所有吠陀的格言。（14~15）

智慧胜于瑜伽，冥想胜于智慧，弃绝胜于冥想，
一旦弃绝，心意便能保持平静。

《薄伽梵歌》

第二章　前古典时期——史诗时期

　　前古典时期——史诗时期（公元前 5 世纪至公元 5 世纪），以《薄伽梵歌》和《瓦希斯塔瑜伽》为标志，分别取自史诗《摩诃婆罗多》和《罗摩衍那》，主要论述了瑜伽思想。《薄伽梵歌》论述了获得解脱的三种瑜伽道路——业瑜伽、智瑜伽和奉爱瑜伽；《瓦希斯塔瑜伽》是关于"自我知识"的经典之作。

第一节　《薄伽梵歌》

　　《薄伽梵歌》取自史诗《摩诃婆罗多》[①] 第六章，意为"神之歌"。这里的"神"指守护神毗湿奴（Vishnu, विष्णु）的化身克里希纳（Krishna, कृष्ण）。成书年代约为公元前 3 世纪至公元 5 世纪，相传为毗耶娑口述，由象头神（Ganesha, गणेश）抄录，以梵文写

---

① 《摩诃婆罗多》成书年代可追溯到公元前 4 世纪至公元 4 世纪，历时八百余年，以印度列国纷争时代为背景，史诗所描述的故事发生在公元前 9 世纪至公元前 8 世纪，主要讲述了古印度婆罗多族的两支后裔俱卢族和般度族在俱卢之野发生的一场大战。

成，有 700 颂，分为 18 章。其故事背景是古印度婆罗多族的两支
后裔俱卢族（Kuru，कुरु）和般度族（Pandu，पाण्डु）在俱卢之野发生
的一场大战，他们原本是堂兄弟，因争夺王国统治权而展开战斗，
般度王子阿周那（Arjuna，अर्जुन）不愿手足残杀，陷入痛苦之中。
克里希纳教导以阿周那为代表的世人，并指出通往解脱的三种瑜
伽道路——业瑜伽（Karma Yoga，कर्म योग）、智瑜伽（Jnana Yoga，
ज्ञान योग）和奉爱瑜伽（Bhakti Yoga，भक्ति योग），其内容涵盖了吠檀
多、瑜伽和数论思想。

　　"业瑜伽"有三层含义。一是行使责任。人们应该遵照吠陀
中"法"（Dharma，धर्म）的规定行使责任，这种行为就是"业"
（Karma，कर्म）。二是轮回取决于"业"。善业产生善果，恶业产
生恶果，但无论是善果还是恶果，只要有"业"存在，就有轮回，
轮回始终是痛苦的。因此，人需要解脱。三是弃绝，即不执着于
一切行为的结果。智瑜伽是获得"自我知识"。"自我知识"是关
于"梵"的知识，被称为"上知"。"自我知识"以外的知识称为
"下知"。《薄伽梵歌》认为，只有通过"上知"才能"证悟自我"。
奉爱瑜伽也有两层含义：一是把一切行为的结果都当作对"神"
的奉爱；二是以奉爱"神"的精神对待一切事物，心存敬畏。《薄
伽梵歌》认为，业瑜伽、智瑜伽和奉爱瑜伽对于通往解脱之路同
等重要。

　　《薄伽梵歌》称："如果不能专注，那就练习瑜伽。如果不能练
习瑜伽，那就无私奉献。如果无私奉献也做不到，那就弃绝。因
为智慧胜于瑜伽，冥想胜于智慧，弃绝胜于冥想，一旦弃绝，心

意便能保持平静。"（12.9~12.12）这段话表明，瑜伽是适合所有人的修行之路，每个人都可以选择适合自己的瑜伽道路。有人认为，《薄伽梵歌》暗示有第四种瑜伽道路，即"冥想瑜伽"。

《薄伽梵歌》以"责任"（Dharma，धर्म）开始，以"我的"（Mama，मम）结束，寓意"我的责任"——从履行社会责任到实现人生终极目标，从业瑜伽、奉爱瑜伽到智瑜伽，从束缚走向解脱。

《薄伽梵歌》围绕持国国王和车夫全胜（Sanjaya）的对话展开。持国国王天生失明，他的车夫被神赐予了神奇的力量，能够看到千里之外的事物。车夫讲述阿周那和克里希纳的对话，向失明的国王描述这场战争。他着重讲述了原本雄心勃勃的阿周那准备与敌人一决死战，但当他看到对方是昔日的兄弟、亲人、老师、好友时，便陷入痛苦之中，甚至想要放弃战争。克里希纳以老师的身份开示以阿周那为代表的世人，这场战争是为维护"法"而战，不是为个人利益而战。

《薄伽梵歌》引言部分有九句话，一是向《薄伽梵歌》致敬。"伟大的《薄伽梵歌》女神啊，你就像母亲保护自己的孩子一样，通过圣人毗耶娑所著的《薄伽梵歌》给予阿周那智慧，保护世人，消除人们的痛苦。"二是向伟大的毗耶娑致敬。"你拥有宽广的胸怀，你的眼睛就像柔软的花瓣一样美丽，你点燃知识之灯，这盏知识之灯充满了《摩诃婆罗多》的智慧之油。"三是向克里希纳致敬。"克里希纳是愿望树，对于那些臣服于他的人，他一手拿着鞭子，一手拿着象征牛奶的《薄伽梵歌》，滋养着人类的智慧。他是世界的导师，天神瓦苏代瓦的儿子，是恶魔的毁灭者，争吵时代把世人从痛苦的河流中摆渡到胜利彼岸的船夫，所有知识财富的主人。在克里希纳的恩典下，即使是哑巴也能变得雄辩，即使是瘸子也能登上山顶。只有唱颂《娑摩吠陀》，才代表唱颂了所有的吠陀。只有深度沉思的人，才能处于冥想状态，而这一切，天神和恶魔都不知道。"

第一章　阿周那的痛苦（Arjunavisada Yoga，अर्जुनविषाद योग）[①]

本章有 47 段，主要描述了阿周那的痛苦。

战争开始前，阿周那请克里希纳将马车停在两军交战的地方，并气势汹汹地准备战斗。（1.21~1.23）当看到对手是他的堂兄弟、亲戚、朋友、老师和昔日的战友时，便问道："你看到他们了吗？他们为争夺王位而与我作战。现在我的身体发生剧烈的抖动，所有的毛发都竖了起来。阿周那非常痛苦和自责。"（1.28）

阿周那的痛苦和无助让他宁愿放弃战争，也不想杀死亲人和兄弟们。于是他决定退出这场战争："我不是为了个人的利益，而是从社会的角度出发，我的理智已经丧失，没有办法逃脱痛苦。如果家庭不存在了，家庭所代表的价值观和家庭教育的传承也将不复存在，那么依靠家庭世代传承维系的'法'也将不复存在。克里希纳，请告诉我该怎么办？"（1.32）他说："即便是持国百子杀了我，我也不会和他们战斗，他们是我的兄弟啊。"于是，阿周那彻底失控，泄气地一屁股坐在马车上，手里的弓也扔了。（1.47）

[①]　《薄伽梵歌》并无章节划分，后世评论者和译者按照主题将其分为 18 章并命名了各章节。此处的"Yoga"意为"主题"。

第二章　自我知识（Sankhya Yoga，）[①]

本章有 72 段，主要描述了阿特曼、法、业瑜伽、智瑜伽以及智者等。

车夫全胜继续向国王描述道："阿周那如此悲伤不知所措，眼睛里充满痛苦的泪水；克里希纳微笑着，帮助陷入痛苦的阿周那，劝他准备战斗。"（2.1~2.10）

克里希纳向阿周那阐述"阿特曼"的本质："你说着理智的话，却为不值得忧伤的事而忧伤，不像一个真正的智者。真正的智者不会为逝去的人和尚未逝去的人而悲伤。因为智者明白，所有人都不会不复存在。阿特曼从未出生，也不会死亡。当我们明白阿特曼是永恒的、不可摧毁的、不受生老病死的影响时，它怎么会被杀死呢？阿特曼依附在身体里，舍弃旧的身体，换上新的身体，就如同人脱下旧衣服，换上新衣服。武器杀不死它，火烧不着它，水淹不死它，风吹不干它。我们知道了阿特曼的本质，便不会痛苦。有生必有死，有死必有生。你不必为无法改变的事情而悲伤。万物开始时不显，中间逐渐显现，最终又不显现，那为什么还要忧伤呢？有人看它像奇迹一般，有人说它像奇迹一般，有人听它如奇迹一般，而即便听了也无法理解。阿特曼存在于身体里，永远不会被摧毁。所以，行使你的责任，起来战斗吧。"（2.11~2.30）

阿周那说："如果我杀了他们就会受到惩罚，根据吠陀的教

───────────

[①]　"Sankhya"原意为"数字"，在这里指"自我知识"。

127

义，以家庭为单位世代遵循的'法'将不复存在，我的举动不合乎'法'，就不能战斗。"

克里希纳又从"法"的角度分析："从你的职责出发，你也不能动摇，没有比为保护'法'而战更伟大的了。只有幸运的刹帝利才有机会去战斗，如果你拒绝为保护'法'而战，不仅会失去职责和荣誉，还会犯下罪过。为保护'法'而战，即使你失败了，也会升上天堂；如果你成功了，就会享有这个国家。阿周那，起来战斗吧！对于喜与痛、得与失、胜与败都应该以平常心对待。"（2.31~2.38）

克里希纳又描述了业瑜伽："聆听瑜伽的智慧，能够帮助你摆脱'业'的束缚。即使执行了很少的'业'也能够获得结果。你能选择的只是行为，而非结果，你不是'业'的主宰者，不要让执着成为你不作为的理由。始终保持坚定，放弃对成败的执着，保持平和的心态去面对一切，这便是瑜伽。"（2.39~2.49）

克里希纳提出瑜伽的概念："瑜伽是'业'的技巧。"（2：50）

克里希纳继续描述瑜伽："智者用瑜伽的态度来行动，放弃业的结果，从束缚中解脱出来，也就从痛苦中解脱出来。一旦获得了这种智慧，就会对已经听到的和将要听到的任何事情保持冷静。当心意保持平稳时，知识就不会动摇，这便是瑜伽。"（2.51~2.53）

阿周那困惑地问："智者是怎样的？他的意识怎么才能不动摇？他怎样说话？怎样坐着？怎样走路？"（2.54）

克里希纳回答："智者是弃绝了所有享乐欲望的人，不受逆境的影响，不渴求快乐，不受渴望、恐惧和愤怒的影响，他的意识就不会动摇。他始终是独立的，既不执着于获得快乐，也不受痛苦的影响。当感官完全不受外界的影响时，意识就稳定了。智者一旦认识到真正的自我，所有的欲望便都消失了。智者能够掌控自己的感官，能够静观自我。对于能控制所有感官的人，知识是确定无疑的。执着于感官享乐的人，与感官相关的执着便产生了。从执着中产生欲望，从欲望中产生愤怒，愤怒导致妄想，妄想导致记忆丧失，记忆丧失导致心智无能，人就被摧毁了。内心平静的人，所有的痛苦和悲伤都已被摧毁，知识变得根深蒂固。不平静的人，没有知识，也就没有静观。不沉思的人不得安宁，不平静的人又怎么可能有喜乐？个人感官完全脱离外界对象而获得的知识是稳定的。众生的黑夜，就是智者的白天，黑夜里还醒着的智者就是那个能控制自己的人。智者不被外界所打扰，如江河汇入大海一样，依然能摒弃一切欲望、摆脱一切执着、不自私、不自傲，保持平静。拥有这些智慧，你就不会被迷惑，达到梵，即使在生命的尽头也能获得解脱。"（2.55~2.72）

第三章　业瑜伽（Karma Yoga，कर्म योग）

本章有 43 段，阐述了业瑜伽及其与智瑜伽的关系等。

阿周那表示很困惑："我不明白，既然你认为智瑜伽比业瑜伽更好，为什么还让我修行业瑜伽？你能直接告诉我，应该走哪条路吗？"（3.1~3.2）

克里希纳回答："我说过，世间有智瑜伽和业瑜伽两种，业瑜伽和智瑜伽同样重要，这两种方式都是为了获得解脱，无论谁都不可能完全不行为，因为受到自性的影响，所有人都不得不行为。所以，你别无选择。根据你的情况，你可以通过业瑜伽洁净意识，为接受智瑜伽做好准备。你可以通过智瑜伽获取正确的知识，最终获得解脱。"（3.3~3.5）

关于两种瑜伽，克里希纳解释道："一种是直接以智瑜伽的方式修行，从四行期的第一阶段梵行期直接跨入第四阶段遁世期，以弃绝业力的方式获得智慧，最终获得解脱。这种方式是为将要出家的人而准备的。如果一个人不够成熟，只是摒弃了感官上的享乐，而意识上还对享乐有所留恋，那么这种方式就失去了意义。另一种是通过业瑜伽的方式做好准备，走向智瑜伽，最终获得解脱。仅仅远离'业'的行为是无法获得解脱的，真正的解脱必须去除无知，只有获得知识才能去除无知，行为本身无法去除无知。因此，克里希纳建议阿周那采取第二种方式，即从业瑜伽走向智瑜伽，因为放弃'业'也就意味着放弃了责任，以阿周那的情况来说放弃业不是最好的选择。"克里希纳继续传授业瑜伽。他说："你可以把业瑜伽看作根据神的指示来承担自己的职责，或者像执行祭仪那样来履行自己的责任，或者像维持宇宙秩序那样来维持良性循环。业瑜伽是纯净意识的一种方式，即使是智者，也需要通过承担职责为世人做好榜样。克里希纳以自己为例来说明，他已经不需要获得解脱，但他依然通过承担职责为世人做好榜样。"

（3.6~3.35）

阿周那提出:"人们有时明知道违背了'法',为什么还要去做呢?"(3.36)

克里希纳回答:"他们所拥有的智慧不够坚定,因无法明辨是非所导致。通过控制意识和感官,人们说感官重要,而思想高于感官,智慧高于思想,自我知识高于智慧,它可以让人们获得明辨是非的能力,从而更好地执行'业'。"(3.37~3.43)

第四章　通过自我知识弃绝业(Jnana Karma Samnyasa Yoga,ज्ञानकर्मसंन्यास योग)

本章有 42 段,主要讲述的是轮回和弃绝。

克里希纳告诉阿周那:"我把同样的知识也传授给了太阳神,太阳神又传授给他的孩子,但历时太久,这些知识逐渐失传了。现在,我把同样的知识传授给你。"(4.1~4.3)

阿周那困惑地问:"你怎么可能在亿万年前就把这些知识传授给太阳神呢?"(4.4)

克里希纳说:"我经历过无数次生死轮回,你也是。我知道这一切,而你不知道。"(4.5)他解释道:"我为维持世界的良性循环、扬善惩恶、建立良好的社会法则而一次次经历生死轮回。一个人一旦懂得了轮回的意义,就将远离束缚。渴望成功的人,祭祀天神,因为在世间,行为能迅速产生果报。尽管按照特性和行为的区别,我创造了种姓,但我依然不变,不产生行为。因为不贪求行为的结果,就不会被行为所束缚。"(4.6~4.14)

他描述了两种智者：一种是执行"业"但内心不受影响的智者；另一种是弃绝"业"、内心平静的智者。他说："弃绝业的智者在行为中看到不行为，在不行为中看到行为，通过智慧摆脱'业'的束缚。无论他是否执行'业'，'业'都不会束缚他。""智者视一切都是梵的显现，梵无处不在。"（4.20）"智者没有执着，仅仅是身体的行为。一旦去除了无知，就会看到一切众生都在自我之中，智者有信仰、能掌控感官、通过瑜伽的智慧获得成功，最终摆脱了束缚。克里希纳提出用瑜伽弃绝行为，用智慧消除疑惑。"（4.21~4.42）

第五章　弃绝业力（Samnyasa Yoga，संन्यास योग）

本章有 29 段，对业瑜伽和智瑜伽进行了比较，描述了业瑜伽的智者。

本章以阿周那的问题开始："你赞美了业瑜伽，也赞美了智瑜伽，这两种方式（执行业和弃绝业）哪种更好？"（5.1）

克里希纳回答："这两种方式都是通往解脱之路，用以洁净意识，为智瑜伽做好准备。对你来说，执行业比弃绝业更好。"（5.2）

克里希纳解释道："弃绝业是既无憎恨，也无渴望。弃绝的目的是获得解脱，只有从好恶中解脱出来，才能从束缚中解脱出来。无知者将智瑜伽和业瑜伽区分开来，智者把智瑜伽和业瑜伽视为同等重要，他的理解是完整的。业瑜伽净化心意，让人能够控制身体和感官，意识到阿特曼的本质，从而使行为不再受到影响。"（5.3~5.7）

克里希纳这样描述修行业瑜伽的智者："智者是知道真相的人，

知道自己什么都没有做，看、听、触、闻、吃、走、睡、呼吸、说话的时候都不会受到影响。智者向'梵'奉献自己的行为，不受'业'的影响，如同莲花的叶子不被水浸湿一样。"（5.8~5.10）

业瑜伽士放下执着，不受好恶的驱使，纯粹地用身体、心灵、智慧以及感官产生的行为来净化心灵。（5.11）"那些执着于行为结果的人是被束缚的，业瑜伽士因不执着于行为的结果而摆脱了束缚。"（5.12~5.13）"智者无论在何种情况下，都能看到'梵'是无处不在的。智者看破生死轮回，既不会为得到的而喜悦，也不会为失去的而悲伤。当人不依附于外在的感官对象时，便能获得有限的喜乐。当心意被赋予了'梵'的知识时，便能获得无限的喜乐。快乐和痛苦都是人与外界事物接触时产生的。智者明白，快乐和痛苦都是有限的，便不会沉溺其中。业瑜伽士脱离肉体前，便获得了喜乐。"（5.14~5.22）

克里希纳如此描述意识到自我本质的业瑜伽士："智者意识到自我就是梵，在身体解脱之前，在世间能够承受欲望和愤怒的冲击，控制了自己的思想，与梵同一，达到内在的喜悦，一心一意追求解脱，他们知道自我解脱就在此时此刻，不受外界事物的影响，闭上双眼，调节呼吸，通过冥想，掌控行为、感官、心意和智慧，摆脱恐惧、欲望和愤怒，便获得了解脱。"（5.23~5.28）

第六章 冥想（Dhyana Yoga，ध्यान योग）

本章有47段，描述了冥想者的特征、冥想应具备的条件以及冥想的目的。

克里希纳这样描述冥想者的特征："冥想者行使自己的责任，不被目的所驱使。他是瑜伽修行者，放弃了一切行为的结果。对于明辨的人，冥想很重要，业瑜伽是冥想的方式之一。达到冥想境界的人，弃绝是唯一的方法。当一个人既不执着于感官对象，也不执着于行为结果时，便获得了解脱。如果一个人能控制自己，能平等地面对冷与热、快乐与痛苦、赞扬与批评、朋友与敌人，便会一直处于平静状态。如果一个人能够控制感觉器官和行为器官，那么对他来说，泥土、石头和黄金都是一样的，这个沉着的智者便是瑜伽修行者。他是最崇高的，愿冥想者身心放松，从渴求和欲望中解放出来，独自留在安静的地方，不断地将心意与冥想对象结合。"（6.1~6.10）

克里希纳提到了冥想前的准备："选择一个清净的地方，准备一块软布、一张鹿皮和一张草席。最底层铺上草席，中间层铺上鹿皮，最上层铺上软布，放置在一个干净、牢固、高低适中的地方，坐下来专注于冥想对象。掌控感官，通过冥想净化心意。"（6.11~6.12）

还描述了冥想的姿势："冥想者坐稳不动，让身体、头部和颈部保持一条直线，注视着鼻尖，不动摇，心意平静，无所畏惧，保持禁欲，思考把'我'作为终极目标，将心意从其他事物中抽离。经常以这种方式冥想，心意才能得到调节，获得以'我'为中心的平静，这便是最终的解脱。"（6.13~6.15）

克里希纳继续对冥想者提出要求："冥想者不能暴食，也不能绝食，不能贪睡，也不能不睡。冥想者应该在饮食起居和其他活动中保持适度，带着意识生活起居。"（6.17）"冥想者的状态应该像一盏灯，即使在风中也不颤抖。"克里希纳描述了冥想的目的："当冥想者意识到阿特曼的存在时，便获得了喜乐，不再执着于其他。这种喜乐不会受到悲痛的影响。立足于它，便不再动摇。在众生中看到自我，在自我中看到众生，平等对待一切，就是完美的瑜伽修行者。"（6.18~6.32）

阿周那表示不解："心意的波动是不稳定的，它就像风一样无法控制。"（6.33~6.34）

克里希纳继续解释道："心意难以控制，可以通过不断地练习来控制。无法控制心意的人，很难掌握瑜伽，可以通过努力和适当的方法来实现。"（6.35~6.36）

阿周那仍然感到困惑："如果一个人尝试了你提到的所有方式，直到死去也没有成功呢？"（6.37~6.39）

克里希纳说："没关系。修行瑜伽的人，不会被毁灭。即便他没有成功，也会升上天堂，享受完好的业报之后，转世投胎去一个有智慧的传统家庭继续修行，或者直接变成一个瑜伽士，继续完成他的修行，最终获得解脱。如果一个人以正确的方式修行，则无须担心成败，他最终一定会获得成功。瑜伽修行者比冥想者更优秀，比博学者更优秀，比付诸行动的人更优秀。拥有坚定信仰的人是最崇高的瑜伽士。"（6.40~6.47）

第七章　智慧和知识（Jnana Vijnana Yoga，ज्ञानविज्ञान योग）

本章有 30 段，主要阐述了"神"的本质及奉爱者。

135

克里希纳阐述了"神"的本质:"阿周那,带着一颗奉爱的心专注于瑜伽,向我臣服,我会毫无保留地把这些知识传授给你。(7.1~7.2)很少有人了解我的本质。(7.3)我以八种形式出现:地、水、火、风、空、心意、智慧和自我意识。(7.4)这些都是我的表象,我的本质决定世界的持续。世界是从我而来的,最后消融于我。(7.6)所有一切都存在于我之中,如同串珠的线。(7.7)我是水、月光、日光,我是吠陀经中的 Om,我是宇宙的声音,我是人类的力量。我是泥土的芬芳、火光、热量。我是一切众生、苦行的戒律、苦行的结果、万物永恒的种子。我是具有辨别能力的人的智慧、辉煌中的辉煌,我是没有欲望和执着的力量……愿你知道这一切都由我产生。世界的转变是三性(惰性、辨性、悦性)的作用,无知者不知道我是永恒不变的,不知道我与三性是不同的。那些追寻我的人,穿越幻象。那些不追寻我的人,陶醉于感官享乐。"(7.8~7.15)

克里希纳这样描述奉爱者:"奉爱者始终敬拜神、内心坚定、有信仰。缺乏明辨能力的人所获得的结果是有限的,他们不知道我是无限的、永恒不变的,而把无形的我看作有形的。他们被玛雅所覆盖,不是每个人都认识我。那些被(外在的幻象)所迷惑的人不知道我是不生不灭、永恒不变的。那些善良的人,他们的业已经结束,他们从幻象中解脱出来,坚定了信念。他们来追寻我,我是他们的避难所,他们知道原来'梵'是他们自己。他们知道'业',融入'梵',即使到达生命的尽头也依然记得我。"(7.20~7.30)

第八章　不朽的梵（Aksara Brahma Yoga，अक्षरब्रह्म योग）

本章有 28 段，主要阐述了"梵"与"我"之间的关系。

在本章开头，阿周那提出了七个问题。第一个问题："什么是梵？"克里希纳回答："无限的、永恒不变的就是梵。"第二个问题："什么是自我？"克里希纳回答："'梵'显现在自我中，是自我的本质。"第三个问题："什么是业？"克里希纳回答："业是创造，是众生产生的原因。"第四个问题："什么存在于众生之中？"克里希纳回答："存在于众生之中的是易逝的。"第五个问题："什么存在于神之中？"克里希纳回答："宇宙灵魂。"第六个问题："什么存在于在这个身体之中？"克里希纳回答："'我'在这个身体之中。我是唯一的存在。"（8.3~8.4）

第七个问题："你怎么知道，那些人在死亡的时候，意识是坚定的？"（8.1~8.2）克里希纳回答："死亡的时候，那些放弃了身体，只记得我的人，最终获得我的本性，这一点毫无疑问。死亡的时候，无论想起什么事情，要记住我并以此为奋斗目标。那些把心意和智慧都奉献给我的人将达到我。那些思索无所不知的、最古老的、至高无上的，比最微妙的存在更微妙的、超越无知的人，他们拥有坚定的心，被赋予了虔诚和瑜伽所聚集的力量，将呼吸恰当地置于眉心之间，从欲望中解脱出来，遵循瑜伽的修行方式，控制所有感官，高声念诵 Om，放弃身体依然记住我的人是最尊贵的，最终将获得成功。达到我以前，一切都会重生。只有达到我，才没有重生。"（8.5~8.16）

克里希纳指出了两条道路："这两条道路是光明与黑暗之路，光明之路是永恒的，一去便不复返，这条路通往'梵'；黑暗之路到达月亮后，会再次返回。智者知道这两条道路，便不会被迷惑。阿周那，愿你时时刻刻与瑜伽同在。瑜伽修行者知道善行的结果，它存在于对吠陀仪式、原则和慈善的践行中，这是最高的状态。"（8.24~8.28）

第九章　智慧之王（Raja Vidya Raja Guhya Yoga，राजविद्याराजगुह्य योग）

本章有34段，阐述了"梵"的本质、奉爱的本质及"梵"的奉爱者。

克里希纳告诉阿周那："现在，我会清楚地向你解释最秘密的知识。掌握了这些知识，你将从所有的不幸中解脱。这是至高无上的知识，最秘密的知识，最神圣的知识，被称为'智慧之王'。它是最伟大的净化心灵的方式，很容易被掌握，且永恒不灭。"（9.1~9.2）

克里希纳阐述了"梵"的本质："那些不相信自我知识的人得不到我，他们始终停留在轮回之路上。我遍及一切，不局限于某种形式。所有存在都存在于我之中，而我并不依靠它们的存在而存在。我是存在的创造者，存在的维持者，但我不存在于存在之中。如同空气一般，我无处不在。愿你明白，一切都存在于我之中。所有的存在由我产生，由我维持，最后消失在我之中。同样，在循环的开始，我通过'自性'的力量，生成了世界上的万事万物。我不受'业'的束缚，我是世界产生的原因。"
（9.3~9.10）

克里希纳这样描述奉爱者："那些无知者无法认识我，他们不知道我作为万物之主的无限本性。那些拥有高贵心灵的人被赋予精神气质，他们知道我是所有生命和元素永恒存在的原因，致力于寻找我。那些总是感激我并付出必要努力的人的承诺是坚定的，他们始终以虔诚的心臣服于我，他们总是与我结合，以虔诚的心寻找我，以智慧来膜拜我。"（9.11~9.15）

克里希纳继续描述"梵"："我是祭礼，我是祭祀，我是祭供，我是药草，我是颂诗，我是醉油，我是祭火，我是祭品。我是世界的父母和祖父，我是维持者、可知者和净化者，我是 Om，我是梨俱、娑摩和夜柔，我是归宿、支持者和主人，见证、居处、庇护和朋友，生成、毁灭、基地和安息地，我是永恒不灭的种子。我发光发热，我下雨，我摄取，而又释放，既是不朽，又是死亡，既存在，又不存在。"（9.16~9.19）

克里希纳还描述了"梵"的奉爱者："他们供奉由苏摩制成的饮品来清洗罪恶，用宗教仪式来抚慰我，祈祷去天堂，他们因为善业来到因陀罗的世界，享受天堂的喜悦。这些人享受完天堂的喜悦之后，因业力耗尽再次进入轮回。"（9.20~9.21）"那些意识到'梵'的奉爱者，与我不分离，那些认识到我的人，最终到达了我。那些总是和我在一起的人，我会保护他们。"（9.23）

最后，克里希纳描述了意识到"梵"的奉爱者："向我奉献的人，哪怕是一片叶子、一朵花、一枚水果、一碗水……我接受充满纯洁心意的人的奉献。无论你做什么、吃什么、举行什么仪式、给予什么、遵循什么宗教戒律，请把它们当作礼物奉献给我。以这种方式，你将从'业'的束缚中解脱出来。我对待众生一律平等，一视同仁。那些虔诚地寻求我的人存在于我之中，而我也存在于他们之中。即使品行不端的人奉爱我，他也会被认为是好人，因为他清楚地理解了'梵'。他很快就成为内心与'梵'一致的人，获得永恒的安宁。我的奉爱者永远不会被摧毁。即便是那些出生在行为不端的家庭的人，如妇女、吠舍和首陀罗，只要臣服于我，也能获得解脱。更何况是那些有幸出生在婆罗门家庭的人以及圣人国王（刹帝利）呢？愿你忠于我、向我奉献、臣服于我。以这种方式做好准备，你将最终达到我。"（9.26~9.34）

第十章　荣耀显现（Vibhuti Yoga，विभूति योग）

本章有 42 段，主要阐述了"我"的荣耀显现。这里的"我"指以克里希纳为代表的至高无上的宇宙力量，即"梵"。

克里希纳说："你继续听我讲述，你喜欢听，我也怀着善意告诉你，'我'显现在万事万物中，用奉爱的方式执行一切，最终将获得'我'的智慧。通过向'我'奉献会获得至高无上的真理，意识到"万物皆有灵"，意识到人与'我'的本质是同一的，最终将与'我'合一。所有的天神都不知道'我'作为世界存在的荣耀，即使圣人也不知道，我是一切存在的原因。那个认识'我'的人从未出生，没有开始，也没有结束。'我'是世界的无限之主。认识'我'的人不再受迷惑，便能从恶业中解脱出来。

他知道，知识、摆脱幻想、真实、克制行为、控制思维方式、喜乐、痛苦、创造、毁灭、恐惧、无所畏惧等等，不受伤害、平静、满足、宗教戒律、慈善、名誉、恶名全部来自'我'。"（10.1~10.5）

克里希纳描述了那些意识到"我"的荣耀的智者："众生都是由'我'产生的。一旦他们知道了'我'的荣耀以及'我'与他们的关系，便被赋予坚定的信念。我是万物的创造者，万物因我而延续。智者全身心走向'我'，他们生活在'我'之中，他们经常谈论'我'，他们知足喜乐。对于那些始终忠于我、用爱来寻求我的人，我会让他们达到'我'的境界。"（10.6~10.11）

阿周那希望克里希纳详细描述他的荣耀。（10.12~10.18）

于是，克里希纳继续讲道："对'我'的荣耀的描述是无止境的。'我'存在于万事万物中，'我'是创造的原因和所有存在。我是众神中的毗湿奴，我是发光体中光芒万丈的太阳，我是夜晚发光体中的月亮，我是吠陀中的娑摩吠陀，我是诸神中的因陀罗，我是意识，我是认知能力，我是雪山中的梅鲁山（又称须弥山，Meru），我是大海，我是圣贤中的博尔古（Bhrigu，摩奴的儿子），我是音节'Om'，我是唱颂的仪式，我是群山中的喜马拉雅。我是最神圣的无花果树，我是乌凯瑟拉瓦斯（Uccaihshrava，因陀罗的坐骑马），我是艾拉瓦塔（Airavata，因陀罗的坐骑象），我是人类之王，我是武器中的金刚杵，我是许愿牛。我是毒蛇中的瓦苏基（Vasuki），我是多头蛇中的阿南达（Ananda，毗湿奴的坐骑），我是水神中的婆楼那（Varuna），我是执法者中的阎摩……我是时间，我是野兽中的狮子，我是鱼类中的鲨鱼，我是河流中的恒河，我是造物的开始、过程和结束，我是自我知识，我是通向真理的讨论，我是宇宙中第一个字母 A……我是无处不在的'业'的给予者，我是带走一切的死神。我是四季中的春天，我是欺诈中的赌博，我是辉煌中的辉煌，我是胜利者的胜利，我是思维的明确性，我是冥想的悦性，我是克里希纳的化身，我是般度五子的阿周那，我是先知中的毗耶娑，我是圣人的导师乌莎娜（Ushana，婆利古大仙的儿子），我是惩罚中的刑杖，我是求胜者的策略，我是秘密中的缄默。对于有知识的人，我是知识，我是万物之源。无论有无行为，有无知觉，我都存在。'我'非凡的荣耀没有尽头，这只是'我'众多荣耀的一小部分。所有存在的、有荣耀的、有财富的、有权势的都是由我的一部分荣耀而产生的。我的一部分已经遍及整个世界。"（10.19~10.42）

第十一章　宇宙形象显现（Visvarupa Darshana Yoga，विश्वरूपदर्शन योग）

本章有 55 段，主要内容是克里希纳以"宇宙形象"显现。

阿周那提出请求，想看到克里希纳以宇宙的形象显现。（11.1~11.4）克里希纳回答道："我的形式繁多，色彩丰富，形状多样，千姿百态。你会在我的身体里看到以前从未见过的奇妙的形式，你会看到世界的一切，看到一切你希望看到的。你无法凭借肉眼看到我，我会赋予你一双神圣的眼睛来欣赏。"（11.5~11.8）

克里希纳向阿周那展示了他包罗万象的宇宙形式。这些形式

包括无数的嘴巴和眼睛，无数奇异的形貌，无数神圣的装饰以及
无数高举的法宝。天神们穿戴着美丽的衣服和花环，涂抹了特殊
的檀香膏，这一切都是无尽的奇迹。如果一千个太阳同时升起，
所有的灿烂则都等同于伟大的克里希纳的灿烂。他是当之无愧的
宇宙之王，他是不朽的，他是世界的根本原因，他是不可改变的，
他是永恒的"法"的保护者。满怀敬畏的阿周那所有的毛发都竖
起来，双手合十向克里希纳致敬。（11.9~11.14）

　　阿周那说："我看到天神和所有生活在'梵'的世界里的人，
他们坐在莲花之上。我看到所有的圣哲和天上的蛇。我看到你无
始无终从未间断。你拥有无限的力量和无数的手臂。从你的眼睛
里可以看到月亮和太阳，还有一张火焰般的嘴，你用光温暖世界。
在天堂和地狱之间，你这个奇妙又可怕的形象让三界都颤抖。那
些善良的人正在进入你的身体，那些受到惊吓的人双手合十在祈
祷。圣贤们和瑜伽士们向你膜拜，你有无数的嘴巴和眼睛，无数
的胳膊、大腿、脚和肚子，无数突出的牙齿，人们害怕极了，我
也害怕极了。我看到你无数的眼睛都睁着，无数的嘴巴都张着，
我的心彻底乱了，我找不到勇气，无法镇定，找不到方向，也无
法安宁。世界存在于你之中！所有这些我们的对手匆匆地进入了
你可怕的嘴里，里面布满尖尖的牙齿，一些人的头被咬碎卡在牙
缝里。如同江河的急流奔向大海，这些世间的英雄也会进入你燃
烧的嘴里。如飞蛾迅速扑向燃烧的火焰，所有的人都被你吞噬了。
你用这些燃烧的嘴，来吞噬一切世界，你用光辉遍照宇宙，用炽
烈的光芒灼烧万物。鉴于我们的交情，请告诉我，你到底是谁？

我发现我完全不了解你。"（11.15～11.31）

克里希纳说："我是时间，我是毁灭一切的人，我的存在让人们经历生老病死。即使没有你，聚集在敌阵中的勇士们也必死无疑，这些人已经被我毁灭了。阿周那，你充当一下象征手段吧，愿你消灭他们。不要犹豫，你将战胜敌人。"（11.32～11.34）

克里希纳又说："你看到了我的宇宙形象，这是非常罕见的，在人间，除你之外，没有人见过。即使是天神也总是希望看到这个形象。我的形象不是通过学习吠陀、祭祀、苦行、行善就能看到的，只有通过无限的虔诚才能看到。那些认为我是至高无上的人，对我忠诚的人，对众生没有执着和敌意的人，会走向我。"（11.47～11.55）

第十二章　奉爱瑜伽（Bhakti Yoga，भक्ति योग）

本章有 20 段，描述了两种奉爱者和奉爱瑜伽的行法。

本章以阿周那的提问开始："致力于奉爱'有形的你'的奉爱者和致力于奉爱'无形的你'的奉爱者，谁更了解瑜伽？"（12.1）

克里希纳简述了两种奉爱者："那些有坚定信仰、对'我'忠心耿耿、永远与'我'同在，致力于冥想'我'，对'我'奉献的人，在我看来是最崇高的。"（12.2）而那些奉爱"无形的我"的人，知道"我"是不朽的、无法定义的、不显现的、无处不在的、不可想象的、永恒不变的、不行动的。那些致力于冥想"无形的我"的人，通过控制感官和保持平和的心态，致力于增进众生的

福祉，最终能够达到我。（12.3~12.4）

　　紧接着，他描述了第二种奉爱者："那些崇拜'无形的我'的人，心无杂念地把'我'作为终极目标。为了'我'，他们弃绝一切行为的结果。他们对'我'进行冥想摆脱了轮回。愿你把心只放在'我'身上，愿你把智慧放在'我'身上，如此你将居于'我'之中。"（12.5~12.8）

　　随后，克里希纳描述了三种瑜伽道路："如果不能专注，那就练习瑜伽。如果不能练习瑜伽，那就无私奉献。如果无私奉献也做不到，那就弃绝。因为智慧胜于瑜伽，冥想胜于智慧，弃绝胜于冥想，一旦弃绝，心意便能保持平静。"这段话表明，瑜伽是适合所有人的修行方式，每个人都可以选择适合自己的瑜伽道路。（12.9~12.12）

　　这样的奉爱者，"不憎恨众生，有同情心，没有占有欲，意识不再受到束缚，用平等的方式对待苦乐，他们宽容、无私、永远知足，他们能主宰意识。这样的人是'我'的奉爱者，'我'让他们更加坚定，为'我'所爱；他们既不会干扰别人，也不会被别人干扰，不骄傲，不偏执，不恐惧，不焦虑，为'我'所爱；放下执着的人是纯净的、有能力的、中立的，他放弃了所有行为的结果，他是'我'的奉爱者，为'我'所爱；那些不傲慢、不怀敌意、不忧伤、没有欲望的人，对待朋友和敌人是一样的，对待荣辱、冷热、苦乐是一样的，他们宠辱不惊、言语有节制、有坚定的知识、对'我'奉爱。那些遵循'法'的人会走向永生，他们被赋予了信仰，为'我'最爱"。（12.13~12.20）

第十三章　领域与领域的知者（Ksetra Ksetrajna Vibhaga Yoga，क्षेत्रक्षेत्रज्ञविभाग योग）[1]

本章有 34 或 35 段，[2] 主要描述领域与领域的知者的区别。

阿周那问："我想知道'原人'和'自性'是什么？领域和领域的知者是什么？真知和真知的对象是什么？"

克里希纳答道："身体就是领域，知道领域的人就是领域的知者。我是所有领域的知者。把身体理解为领域，把阿特曼和"梵"理解为领域的知者，这就是真知。"（13.1~13.3）

克里希纳举例说："伟大的圣贤以多种方式反复唱颂的《梵经》中，领域由五大元素（空、风、火、水、土）组成，包括自我、心意、原人、十种感官（五种行为器官和五种感知器官）和意识。真知的对象包括欲望、憎恨、苦乐、痛苦、认知、毅力和身体，它们一直处于变化之中。"（13.4~13.6）

真知包括二十种美好的品质：谦逊、不虚伪、非暴力、宽容、坦率、尊重古鲁、洁净、坚定、调节心意、对感官对象保持冷静、不以自我为中心、客观看待生老病死等种种痛苦、无占有欲、不对妻儿和财产等执迷、对待任何事物始终保持平和的心态、对我坚定不移地奉爱、喜欢在安静的地方独处、不沉迷于世俗社会、

---

① 此处，"领域"指身体，"领域的知者"指身体的知者，即阿特曼。

② 大多数版本以阿周那的问题开始，部分版本省去了阿周那的问题，直接从克里希纳的回答开始，因此根据不同版本的《薄伽梵歌》，此章有 34 段或 35 段诗节。

始终探索真知、始终追求绝对真理。这些都是真知，反之就是无知。"（13.7~13.11）

"原人"和"自性"始终存在，基于"自性"的三性，宇宙中的万事万物都产生了。在宇宙产生的过程中，"自性"产生因果，"原人"则是快乐和痛苦的体验者。"原人"沉迷于"自性"所带来的欲望享受，"原人"居于身体中，是见证者、许可者、支持者、体验者，是至高的自我。（13.12~13.23）

克里希纳指出了学习真知的目的："有些人通过冥想获得真知，有些人通过学习自我知识获得真知，有些人通过行为获得真知，还有一些通过圣人的教诲获得真知。无论通过哪种方式获得真知，他们都能看到不朽的'梵'无处不在。那些把'梵'视为最高存在的人，懂得领域和领域的知者是有区别的，从而摆脱了自性的束缚，最终达到了'梵'。"（13.24~13.34）

第十四章　三种特性（Gunatrayavibhaga Yoga，गुणत्रयविभाग योग）

本章有 27 段，主要阐述了三种特性。

本章以克里希纳的教导开始："我再一次向你解释最高的智慧，这是最好的知识。所有圣人都知道它，凡获得此知识的人，必将与'我'合一。创世时，他们不会重生，末世时，他们不会恐惧。'自性'与'原人'结合，产生了生命。对于世界的产生，'梵'是子宫，而'我'是那播种的人。"（14.1~14.4）

克里希纳解释道："三性是悦性、辨性、惰性。这三性将阿特曼与肉体结合起来。悦性的特质是纯洁、明亮、喜乐的；辨性的特质是激动、积极、充满激情的；惰性的特质是无知、疏忽和懒惰的；悦性将人与喜乐结合；辨性将人与行动结合；惰性使人陷入妄想。有时悦性占据主导，有时辨性占据主导，有时惰性占据主导。这是三性的存在方式。"（14.5~14.10）

克里希纳解释道："当悦性占据主导时，身体被知识照亮；当辨性占据主导时，人被利益和贪婪所驱使，会产生渴望、感到不安；当惰性占据主导时，人便会疏忽、懒惰、无知、妄想。悦性的人会重生为有知识的人；辨性的人会重生为积极工作的人；惰性的人会重生为动物。悦性占据主导时，行为会散发出智慧的光芒；辨性占据主导时，行为会引发痛苦；惰性占据主导时，行为会带来黑暗。从悦性中产生智慧，从辨性中产生贪婪，从惰性中产生愚昧和无知。那些处于悦性的人会上进；那些处于辨性的人会居中；那些处于惰性的人会下滑。智者明白，摆脱三性的束缚，才能从生老病死的痛苦中解脱出来，获得永生。"（14.11~14.20）

阿周那问："超越三性的人会怎样？怎样才能摆脱三性的束缚？"（14.21）

克里希纳解释道："他们既不讨厌出生，也不活动、不妄想出生。他们不在意事物是否存在，事物出现时，他们不憎恨；消失时，他们不渴望。他们始终保持中立，不受任何事物的影响。他们的意识不会动摇，像旁观者一样。他们平等对待快乐和痛苦的态度，是建立在自我认识基础上的，把土块、石头和金子看作具有同等价值的东西，对愉快和不愉快的事情保持一样的态度，宠辱不惊。他们对朋友和敌人一视同仁，他们不需要陪伴、弃绝了

148

一切，虔诚地奉爱'我'，他们超越了三性，达到了'梵'，因为'我'是不生不灭的梵之所在。"（14.22~14.27）

第十五章　完美的人（Purusottama Yoga，पुरुषोत्तम योग）

本章有 20 段，阐述了至高的自我、解脱的方式、知者与无知者的差别、"梵"的特征等。

在本章开头，克里希纳说："人们说永恒不朽的菩提树（Ashvattham），树根在上，枝叶在下，倒立生长。叶子是吠陀，了解叶子的人就是吠陀的知者。枝叶由三性滋养，上下延伸，树芽是感官对象，分散的根受到业力的束缚，向下长出枝叶，开出花朵。人们看不到这棵树的真实面貌，这是永恒的梵树。只有至高的知识之剑才能砍倒这棵根深蒂固的树，树的根就是梵，我们必须找到这棵树的根，臣服于它，便不会回到这个世界。"（15.1~15.4）

紧接着，克里希纳描述了解脱的方式："那些从虚荣妄想中解脱出来的人，那些克服了执着的人，那些意识到'阿特曼'的人，那些从欲望中解脱出来的人，那些超越了喜乐和痛苦非二元性的人，便不会被摧毁。他们会去至高无上的居所，日、月、火、光照临不到，他们一旦去了那里，便不会再返回。在有生命的世界里，我的一部分以个体灵魂的形式永远存在。当身体消亡时，自我灵魂带着五种感官和意识进入新的身体，延续五种感官（眼、耳、鼻、舌、皮肤）和心意，犹如风会吹走花的香气，而空气会把花香带到另外一个地方。"（15.5~15.9）

克里希纳描述了知者和无知者的差别："无知者不知道'阿特曼'的存在，不知道'阿特曼'是感官的见证者，即使阿特曼离去的时候也察觉不到。唯有独具慧眼的知者通过努力修行瑜伽才能意识到'阿特曼'的存在，而那些没有纯意识的人，无论怎样努力也无法认识它。"（15.10~15.11）

克里希纳赞扬了"我"的伟大："'我'就像太阳的光辉，照亮世界；月亮的光辉、火的光辉都由'我'而生；'我'的能量渗透大地，滋养万物。'我'用生命的汁液滋养着所有植物；'我'是众生的消化之火。'我'存在于众生之中，与呼吸结合；记忆、智慧和遗忘都由我而来；'我'是吠檀多的作者；'我'是吠陀的知者。"（15.12~15.15）

克里希纳解释了两种人："世界上有两种人，一种是易逝的，另一种是不朽的。易逝的是众生，所有的生命和元素都是易逝的，不朽的是永恒不变的。而更高级的存在是无限的自我灵魂，它永远存在于三界之中，维持着三界，超越了世间万物，是最高的存在。知道这一切的人，才能真正拥有完整的知识，他们全心全意地奉爱'我'。我和你分享了吠陀经典中最秘密的知识，理解这一点就会变得明智，就会承担起自己的职责。"（15.16~15.20）

第十六章　两条道路（Daivasurasampadvibhaga Yoga, दैवासुरसंपद्विभाग योग）

本章有 24 段，描述了被赋予"梵"的特性与恶魔特性的人及其结果。

克里希纳赞美具有"梵"的特性的人："阿周那，那些是被赋予'梵'的特性的人，他们具有圣洁的美德——无畏、思想纯洁、灵性坚定、慈悲、自制、奉爱、学习古籍、苦行、正直、非暴力、诚实、不生气、弃绝、平和、不吹毛求疵、怜悯一切众生、不贪婪、和蔼、谦虚、不浮躁、有活力、宽容、刚毅、洁净、不敌视任何人、不虚荣。"（16.1~16.3）"具有恶魔特性的人的品质是虚伪、傲慢、自负、愤怒、鲁莽和无知。"（16.4）他安慰阿周那："具有'梵'的特性的人会获得解脱，而恶魔特性带来的是持续被束缚的命运。阿周那，不要悲伤，你天生就有'梵'的特性。"（16.5）

克里希纳也描述了具有恶魔特性的人："具有恶魔特性的人分不清正确的行为和错误的行为。他们不纯洁，不诚实，品行不端正。他们认为世界上没有绝对真理，没有道德秩序，没有神，万事万物都由两性结合而成，他们的行为只是为了满足欲望。这种人受到误导，无知、行为残忍，是世界的敌人，威胁着世界的存在。他们贪得无厌，虚伪傲慢，坚持错误的信条，是不纯洁的。他们被无休止的焦虑所困扰，这种焦虑只有在他们死亡的时候才会结束。尽管如此，他们坚信满足欲望和积累财富是人生的最高目标，他们被欲望所奴役，被愤怒所驱使，用不正当的手段积累财富，而一切都是为了满足感官享乐。这种人会认为，'我像神一样，我是享受者，我是有力量的，我是幸福的，我是成功的，我富有，我地位高，谁能和我相比？'他们被无知所迷惑，被幻想所迷惑，沉溺于感官的满足，最终将堕入黑暗的地狱。这些狂妄自大固执的人，因财富而傲慢，他们假意奉爱'神'，违背古籍的训导。他们的双眼被自私、傲慢、欲望和愤怒所蒙蔽了。这些残忍可恨的人，'我'会把他们不断地扔进有恶魔特性的人的子宫，使他们在无尽的痛苦中轮回。'我'无法接近他们，他们逐渐堕落为最可恶的存在。欲望、愤怒和贪婪，是通往自我毁灭的三道黑暗之门，所有人都应该摒弃它们。"（16.6~16.21）

最后，克里希纳提出："那些在欲望的冲动下行为的人，无视古籍，得不到完美和幸福，无法实现人生的最高目标；而那些从三道黑暗之门中解脱出来的人，遵循古籍，知道该做什么，不该做什么。根据古籍的规定，就能行使责任。"（16.22~16.24）

第十七章 三种信仰的区别（Sraddhatraya Vibhaga Yoga, श्रद्धत्रयविभाग योग）

本章有 28 段，主要讲述的是三种信仰、奉爱行为以及苦行施舍等。

阿周那提出疑问："那些无视古籍所规定的戒律的人，却遵循祭祀的仪式，他们的信仰属于三性中的哪一性？"（17.1）

克里希纳回答："信仰有三种，惰性、悦性、辨性。每个人的信仰都产生于自我本性，不能一概而论，要看他的态度。"（17.2~17.3）

紧接着，克里希纳分析称："悦性的人奉爱天神，辨性的人奉爱药叉和罗刹，惰性的人奉爱恶魔和鬼怪。"（17.4）关于惰性的人："有些人遵循的苦行并不是古籍所规定的，而是由伪善和利己主义驱使的。他们在欲望和执着的驱使下，不仅折磨着身体，也折磨着身体里的'我'。这些没有理智的人有着恶魔般的决心。"
（17.5~17.6）他解释了三性的人对食物的选择："人的性格决定了
他所喜欢的食物。悦性的人喜欢多汁、健康、有营养、自然美味
的食物，这样的食物能带来美德、力量、健康、幸福、满足和延
长寿命；而太苦、太酸、太咸、太辣、太涩、太烫的食物是辨
性的人的选择，这些食物会产生痛苦、悲伤和疾病；惰性的人会
选择那些煮得过久、不新鲜、腐烂、被污染和不干净的食物。"
（17.7~17.10）

　　三种奉爱行为："根据古籍的训诫而举行祭祀，不期盼得到回
报，只因为这是责任，是悦性的奉爱行为；为了物质利益或虚伪
的目的而举行祭祀，无信仰，违背古籍所规定的戒律，是辨性的
奉爱行为；不按规定进行祭祀，无食物供应，无唱颂，无捐赠，
缺乏信仰，是惰性的奉爱行为。"（17.11~17.13）

　　悦性的苦行："身体的苦行是以洁净、简单、禁欲和非暴力
的方式对神、梵、古鲁、智者的奉爱；言语的苦行是真实的、动
听的、有益的、不引起痛苦的，经常诵读吠陀经文；意识的苦行
是宁静、温柔、沉默、自制的心意和内心纯洁。臣服于神，坚
持苦行，不执着于结果。遵循这三种苦行，是善性的苦行。"
（17.14~17.17）

　　"辨性的苦行是为获得荣誉、尊敬和奉爱而炫耀的苦行，是不
稳定的、短暂的。"（17.18）

　　"惰性的苦行是愚昧固执的，他们用苦行折磨自己或伤害他

人。"（17.19）

三种施舍："在适当的时间和地点，向值得尊敬的人施舍，不考虑任何回报的给予，是悦性的施舍；不情愿施舍、希望得到回报，是辨性的施舍；在错误的时间地点给予不值得之人的施舍，不尊敬且轻蔑，是惰性的施舍。"（17.20~17.22）

最后，克里希纳强调了信仰的意义："'梵'有三种象征：四吠陀、婆罗门和祭祀。那些知道'梵'的人，总是先唱诵'Om'，然后按照古籍的规定祭祀、施舍和苦行。他们为获得解脱而祭祀、施舍和苦行，但不执着于结果。坚信祭祀、施舍和苦行是'真实'，为此他们的行为是真实的。如果没有信仰，任何祭祀、施舍和苦行都是没有意义的。"（17.23~17.28）

第十八章　解脱与弃绝（Moksha Samnyasa Yoga，मोक्षसंन्यास योग）

本章有 78 段，主要描述了两种弃绝并总结了三种瑜伽道路。

阿周那提出："弃绝行为和弃绝欲望，两者本质上有什么区别？"（18.1）克里希纳回答："智者为达到目标而弃绝行为。一些博学的人说，弃绝行为的目的就是弃绝欲望。另一些博学的人说，所有邪恶的行为都应被弃绝。还有些博学的人认为，永远都不应弃绝祭祀、施舍和苦行。现在，我来说说弃绝吧！祭祀、施舍和苦行永远不应该弃绝。弃绝应是弃绝执着和结果，不期望回报，智者通过它们净化身心，这才是正确的结论。"（18.2~18.6）

克里希纳解释了由三性产生的职责："自欺欺人，弃绝规定的职责，是惰性的弃绝；因担心产生麻烦或引起痛苦而弃绝，是辨性的弃绝；履行责任但弃绝对结果的执着，是悦性的弃绝。正确理解个人职责，不因个人好恶而坚持履行职责的人，是真正悦性的智者。当然，完全弃绝所有行为是不可能的，但那些弃绝行为结果的人才是真正的弃绝者。"（18.7~18.11）

克里希纳还描述了弃绝的结果："不弃绝者在死后会获得三种结果：快乐的结果、不快乐的结果以及混合的结果。而对于那些弃绝自己行为结果的人，现世或来世都不存在结果。"（18.12）

他解释了影响行为的因素："影响行为的因素有五种——身体、行为者、行为方式、行为和神的旨意，这五种因素促成行为本身。无论行为正确与否，这五种因素都是原因。那些不理解的人认为，阿特曼才是唯一的行为实施者，他们无法看清事实。本性不自私的人，即使杀了人，也不受束缚。因为知识、知识对象和知者是行为的决定者；行为、行为方式和行为者是行为的执行者。"（18.13~18.19）

从三性的角度理解"阿特曼"："在悦性的知识里，所有'阿特曼'是相同的，永恒不变；在辨性的知识里，每个'阿特曼'是独立而不同的；在惰性的知识里，则看不到真相或者是有限的真相。"（18.20~18.22）

三性的行为："悦性的行为是符合古籍的行为，没有好恶，没有欲望，没有执着；辨性的行为由自私的欲望所推动，是充满欲

望和压力的；惰性的行为从妄想开始，不顾自身能力，不顾后果、不计损失以及给他人带来的伤害。"（18.23~18.25）

三性的行为者的特征："悦性的行为者，被赋予热情和毅力，从自私和执着中解脱出来，能够平等地看待成功与失败；辨性的行为者，渴求行为的结果，贪婪，性情暴躁，不纯洁，被悲喜所影响；惰性的行为者，是无纪律的、庸俗的、固执的、不诚实的、懒惰的、沮丧的和拖沓的。"（18.26~18.28）

由三性产生的心意："由悦性产生的心意，能够判断行为是否正确，该做什么不该做什么，恐惧和无畏，束缚和解脱；由辨性产生的心意，分不清正义和邪恶，分不清行为是否正确；由惰性产生的心意被笼罩在黑暗之中，把非法想象成合法，颠倒黑白，把谬误看作真理。"（18.29~18.32）

由三性产生的决心："以坚定的意志修行心意、能量、呼吸、感官的行为，是悦性的决心；出于对回报的执着和渴望，坚持责任、欲望和财富，是辨性的决心；在无知状态下不放弃幻想、恐惧、沮丧、绝望和自负，是惰性的决心。"（18.33~18.35）

由三性产生的喜乐："悦性的喜乐由真知产生，它一开始看起来像毒药，但最终尝起来像甘露；辨性的喜乐来源于感官与感官对象的接触，它一开始是甘露，最后却是毒药；惰性的喜乐，从睡眠、懒惰和放纵中产生，自始至终是迷茫的。三性产生于自性，三界之中谁都无法摆脱它们的影响。"（18.36~18.40）

三性与种姓："种姓是依据三性的性质来决定的。宁静、自制、苦行、纯洁、耐心、正直、知识、智慧和虔诚，是婆罗门本性的行为；英勇、力量、刚毅、武力强悍、永不从战斗中退缩的决心、慈善的宽宏大量和领导能力，是刹帝利本性的行为；农业、畜牧业和商业是吠舍本性的行为；服务是首陀罗本性的行为。各种姓依据三性的性质来履行职责是完美的。"（18.41~18.45）

通过奉爱瑜伽和业瑜伽达到"梵"："众生源于无处不在的'梵'，即便不喜欢自己的职责，也胜过履行别人的职责。依照自我的本性行使责任，便不会种下恶业。一个人拥有纯净的智慧，就能够控制感官，弃绝感官对象，摒弃好恶。这样的人喜欢独处，饮食节制，能够控制身体、心意和语言，经常冥想，毫不利己、非暴力、不傲慢、无欲望、不执着、不自私，始终保持内心平静，他们适合与'我'结合，最终会达到'我'。置身超然的'我'之中，人便会变得心平气和，既不悲伤，也不渴望。这样的瑜伽修行者对众生一视同仁，虔诚地信仰'我'。通过奉爱瑜伽，才能了解真正的'我'。只有真正了解'我'，奉爱者才能进入'我'的意识。把所有'行为'奉献给'我'，使'我'成为最高目标。通过智瑜伽，可以让意识永远停留在'我'之中。永远记住'我'，'我'会让你克服所有障碍和困难。若因骄傲不听从劝诫则必灭亡。如果你拒绝战斗，你的决定将是徒劳的。作为刹帝利的本性将迫使你去战斗。即使困惑，不愿行为，也会因本性的驱使而不得不行为。"（18.50~18.60）

克里希纳再次强调了奉爱瑜伽的重要性："'我'存在于一切众生之中。这是一切的奥秘，这是最机密的知识。（18.61）完全向'我'臣服，将从一切罪恶中解脱出来，获得至高的平静，将达到永恒的居所，这是最高的智慧，我已经告诉了你。奉爱'我'，臣服于'我'，你就会达到'我'。而那些不严肃的、不虔诚的、不修苦行的、不喜欢听取建议的人，尤其是那些嫉妒憎恨别人的人，不适合学习这些知识。那些在'我'的奉爱者中传授秘密知识的人，是有伟大的爱的行为的人，那些研究这段神圣对话的人将用他们的智慧来奉爱'我'，即使那些只聆听这些知识的人，也能摆脱罪恶。有信仰、没有怨恨、虚心学习、虔诚的人，最终会到达这个至高无上的吉祥居所。"（18.62~18.68）

克里希纳最后问道："你全神贯注地听我说话了吗？你的痛苦还在吗？"（18.72）阿周那说："感谢您的恩典，我的痛苦已经被驱散了，我已经掌握了这些知识，疑虑消除了，我将按照您的指示去做。"（18.73）

最后以车夫全胜的一段话作结尾："这样，我听到了克里希纳和阿周那这段美妙的对话，太令人激动了，我的毛发都竖起来了。凭借'神'的恩典，我从克里希纳那里学到了这一至高无上的秘密知识，当我不断回想这段奇妙圣洁的对话时，我一次又一次地欢欣鼓舞。回想起克里希纳令人惊叹的伟大形象，我一次又一次的欢欣鼓舞。哪里有克里希纳，哪里就有阿周那，哪里就有无穷无尽的吉祥、胜利、繁荣和永恒的正义。这是我的结论。"（18.74~18.78）

第二节 《瓦希斯塔瑜伽》

《瓦希斯塔瑜伽》(*Yoga Vasishtha*, योगवासिष्ठ)取自史诗《罗摩衍那》(*Ramayana*, रामायण)。《罗摩衍那》的成书时间存有很大争议,推测最早为公元前 5 世纪至公元前 4 世纪,最晚则为公元 1 世纪。[①] 因此,《瓦希斯塔瑜伽》的成书时间也不确定。[②] 相传作者为蚁垤,也是史诗《罗摩衍那》的作者。

《瓦希斯塔瑜伽》是关于"自我知识"的经典之作,其中蕴含着吠檀多、瑜伽、佛教和耆那教思想。其故事背景是年轻的王子罗摩朝圣归来,内心无法平静,父亲见到罗摩日益憔悴,便请来圣哲瓦希斯塔为他解惑,瓦希斯塔将他和所有人带入了引人入胜的故事,这段对话持续了数天,最终消除了罗摩的困惑。以圣人瓦希斯塔和王子罗摩的对话形式呈现,罗摩提出"我是谁""什么是生死""宇宙的起源""宇宙的规则是什么"等问题。通过对话,瓦希斯塔揭示了"自我"的本质,引导人们去寻找世界的终极真理,指引修行者通往自我觉醒之路。自我是永恒的纯意识,即使身体消亡,自我也不会消亡。按照"梵"的本性去行使责任,把一切行为奉献给"梵",成为真正的弃绝者,朝着这个目标努力,最终达到"梵",这就是瑜伽。《瓦希斯塔瑜伽》还提出一个重要的理念——昆达里尼能量,它是生命能量的原动力,如同一条熟

① J. L. Brockington , *The Sanskrit Epics*, Brill Academic Publishers, 1998, p.379.

② 有学者认为,《瓦希斯塔瑜伽》简短版本由克什米尔学者阿比南达所著,阿比南达生活在公元 9 世纪或 10 世纪,所以成书时间可能更晚。现存最古老的手稿是公元 10 世纪在印度西北部城市斯利那加发现的。

睡的灵蛇盘旋在脊柱的底部，所有的经脉和生命能量都与之相连，通过昆达里尼能量，来觉知自我。

《瓦希斯塔瑜伽》现存多个版本，[①] 最长的版本有 36000 多段诗节，最短的版本只有 200 余段诗节。[②] 尽管篇幅差距比较大，但其核心思想基本一致。本书选取了 24000 段诗节的版本，分为六章，它由长短不一的数十个故事构成，内容庞杂，笔者拨冗去繁，对其核心概念和思想进行了提炼及论述。

第一章 困惑篇（Vairagya Prakaranam，वैराग्य प्रकरणम्）

本章的主要内容为：交代故事背景；什么样的人适合学习自我知识；追随圣贤的意义；对学习者的要求；对"梵"的描述；痛苦产生的原因；真实的自我等。

首先，交代了故事背景。年轻的王子罗摩朝圣归来，对任何事都不感兴趣，变得沮丧而痛苦。父亲注意到了罗摩的消沉，请来圣哲瓦希斯塔替他解惑。瓦希斯塔安慰国王，罗摩有这些表现说明他已经准备好接受精神启蒙，这是他困惑的原因。瓦希斯塔请求国王召唤罗摩，于是国王安排罗摩和圣哲瓦希斯塔在大厅会面，众多贤士也出席了这次会面。罗摩提出了一直困扰着他，导致他内心无法平静的问题："我是谁？""宇宙的规则是什么？""什

---

① 较长的版本有《巴瑞哈特瓦希斯塔瑜伽》（*Brihat Yoga Vasishtha*），缩略版本是《拉固瓦希斯塔瑜伽》（*Laghu Yoga Vasishtha*），更长的版本是《瓦希斯塔瑜伽》和《瓦希斯塔罗摩衍那》（*Vasishtha Ramayana*）等。

② Christopher Chapple, *The Concise Yoga Vasishtha,* Albany: State University of New York Press, 1984, pp. xi-xii.

么是生死？""世界的起源是什么？"瓦希斯塔先向无边无际的平静光辉致敬，向纯意识致敬，然后开始回答这些问题。

（一）什么样的人适合学习自我知识？

完全无知的人和已经获得真知的人都不适合学习它，只有那些认为"我受到束缚，我需要获得解脱"的人才适合学习它。除非得到至高无上的神的恩典，否则学习者将无法学习，因为他既找不到合适的古鲁，也找不到适合的经文。

（二）追随圣贤的意义

学习者必须具备与圣贤为伍的意识。圣贤即使不教授知识，学习者也应该接近他们，因为他们的话语蕴含着智慧。圣贤的陪伴，将空虚转化为真实、将死亡转为永生、将逆境转为顺境，这是大智慧。

学习者应该遵循传统的学习方式，但真正的觉知来自学习者的领悟。只有在神圣的经文和伟大的古鲁的帮助下，学习者才能透过智慧看到真正的自我。一旦意识到认知的错误，便能获得真知。真知如同佩戴在脖子上的饰物，因自我遗忘而误认为丢失了。通过圣贤的话获得真知，对于消除错误的认知是重要的。

（三）对学习者的要求

学习至高无上真理的人应该是快乐的、内心平静的、不执着于好恶的人。他能够把自己看作世界的旁观者，能够意识到自我是无限的，如同罐子被打破时，原本被罐子本身束缚的空间变得无限了。同样，当身体不复存在时，自我便获得了永恒的自由。

（四）对"梵"的描述

无论肉体何时何地出生或死亡，"梵"都无处不在，真正的自我比空间更广阔。它是纯洁的、微妙的、不朽的、吉祥的，它的出生和死亡不是真实的，而是宁静的，没有开始，也没有结束。它既不是存在的，也不是不存在的。知道这一点就能快乐。智者即使流落街头乞讨，也比物质富足的愚者高尚。人类的愚笨所带来的痛苦远比疾病、毒药、逆境或其他更多。

轮回是一种幻象。当心意活跃时，轮回开始；当心意静止时，轮回结束。学习者通过调节呼吸和潜在的欲望来调节心意。玛雅（幻）通过毁灭带来欢乐，它的本质是难以理解的，甚至在被观察时也不存在。正因如此，虽然它无处不在，但无法被感知。无论看到什么都是不真实的存在，犹如海市蜃楼一般。那些看不见的就是永恒不灭的自我，犹如湖畔的树木倒映在水中，不同的物体也倒映在意识的巨大镜子中。世间的一切仅仅是意识的游戏，如同看见绳子会产生蛇的幻象一样。一旦获得了正确的知识，幻象便立刻消失。

（五）痛苦产生的原因

尽管束缚不是真实存在的，但它通过对世俗享乐的渴望而变得强大；当渴望消退时，束缚也逐渐消失。世界是不真实的，这是导致无知的人终生受苦的原因。如同孩子的恐惧是由不存在的幽灵引起的，如同不认识金子的人看到金手镯却不知道那是金子，城镇、房屋、山脉、蛇等，在无知的人看来都是真实存在的。从绝对的观点来看，世界是自我本身，它让无知的人经受苦难，让有智慧的人获得幸福。世界对盲人来说是黑暗的，对没有视觉障碍的人来说是光明的。看破轮回、抛弃一切无知的智者是幸福的，如同云彩突然出现在晴朗的天空中，又突然消失。宇宙出现在自我中，也消失在自我中。

（六）真实的自我

世界如同大海中的波浪一样升起、落下，又消融其中。那它和大海有什么不同呢？如同泡沫、波浪、露水与水一样，这个由自我产生的世界与自我没有什么不同。正如一棵树由果实、树叶、树枝和根茎构成，这个显现的世界存在于"梵"之中。就像泥罐最终会变回泥，波浪最终会变回水，金饰品最终会变回金子一样，这个由自我产生的世界，最终也会回到自我。

当自我没有被认识的时候，世界便显现出来；当自我被认识的时候，世界就消失了。正如梦在清醒时变为虚幻，死亡也在出生时变为虚幻。一切事物既不是真实的，也不是虚幻的，而是错觉的结果，都是由经验产生的幻象。

第二章　追寻篇（Mumukshuvayahara Prakaranam，मुमुक्षुव्यहर प्रकरणम्）

本章主要内容为：学习此书的人应具备的条件；通过自我觉知实现解脱；心意与意识；束缚与解脱等。

（一）学习此书的人应具备的条件

瓦希斯塔表示，此书是为那些在寻求真理的过程中已经做好准备的少数人，以及对世俗生活不再执着、渴望在此时此地获得解脱的人而准备的。

此书不是为那些有世俗意识的人而准备的，因为他们执着于世俗享乐，对精神解脱漠不关心，此书也不适合已经获得了真知的人。

瓦希斯塔提出，学习者应该是渴望解脱的上进者，他们应该在道德上和精神上做好准备。寻求真理所必需的条件包括：

1. 知道阿特曼和非阿特曼之间的差异；

2. 不执着于世间的人或事物；

3. 具有平等看待事物的心态、自我约束的能力、安定的心、知足的态度、足够的耐心，与圣人为伍、信任古籍和古鲁；

4. 具有寻求自我知识和解脱的意愿。

具备了上述所有条件，就标志着一个人已准备好开启自我知识的精神之旅。

（二）通过自我觉知获得解脱

除具备上述条件外，人应该正确认识自我，坚持非二元性，认识到梵我是同一的，只有无差别地对待，才能获得内心的平静。认识到世界是虚幻的，那么束缚也是虚幻的，既然束缚不存在，又何来解脱？不再执着于不存在的束缚，便获得了解脱。

为了更高层次的精神追求，一个人不应回避行为，不应执着于行为的结果，不应受到行为结果所带来的快乐或痛苦的影响。

　　人必须是自我觉知的，自我觉知是对自我的认识。通过自我觉知，达到三摩地。所谓三摩地，不仅是持戒，还是燃尽欲望的火。人们认识到世界是虚幻的，仅仅是一种意识，内心因有"梵"的保护而感到平静。当瑜伽修行者达到超越一切的境界，保持身心的洁净，他内心深处所反映的奥义书是关于"梵"的旨意，不为喜乐和悲伤所触动的人便不会受到轮回的困扰。

　　以自我觉知保持内心的平静，瓦希斯塔举例说："正如假想中的蛇引起的恐惧导致身体的颤抖一样，即使发现蛇不存在，恐惧也仍然存在。""即使消除错觉，错觉的影响也会持续。""正如水晶不被它反射的东西污染一样，了解真理的人也不会受到其行为结果的影响。即使他专注于外在的行为，内心也总能保持极度的平静。""无论他出生在印度圣城瑞诗凯诗还是出生在烹食狗肉[①]被排斥的家庭，这个无欲无求的人，在他获得'梵'的知识的那一刻，便获得了解脱。"这个例子表达了两层含义：一是无论出身高低，都能够获得解脱；二是应以平常心看待所有事物。

　　只有无欲无求的人才能获得内心的平静："没有欲望的人的内心非常平静，犹如沉入海底的船。他既不喜欢也不厌恶所看到的事物。"他在这世间如同睡着的人一般，已经摆脱欲望的束缚，消除了疑虑。即使他还活着，也会得到解脱。他看似被身体所束缚，但其实是自由的，无知的人却如盲人一样看不见光明。

　　把一切感官对象从心意中抛开，达到内心平静，如空间静止

────────────

① 　印度人认为，烹食狗肉是十恶不赦的行为。

一样，不受悲伤的影响，他就是解脱了的人，也是至高无上的神。断灭心中欲望的高尚的人是自由的。这样的人无论是否修行、冥想或有计划地行动都不再重要。

（三）心意与意识

意识是无处不在、无所不能的至高无上的存在。它如同水中的涟漪，能产生各种想法，正如风把火吹旺又把火扑灭一样，想象中的火被想象本身毁灭。如梦中经历的死亡一样，实际上是不存在的。

意识在清醒状态下是恐惧的，在梦境状态下是温和的，在熟睡状态下是迟钝的，超出这三种状态便是消亡，如同卡塔卡[①]（Kartaka）粉末去除污垢后，最终融入水中消失一样。

当意识对外界事物产生欲望时便产生了心意，心意原本是自由的，因自身活动而受到束缚。心意导致"我"愿意接受某些事物或拒绝某些事物，进而受到束缚。世界由心意产生，只有在心意指导下做出的行为，才是完整的行为。心意是产生感官对象的原因。它一旦消失，世界便会消失。心意被潜在的印象和好恶所束缚，印象消失后，心意便自由了。通过明辨来消除潜在的印象，通过知识之火从幻觉中解脱出来。

（四）束缚与解脱

束缚的原因是执着于"非自我"，弃绝束缚便是解脱。无知的

---

① 卡塔卡（Kartaka）是印度一种去污的植物。

人把"非自我"看作"自我"，并不了解真正的自我。真正的"自我"是永远自由的，既不受束缚，也没有解脱。束缚由感官对象产生，并非真实存在，当人们不再执着于感官对象时，便获得了解脱。

解脱不在天上，不在地下，不在人间。解脱是此时此地的事情，当一切欲望都不存在，由意识产生的心意也就消失了，此时便获得了解脱。智者放弃了一切潜在的欲望和想法，便是真正的解脱。一切外在事物都是"梵"的显现，智慧不存在，无知不存在，个体灵魂也不存在。当一切都不存在时，又何来束缚或解脱？

心意不受干扰是喜乐的基础。与智者为伍、弃绝潜在的印象、自我觉知、调节呼吸，"我"因意识不到"我是梵"而受到束缚，一旦意识到"我是梵"便能获得解脱。当心意消融，一切事物随之消融时，留存下来的便是至高无上的梵、平和与永恒的喜乐。没有什么比内心纯洁的人所感受到的至高无上的喜乐更加美好，他达到了纯意识状态并战胜了死亡。

第三章　创世篇（Utpatti Prakaranam，उत्पत्ति प्रकरणम्）

本章主要内容为宇宙的起源、自我意识、如何保持内心的平静、真实的自我等。

（一）宇宙的起源

如意识创造梦境一样，宇宙也起源于人的意识，人在清醒状态下创造了一个想象的世界。唯一的区别是，梦中的世界是短暂的，清醒状态下的世界是漫长的。时间和空间都是意识中的观念。意识可以将几千年浓缩成一瞬间，而清醒状态下的一瞬间也可以用很长的梦来诠释。

（二）自我意识

自我意识是人认识自我的主要障碍，正因如此，人很难认识到真实的自我。只有当错误的自我被消除后，人才能认识到真实的自我。正如画中的爬虫不受风的影响，智者也不受痛苦的影响，认识自我的过程是对真理的探索。

心存疑虑的人会探究宇宙的起源以及我是谁，世界是不是真实的，正如知道海市蜃楼的人不会提出水的概念一样。当人意识到世界不是真实存在的，一切都是"梵"时，他的无知就被去除了，也不会再产生潜在的印象。弃绝潜在的印象、调节呼吸，便不再产生新的印象，心意便不再是心意，而是纯意识。

（三）如何保持内心的平静？

1. 相信古鲁和古籍：聆听古鲁的教诲、研读古籍，便能抛弃所有轮回的思想。

2. 知道生老病死是自然规律，潜在的印象就不再显现。

3. 坚定的信念：即使是无知的人，只要有坚定的信念，也能把毒药变成花蜜，如果没有坚定的信念，花蜜则可能变成毒药。

4. 抛弃"我是这个身体"的想法，即使失去一切，只要想着"我不是这个身体，我就是梵"，便不会痛苦。

5. 保持平静：能够意识到事物的同一性，就能保持内心的平静，处于"无我状态"；对于内心平静的人来说，一切都是平静的。对于内心焦躁的人来说，世界如火焰燃烧一样焦躁。

6. 超越玛雅（幻）的力量：一旦有超越玛雅的力量，意识就变得纯净、不朽和无限；把"我"看作不依赖身体而存在，身体、心意、感官等都是意识中存在的，都是不真实的。

（四）真实的自我

"我"不为逆境所动，"我"是世界上的一切，没有存在和不存在的观念。"我"没有痛苦，"我"是静止的，像天空一样清澈，没有渴望；"我"是宁静的，是无形的，是永恒的；"我"明白，五大元素、三界和"我"都是纯意识；"我"高于一切，"我"无处不在，"我"像空间，"我"才是存在的；超出这些的都不是"我"；"我"犹如无限意识的海洋，无增无减，个体灵魂好比无限意识海洋中的波浪，因海洋而起，持续上升又下降，最终消失在海洋中。世界因"我"而起，因"我"而持续，又因"我"而消失。

第四章　持续篇（Sthiti Prakaranam，स्थिति प्रकरणम्）

本章是持续篇，主要内容为宇宙的本质、非二元性等。

（一）宇宙的本质

宇宙的形成、持续和消融都存在于"梵"之中。当宇宙消融，万事万物以种子的形式存在于"梵"中时，所有的种子便都是绝对的"梵"，一切因"梵"而生，因"梵"而存在，因"梵"而消融。心意亦如此，身体因心意的幻觉而产生，身体和感官看似是行为者，其实是具有惰性的，皆因阿特曼的反射而做出相应的行为。

感官者和感官对象来自同一个阿特曼，因此，它们是相同的，都具有"梵"的本性。一旦对这条真理坚信不疑，便能意识到，世界是虚幻的，除自我以外，一切都是不存在的。阿特曼既是世界的创造者，也是世界的享受者。一旦意识到世界是虚幻的，便能安稳地存在于无限意识的"梵"之中。当牢固掌握了有关阿特曼的知识时，便能从幸福和痛苦的双重性中解脱出来。

禁欲、修行和不执着是获得真知的有效方法。每个人都应该扮演好自己在这个世界上的角色，弃绝内心一切欲望，不受潜在印象的束缚，从而在这世上发挥作用，活在真正的自我之中，即便活着的时候也能获得解脱。

（二）非二元性

"非二元性"是指"梵我同一"。瓦希斯塔把坚定的信念比作火，把二元性比作茂密的森林，用信念之火焚烧二元性森林，意识到"我"就是至高无上的纯意识，从而保持喜乐。一切束缚皆因心意而生。

瓦希斯塔把知识比作锋利的剑，把束缚比作绳索。当"我"被心意产生的概念——"我就是这个身体"牢牢束缚时，通过知识之剑割断绳索，便能获得解脱。放弃对"非自我"的执着，把世界看作一个整体，集中意识，将意识转向内在，始终保持纯意识，便能认识到阿特曼。阿特曼具有永恒的、真实的本性。

清醒、做梦和熟睡这三种状态是心意的表现。如果无法超越这三种状态，便会陷入无限的生死轮回。智者明白，无限的纯意识中没有这三种状态，一旦消除心意以及心意的产物，便超越了这三种状态，活在真实的自我之中，束缚也消失了。心意一旦消失，人和这个愚钝的身体还有什么关系？人怎么会有悲欢离合？肉体、血液等构成的身体和自我又有什么区别？当意识到这些幻象都是由心意所产生时，人为什么不能放弃"我是这个身体"的观念呢？

一旦人们意识到身体与木头或土块无差异时，便能意识到自我。遗憾的是，当人们遗忘了真正的"梵"的时候，由无知产生的虚幻却显得尤为真实。心意一旦坚定，便不受二元性的影响，就能从虚幻中解脱出来。当无限意识升起时，世界的幻象便消失了。意识到非二元性无处不在以及无所不能，心意便不会受到迷惑，唯有自我是真实存在的。

智者早已意识到这一切，即便走到生命的尽头，只要不把身体看作自我，便不会痛苦。同样，当智者意识到身体是自我驰骋世间的交通工具，身体的存在让智者体验到世间的一切时，弃绝对感官享乐的执着，便能掌控心意。如一块水晶能反射所有物体，但它不受物体的影响，一切都是心意的游戏，唯有"梵"才是世界的本质、永恒的真理。只有认识到"梵"的人，才能获得解脱，像智者一样奉行古籍，与圣人为伍，弃绝执着和欲望，养成高贵的品质，以平常心对待一切得失、喜恶、快乐和痛苦，学习和探索真理，通过自身的努力获得自我知识，最终达到"梵"。

第五章　消融篇（Upashama Prakaranam， उपशम प्रकरणम्）

这一章的主要内容为摆脱"二元性"的目的、摆脱"二元性"的方法、玛雅如何产生、如何实现解脱等。

（一）摆脱"二元性"的目的

对自我的错误认知是实现自我的主要障碍。瓦希斯塔给出了消除错误认知的方法，即探究自我真实本质的方法。认识到万事万物都是"梵"的显现，真正的自我始终是纯意识，放下执着、仇恨和恐惧，承担起自己的职责，才有资格达到三摩地。

感官和心意是痛苦的根源。不放弃感官享乐便无法终结痛苦，只有心意获得平静，才能摆脱所有虚幻，才不会放弃真正的平静而去追求感官享乐。欺骗性的假象貌似存在，如同建筑物由许多柱子支撑一样，欺骗性的假象支撑着虚幻的世界。只有获得真知，知道这一切都不存在，才能穿越虚妄的假象，摆脱束缚，获得解脱。

虚幻的世界犹如浩瀚的大海，只要人没有获得解脱，就像一根稻草沉浮在大海之中。只有通过研读古籍和追随古鲁，才能用智慧点燃内在的光芒。只要有欲望存在，内心便无法平静。正确的认知能够跨越欲望所带来的重重障碍，使人到达智慧的彼岸。一旦认识到自我和"梵"没有不同，便摆脱了二元性的束缚，亦不会再失去真知。用真知去衡量感官享乐带来的喜悦以及内心平静带来的喜悦就会意识到，感官享乐带来的喜乐是微不足道的，真实的自我和虚幻的世界没有任何关系，因为错误的认知都是由无知带来的。

（二）摆脱"二元性"的方法

通过练习调息将意识专注于眉心、鼻尖、上颚或头顶便能控制生命能量以及感官；通过苦行、慈悲、奉爱，便能净化身心；通过研读古籍和聆听古鲁的教诲、不断探索自我的本质、冥想将心意转向内在，去除无知，放下执着，获得独一无二的无限真知，便能去除痛苦。

愚者意识不到自我的本质，他们因生活在生老病死、弱肉强食的世界上而感到痛苦。愚者的心意是被无知控制的，连智者都无法消除他们的痛苦，只有能控制自己心意的人才不会痛苦。愚者看到虚幻的世界在"我"的意识中产生、持续、消融，周而复始，并认为"我是这个身体，我是这个意识，我在这里"。对于智者来说，世界是虚幻的。智者心意平静而不再波动时，便达到了三摩地，意识到"自我无处不在，是无限的，一切皆在自我之中"。当欲望像树枝一样被砍断时，心意便会停止，亦能恢复自我的本质。当内心保持平静，不会悲痛或者狂喜时，至高无上的喜乐便随之而来，智者也能够保持永恒的喜乐。

（三）玛雅如何产生？

玛雅是如何产生的？当身体和感官结合时，人便会产生"我就是这个身体"的想法。当人察觉到这一切都是无所不在的意识时，内心就会变得坚定，即便是战争也会像一盏没有油的灯一样熄灭。正如一个孩子因看到了幻象而恐惧，愚者因创造了幻象而恐惧，当意识到画中的蛇不是真实存在时，便不会恐惧。同样，一旦获得真知，人便不再痛苦。当阿特曼与惰性的身体结合在一起时，如同一张脸在水晶、水、酥油和镜子中有不同的显现，如同天空被灰尘、烟雾和云彩遮挡，如同黏土能做成不同的容器，如同金属与火接触会受火的影响，阿特曼看似为非阿特曼，非阿特曼看似为阿特曼，水火一旦相遇便会失去各自的特性，阿特曼隐藏在身体当中却很难被发现。

只有将阿特曼从身体中分离出来，才会意识到阿特曼是唯一真实的存在，其他都是微不足道的。内观心意，就会清楚地意识到阿特曼的光辉。通过阿特曼可以辨识声音、形状和气味，它是至高无上的"梵"，众生都是由"梵"创造的。在否定了所有的"非真理"后，最终意识到阿特曼就是"梵"。

（四）如何实现解脱？

只有通过自我知识才能看到真实的自我，自我如甘蔗中的糖、芝麻中的油、木头中的火、牛奶中的酥油、铁矿石中的铁，如透过水晶看到的天空，通过所有物体都能看到真实自我的存在。如放在宝石器皿里的灯，里外的光都能照亮它，它也能照亮一切。如太阳在沼泽中的倒影照亮其他事物一样，纯意识反射的自我也照亮了其他事物。

真实的自我是永恒存在的纯意识，既不出生，也不死亡，无处不在，始终不变，如太阳的光芒般耀眼夺目。自我是绝对的纯意识，不受束缚，不受时间和空间的限制。如空气永远弥漫在万物之中，自我也在万物之中保持永恒。意识存在于广阔的天地之中，存在于太阳之中，也存在于小昆虫之中。意识既不受束缚，也不存在解脱；既没有二元性，也没有非二元性。只有"梵"永远闪耀。世界是"梵"，意识是"梵"，各种元素是"梵"，我是"梵"，我的敌人是"梵"，我的朋友和亲人也是"梵"。意识的对象是受到束缚的，只有从意识中解脱出来，才能意识到自我是纯意识、一切都是意识的产物，宇宙是意识，你是意识，我是意识，世界也是意识，一切光芒都是不存在的，它们因意识的发光而发光。

第六章　解脱篇（Nirvana Prakaranam，निर्वाण प्रकरणम्）

本章主要内容为阿特曼、自性、梵、五大元素、阿特曼的三种状态、自我知识、心意、智者与无知者、冥想与自我觉醒等。

（一）阿特曼

瓦希斯塔指出"阿特曼"是个体存在的真实形式。一旦修行者的心意保持平静，他就会意识到"阿特曼"是纯意识。随着时间的推移，他会意识到阿特曼与"梵"的同一性。所有显现的和未显现的都是"梵"，犹如还没有长成大树的种子，而"梵"就是这个种子。

（二）自性

自性由三性构成：惰性、辨性、悦性。三种特性又被分为三个层级：粗糙的、混合的、精微的。世界在三性的作用下产生，超越三性，心意保持平静，便不再进入轮回，从而获得了解脱。

（三）梵

唯有无限的、不可分割的"梵"不受时间和空间的影响，来照亮三界。获得真知带来的纯意识，由心意产生的虚幻就不复存在，无知也被消除。心意与纯意识是无差别的，无知不存在，甚至连真知也不存在，所有显现的和不显现的都是"梵"，如水有时平静有时波动一般，梵也以不同的形式显现：自我、纯意识、真知、绝对存在、喜乐……世界从未被创造过，唯有永恒的"梵"。

梵是无形的、无所不在的和不生不灭的。"梵"是纯意识，宇宙与"梵"是不可分割的。意识到一切都是"梵"的人才能获得解脱。

三摩地是一种心意消失后的纯意识状态，不再受任何外界事物的干扰，即使末日的狂风吹起来，即使所有的海洋连接起来，即使十二个太阳同时燃烧起来，也无法伤害一个心意消失的人。世界上的万事万物都是由意识产生的，一旦二元性被消除，所有的事物就不再被感知。这个永恒不变的、圆满的、宁静的就是纯意识。"梵"是纯意识，永恒不变、永远纯洁。如蛇蜕去皮以后，不再把皮当作自己一样。

（四）五大元素

瓦希斯塔遵循吠陀经典，提出了五大元素的起源。声音的震动产生了空，震动的触感产生了风，它们之间的摩擦产生了火，火又被水熄灭，当它们聚集在一起时便有了土。这一切不过是震动的游戏，其实既不存在元素，也不存在它们的表象，它们如同在梦中被创造，又在觉醒后消失一样。

（五）阿特曼的三种状态

睡眠的状态，既是有意识的，又是无意识的。梦境在产生之前便已存在，虚幻的世界从未被创造，世间万物看似多种多样，实则是"梵"的不同显现形式。既然没有创造，又何来死亡，一切都从未出生。智者知道，清醒、做梦、熟睡根本就不存在，观察者和观察对象、体验者和体验对象都是不存在的，这些都是没有意义的词语。无论梦中发生了什么，都是不存在的。纯意识不受这三种状态的影响，真实的自我既不是行为者，也不是行为对象，只是纯意识。

（六）自我知识

瓦希斯塔以圣人开悟的故事启示罗摩。罗摩表示，聆听了瓦希斯塔的教诲后，所有困惑都已消除，心意也不再波动，消除了二元性，获得了至高无上的喜乐。他深信，没有什么比了解真实的自我更重要。

瓦希斯塔以《薄伽梵歌》为例进行了说明："智者从不悲伤。智者深知，真实的自我既不出生，也不死亡，是不受污染的永恒纯意识。当身体死亡时，真实的自我不会死亡，只有无知的人才会认为真实的自我会死亡。按照'梵'的本性去行使责任，把一切行为的结果都奉献给'梵'，使自己成为真正的弃绝者，朝着这个目标努力，最终达到'梵'，这便是瑜伽。"

瑜伽是一种通过调息练习控制生命能量，通过自我知识放弃对身体的认同和对感官享乐的执着，最终获得解脱的方式。

放弃对身体的认同，练习冥想，将意识转向纯净的内在，冥想至高无上的无限的"梵"，始终保持平和。对真实自我的了解需要依靠古籍、古鲁以及自我努力，三者缺一不可。在古鲁的指导下能消除一半的无知，研读古籍能消除 1/4 的无知，自我努力能消除剩下的 1/4 的无知。

瓦希斯塔提到昆达里尼能量位于中脉底部，它是所有生命能量的原动力，所有的经脉和生命能量都与之相连，通过练习瑜伽来唤醒昆达里尼能量，瑜伽士便获得了超能力。

瓦希斯塔阐述了智瑜伽和业瑜伽的关系，通过智瑜伽获得真知，明白至高无上的真理，在没有获得真知以前，通过业瑜伽来行使责任，就如同一个没有衣服穿的人用麻袋遮体。

（七）心意

虚幻的心意生成了时间和空间的概念，在与生命能量结合之后，便形成了自我灵魂，自我灵魂与精微能量在身体消亡后进入另一个身体，在精微能量的作用下，感官开始感知感官对象，感官与感官对象的关联由此产生，世界看似被创造了，如虚幻的梦境被创造一样。意识到这一点后，二元性消失了，困惑消失了，欲望也消失了，人们不再畏惧生死，不再渴求解脱。智者知道，自我与"梵"没有什么不同，无论它是否存在、存在于何处、以何种方式存在，身体、感官以及生命能量都是至高无上的"梵"的显现，除了"梵"，其他都是不存在的。虚幻的世界从不存在，无知不存在，甚至连真知也不存在。无知只不过是在获得真知前用来解释知识唤醒世人的工具而已，一旦唤醒了真知，"世界""无知""知识""自我""轮回"便失去了意义。

（八）智者与无知者

瓦希斯塔区分了两种提问者：智者和无知者。回答无知者的问题，要从无知者的角度去回答。回答智者的问题，要从智者的角度去回答。一旦获得了真知，便不再需要这些粗浅的答案。

一旦修行者意识到"我"不是真实存在的，真知便不会动摇。即没有"我"，没有"世界"，没有"梵"，唯一存在的是至高无上的平和，一切都在其中。既没有行为者，也没有行为对象，这些只是为了教导人们而定义的，唯有自我永恒存在。"我""世界""万事万物""造物主""原人"不过是心意的产物。"我"是无限的梵，"世界"是无限的梵，作为永恒存在，又何来快乐与悲伤？当个体中存在"我"的意识时，心意便产生了感官体验，当感官意识到"我就是这个身体""我是某某"时，无论心意如何，它都认为这是真实存在的。一旦获得自我知识，欲望便会停止，如同太阳出来后黑暗会消失一样。在智者眼中，世界是虚幻的，何来欲望？事实上，既没有创造，也没有毁灭，既没有熟睡，也没有梦境，意识到这些，再去研究造物主与创造之间的关系便没有了意义。

（九）冥想

冥想如同智慧的种子，发芽后长出两片叶子，一片是研读古籍，一片是古鲁的教导。它的皮是知足、汁液是弃绝、树枝是纯意识。古籍的智慧滋养着它慢慢长成一棵大树，即便受到顽皮的猴子的骚扰，也不会动摇，在被称为"三摩地"的树荫的保护下，所有欲望和痛苦都消失了。心意如乱跳的小鹿般不断产生新的波动，小鹿执着于感官层面的喜怒哀乐，不断陷入轮回，最终它意识到，只有在树荫的庇护下才能获得喜乐，便不再寻求别的地方，于是在树荫下安静下来，逐渐进入了无限的纯意识。正如愚者把世界看作真实的存在，智者知道一切都是虚幻的，超越了清醒、做梦、熟睡这三种状态，心意便不再波动。

（十）自我觉醒

自我觉醒是从产生困惑到探索自我、放下执着、与圣人为伍，再到获得真知后的自我觉知，如同小河汇入大海一般，最终进入无限的纯意识，与"梵"同一。

通过感官无法体验到至高无上的喜乐，只有消除了心意才能感觉到。感官带来的喜悦是短暂的、有限的，只有获得解脱后的喜悦才是永恒的、无限的。

对智者来说，信仰是一种束缚，当获得真知的时候，便获得了解脱。相比认识到真实的自我，奉爱神已经失去了意义。

一个人的最高境界是活在当下，把所有的意识都放在此时此刻，不同于清醒和做梦的状态。自我意识就像无边无际的海洋，被思想的波浪搅动着发出自身的光芒，正如海洋归根结底是水一样，一切都是纯意识。

即使知道了真相，也必须经常学习。无知者没有自我知识就不能获得解脱，就像即便说出"卡塔卡"这个词，水也不会变得清澈一样。如果一个人坚信"我是至高无上的自我"，他就会获得解脱；否则，他仍然会受到束缚。一个人应该永远记住，自我就是"梵"，二者是不可分割的整体。当意识到"我是纯意识"时，这便是冥想。连冥想都被遗忘时，便达到了三摩地。

瓦希斯塔说，我已经把你需要知道的一切都告诉了你。愿你永享真理！在场的所有人都获得了至高无上的真知，摆脱了束缚，向至高无上的"梵"和神圣的古鲁瓦希斯塔致敬。

最后，作者蚁垤向至高无上的"梵"致敬，他强调吠陀和奥义书中都已经表明，万事万物都是"梵"，所有的事物都起源于"梵"，所有的事物都消融于"梵"，并因"梵"得以维系。

瑜伽是调节心意的波动使其保持稳定。

《瑜伽经》

第三章　古典时期——瑜伽形成时期

古典时期——瑜伽形成时期（公元前3世纪～公元前2世纪）：以帕坦伽利的《瑜伽经》为标志，该书系统总结了前期的瑜伽理论。

第一节　印度六派哲学

印度哲学史上形成的六派哲学概念，最初是用来区分正统哲学和非正统哲学的。正统哲学尊吠陀为权威，有六个派别，包括数论（Sankhya，सान्ख्य）、瑜伽（Yoga，योग）、正理派（Nyaya，न्याय）、胜论（Vaisheshika，वैशेषिक）、弥曼差（Mimamsa，मीमांसा）、吠檀多（Vedanta，वेदान्त），统称为六派哲学。非正统哲学不尊吠陀为权威，主要反对"祭祀万能"和"婆罗门至上"，也称为"沙门思想"，最有影响力的有五派：佛教、耆那教、顺势派、生活派和不可知论派。

印度把哲学一词表述为"Darsana"（दर्शन），取自词根"Dṛś"（दृश्），原为"看见"之意，如六派哲学称为"Sad Darsana"。印度各哲学派别有三大共通之处：其一，各派的哲学思想都源自吠陀，是吠陀思想的延续；其二，各派都是在对吠陀注疏的过程中逐渐形成的理论观点和学派；第三，各派皆以解脱为目标。

六派哲学并不只是一个简单的概念集合，而是印度正统哲学的统称。我们现在所持的印度六派哲学的概念，是近现代所使用的一个概念，实际上六派哲学的形成经历了一个较长的历史阶段。①

在原始佛经（主要是阿含类②）中有个别经文提到六派哲学某一派的名称或思想，最早在公元 3 世纪龙树③的《方便心论》④（*Upaya Kaushalya Hrdaya Shastra*）中出现了正理论学说，以及数

① 孙晶：《印度六派哲学》，中国社会科学出版社，2015，第 26~27 页。

② 阿含类多为佛陀与弟子、王公、外道等的言谈，是最接近佛陀时代的记录，述及佛教的基本教义。

③ 龙树是大乘佛教史上的第一位论师，生活在公元 150 年至公元 250 年，他开创了空性的中观学说。著有大量大乘经典，其中最主要的有《中论》《大智度论》《十住毗婆沙论》等，《中论》阐发了缘起性空的深义，《大智度论》采取中道立场来彰显般若真理，《十住毗婆沙论》则以深刻见解来宣扬菩萨之大行。

④ 《方便心论》，古因明著作，后魏吉迦夜和昙曜译为汉文，共分四品。有关本论之作者，宋、元、明三本均谓龙树所造，然高丽本及诸经录则未载作者之名。若将本书与据称是龙树所撰之《回诤论》相比，两者所说多不相合，而且如同本书《辩正论品》以阿罗汉果及无余涅槃为最高义等，与龙树之主张相反，故知本书应非龙树所作。本论之叙说，与相传为迦腻色迦王时代所作之《遮罗迦集》相通处颇多。由此来看，本论或依准其说，而记述当时通行的因明法则。本论内容包括逻辑和辩论术两个方面，重点放在辩论术上。此外，书中八种论法之一"随所执"之下，列有事火外道、医法、卫世师、僧伽、瑜伽外道、尼乾陀法、计一外道、计异外道等所立的要目。

论、瑜伽、胜论、声论和耆那教等，但未提及吠檀多。之后提婆的《外道小乘涅槃论》提到 20 个派别，但只提到六派中的数论和胜论。

论述印度哲学派别最著名的是师子贤（Haribhadra Suri）的《六见集论》（*Saddarsana Samuccaya*, 8 世纪），他所列举的六派是耆那教、佛教、正理派、胜论、数论和弥曼差，与现在的看法不同。随后师子贤在附记中又将正理派和胜论无差别地列为一派，并以是否承认吠陀的权威性为标准，把印度哲学分为正统派（Astika）和非正统派（Nastika）；同时把佛教列入正统哲学，与不相信"灵魂"与"业"的顺世论相区别。[①]

在关于六派哲学范畴的讨论中，14 世纪印度的吠檀多论者摩陀婆（Madhava）在其著作《摄一切见论》（*Sarva Darsana Sangraha*）中列举了 16 个派别，并将吠檀多哲学置于最高的位置。

对于通常认为的六派，学术界也存在不同的看法。中国著名的梵学研究者、印度文化研究家金克木认为，这是不确切的说法。梵文典籍中论及哲学派别时并没有列举六派，即使有的提到六派，也各不相同。例如，师子贤在《六见集论》中所举的六派与现在的不同。就现在所说的六派来讲，数论和瑜伽实际上是相辅而行的理论与实践，《瑜伽经》在理论上完全接受数论的观点，只在无神之中插入了一个神——"自在天"（Ishvara）。而这个神只是手段和工具，是修习瑜伽的对象之一，说不上是与数论的理论分野。

---

①　参见德宝（Gumaratha，约 1690 年）《六见集论注》。

正理派与胜论是一个系统,《正理经》(*Nyaya Sutra*)虽然看上去是关于逻辑的知识,但它阐述的是知识来源;而胜论阐述的是宇宙成分,完全是宇宙论。后期的正理和胜论变成了一个系统〔例如,《思择要义》(*Tarkasangraha*)称,逻辑的正理被作为知识来源"量"的说明〕。前弥曼差(Purva Mimamsa)讨论了祭仪和训诂,很难被叫作哲学。后弥曼差(Uttara Mimamsa)即吠檀多,并不研究吠陀章句,主要研究奥义书;不重烦琐的祭仪,而以直悟义理、修习亲证为主。所以金克木认为,名为六派,实为三宗。而在这三宗中,前二者无神的色彩很浓,实际上也很难算是正统,只有吠檀多继承了传统并有所发展。同时,在吠檀多兴盛之后,把正理论与胜论当作训练思想的入门,又加入数论的一部分内容与瑜伽的修习方法,竟然将各派都并入自宗。[1]

六派哲学名为六派,实则两两互为姊妹哲学。

(1)数论与瑜伽。数论提出,"原人"在"自性"三性(悦性、辨性、惰性)的作用下创造了宇宙,并提出"二十五谛"[2]。瑜伽继承了数论的概念,但并未提及宇宙的起源问题。瑜伽是行法的集大成者,系统总结和完善了奥义书提及的行法。有人认为,瑜伽是有"神"的数论。有人则认为,瑜伽和数论是两个派别,说法不一,尚无定论。

(2)正理派与胜论。正理派源于古印度的辩论术,注重逻辑

---

① 金克木:《Dandasana 之翻译和解说前言》,《学原》1947 年第 1 卷第 7、8 期。

② 谛(Tattva)指真相或真实,实际上是此派论述的主要观念或范畴。

与推理，是印度古老的逻辑学说。胜论提出，宇宙起源于不可再分的原子。这两派在哲学原理上都使用"句义"（Padartha）一词来命名概念，重视对宇宙本原的细微分析。

（3）弥曼差和吠檀多。弥曼差原为一派，后分为前弥曼差和后弥曼差，后弥曼差即吠檀多。吠陀由行为部分（祭祀）和知识部分（哲学）构成。弥曼差是对吠陀祭祀、祭仪方法及其意义的审察考究，吠檀多是吠陀哲学的集大成者。六派哲学虽尊吠陀为权威，但其他四派都是依吠陀而形成的，唯有弥曼差和吠檀多是对吠陀的传承。

一　数论

数论（Sankhya，सान्ख्य），旧译僧佉。"Sankhya"一词为"数字""计算"之意，在奥义书中已经出现。数论的主要经典有《数论经》（*Sankhya Sutra*）和《数论颂》（*Sankhya Karika*）。

数论之祖劫比罗仙人，古云迦毗罗（Kapila）。关于此人，有很多传说，有人说他是梵天的化身，有人说未必真有其人。相传《数论经》为迦毗罗（Kapila）所著，但此说不可信。根据汉译佛经《大智度论》卷七十八，《百伦》中确实提到过《僧佉经》。但《僧佉经》是否就是《数论经》还需要进一步考证。《数论经》共六卷五百余段诗节。前三卷叙述数论一般原理，第四卷论修行，

---

① 句义意为可以思考（Jneya）和命名（Abhidheya）的对象。所谓句（Pada）就是概念，义（Artha）是客观存在。句义就是用概念命名的对象。

第五卷是对其他学派的驳难，第六卷复述了数论的观点。

《数论颂》相传为公元三四世纪时黑天[1]（Krishna）所著，有72 段诗节，系统论述了二十五谛、三性、三种认知方式（感知、推理和证言）以及解脱说。

数论提出了"二十五谛"。这里的"谛"指真相和真实，实际上是此派论述的主要观念或范畴。"二十五谛"包括：原人、自性、意识、心意、自我；五大元素——空、风、火、水、土；五种感官——眼、耳、鼻、舌、皮肤；五种感知——视觉、听觉、嗅觉、味觉、触觉；五个行为器官——舌、手、脚、生殖器官、排泄器官。五大元素从粗糙到精微依次为空、风、火、水、土。五大元素对应五种感官，五种感官产生五种感知：

空对应听觉，耳朵可以听到；

风对应触觉，耳朵可以听到，皮肤可以触到；

火对应视觉，耳朵可以听到，皮肤可以触到，眼睛可以看到；

水对应味觉，耳朵可以听到，皮肤可以触到，眼睛可以看到，舌头可以尝到；

土对应嗅觉，耳朵可以听到，皮肤可以触到，眼睛可以看到，舌头可以尝到，鼻子可以闻到。

数论"二十五谛"的概念源自奥义书。《歌者奥义书》首先提

---

① 黑天是毗湿奴的化身克里希纳。

出三元素说："人的灵魂以及最高存在由水、火、土构成。"三元素指水、火、土。《爱多雷耶奥义书》又提出五元素说："物质世界根源于空、风、水、火、土。"五元素指空、风、水、火、土，空在奥义书中被解释为土、水、风、火结合的场所，也称为"以太"。《泰帝利耶奥义书》提出五大元素产生的顺序："从它（梵）或从这个阿特曼产生空，从空中产生风，从风中产生火，从火中产生水，从水中产生土，从土中产生药草，从药草中产生食物，从食物中产生人。"五大元素产生的顺序依次为：从空产生风，从风产生火，从火产生水，从水产生土。《广林奥义书》提出了"五重"这一概念："这样，祭祀有五重，牲畜有五重，人有五重，所有一切都有五重。"《泰帝利耶奥义书》进一步指出了"五重"的含义："大地、气层、天空、四方、思维，火、风、日、月、星星，水、草、树、空和阿特曼，这是外在的五重。关于自我。上行气、遍行气、下行气、上升气、平行气，视觉、听觉、意识、言语、触觉，皮、肉、腱、骨和髓，这是内在的五重。所有这一切都是五重结构，依靠五重获得五重。"基于此，数论"二十五谛"的概念出现了。

关于宇宙的起源，数论认为，原人（Purusha）在自性（Prakrti）三性的作用下产生了宇宙。原人指的是"纯意识"，它是永恒的、纯洁的、超脱的。《梨俱吠陀》中有一首著名的《原人歌》，最早提到"原人"的概念。吠陀哲学家猜想，在宇宙万有的背后必然存在一个永恒不灭的超验实在。这个超验实在就是原人，于是他们提出了原人理论。吠陀哲学家把原人神化为有相的自然神，又把这个自然神进一步哲理化，使其成为具有深奥哲学内涵的抽象概念。数论提出了原人存在的五个依据：（1）物体不能为本身所用，如椅子不能坐在椅子上；（2）物体的所有者或使用者必须是有意识的；（3）外部世界的所有对象，包括身体、思想、感觉等都是无意识的；（4）原人在三性的作用下会产生愉悦的、痛苦的或无感的情绪；（5）自性是无意识的，而实现解脱需要原人的存在。自性是无生命、无意识的，由三性构成：悦性（Sattva）——纯洁和美好的；辨性（Rajas）——始终活跃，产生欲望；惰性（Tamas）——迟钝、懒惰。数论还提出了自性存在的五个依据：（1）世界上的一切事物都是相互依存的，彼此之间存在某种联系；（2）世界上一切事物的存在都能够产生愉悦、痛苦或无感；（3）所有事物都不是一成不变的，都可以产生或者转化为其他事物；（4）任何事物的产生都是有根本原因的，这个根本原因就是自性；（5）不停地寻找根本原因，将会陷入无限循环，必须在某个点停下来，并将其确定为根本原因。三性同时存在、相互制约，当三性的平衡状态被打破时，宇宙便产生了。

二 瑜伽（Yoga，योग）

"瑜伽"一词取自《梨俱吠陀》中的词根"Yuj"（युज），"Yuj"有多重含义。"Yoga"一词多次出现在《梨俱吠陀》中，原为"给牛、马上轭"，瑜伽取其"连接、联合、合一"之意。瑜伽源于《梨俱吠陀》中"苦行""奉爱"等观念，故苦行师（Tapasvin）与瑜伽士（Yogi）恒可通用，溯其源流，由来已古。[①] 多部奥义书对

---

① 梁漱溟：《印度哲学概论》，上海人民出版社，2005，第 16 页。

瑜伽的概念及行法都有详细论述，瑜伽继承了奥义书的理念，是行法的集大成者。瑜伽的行法，不是瑜伽所独有的，各哲学派别都有瑜伽的修行方式。

瑜伽的代表作是帕坦伽利（Patanjali，पतञ्जलि）所著的《瑜伽经》（Yoga Sutra，योगसूत्र）。关于帕坦伽利生活的年代，众说纷纭。经印度学者考证，他可能生活在公元前 3 世纪至公元前 2 世纪。[1]

现行的《瑜伽经》有 196 句经文[2]，分为四章。第一章三摩地[3]篇，有 51 句经文，描述了瑜伽的定义、五种改变心意的方式、三摩地的不同阶段、"神"的含义及作用、Om 的含义、练习瑜伽的九种障碍及四种表现形式。第二章练习篇，有 55 句经文，描述了克里亚瑜伽（Kriya Yoga）、痛苦的原因、"原人"与"自性"，以及前五支行法——持戒、精进、体式、调息、感官收束。第三章成就篇，有 56 句经文，描述了瑜伽后三支行法——专注、冥想、三摩地。第四章解脱篇，有 34 句经文，论述了瑜伽修行的目的以及解脱的过程。

瑜伽沿用了数论中"二十五谛"、"原人"与"自性"等概念，但未提及宇宙的起源问题。此外，又提出一个新的概念——"神"（Ishvara）。《瑜伽经》认为，神是"特殊的原人"，一种无形存

① Sures Chandra Banerji, *A Companion to Sanskrit Literature: Spanning a Period of Over Three Thousand Years,* Motilal Banarsidass, 1989, p. 233.

② 也有 198 句一说。

③ 三摩地（Samadhi），旧译为三昧。三摩地为其音译，原为"全神贯注"之意，在这里指"冥想的无我状态"。

在的至高意识，不受三性的影响。帕坦伽利把"神"看作练习瑜伽，即调节心意波动所要达到的目标，借以排除瑜伽练习过程中出现的种种障碍。他不认为，神是宇宙的本原或可干预世界的演变过程。

三　正理派

正理派（Nyaya，न्याय），旧译作尼夜耶。"正理"是梵文 Nyaya 的意译，意为"正确的言论或方式"，音译为尼夜耶。正理派源于古印度的辩论术，注重逻辑与推理，是印度古老的逻辑学说。

正理派学说起源很早，但其思想形成于公元前 3 世纪左右，成熟期则到了 4 世纪，形成的标志是《正理经》的诞生。《正理经》是正理派的根本经典，相传作者为足目（Aksapada），"足目"是梵文 Aksapada 的意译，音译为恶叉波陀或恶叉波陀·乔达摩（Aksapada Gautama），其生卒年代为公元 50~150 年。[①]

现存的《正理经》有五卷，共计 528 段经文。[②] 第一卷讲的是十六句义；第二卷讲的是疑惑、认知及认知方式；第三卷讲的是阿特曼、身体、感知及感知对象、觉知、意识；第四卷讲的是行为及过失、轮回及业报、痛苦及解脱、谬因及曲解；第五卷讲的是非难及误解。

---

① 魏道儒主编《世界佛教通史》第 1 卷，中国社会科学出版社，2015，第 488 页。

② 各种释本、刊本和译本经文的数目都不一致，此据筏遮塞波底·弥室罗的《正理释论真义疏》。

公元 450 年，筏蹉衍那（Vatsyayana）撰写的《正理经疏》（*Nyaya Sutra Bhashya*）为《正理经》最早、最完整的注疏。[1]

《正理经》奠定了正理派的理论基础，其思想可概括为"十六句义"。句义（Padartha）意为可以思考（Jneya）和命名（Abhidheya）的对象。所谓"句"（Pada）就是概念，"义"（Artha）是"客观存在"，句义就是用概念命名的对象。十六句义包括：认知（Pramana）、认知对象（Prameya）、疑惑（Samsaya）、动机（Prayojana）、实例（Drstanta）、学说（Siddhanta）、推论（Avayava）、思辨（Tarka）、判定（Nirnava）、论议（Vada）、论诤（Japla）、论诘（Vitanda）、缪因（Hetvabhasa）、曲解（Chala）、非难（Jati）、误解（Nigrahasthana）。（《正理经》1.1.1）

1. 认知：认知分为正确的认知和错误的认知，正确的认知包括感知、推理、类比和证言。（1.1.3~1.1.8）

（1）感知（Pratyaksa）是通过实际情况获得的信息，是不可言说的、无误的、确定的。

（2）推理（Anumana）以感知为基础，有三种：见前推理（Pratijna）即从因推果，见后推理（Hetu）即从果推因，同类推理（Drshtanta）。

（3）类比（Upamana）是根据已知事物的相似性推断出未知事物的性质。

---

[1] Jeaneane Fowler, *Perspectives of Reality: An Introduction to the Philosophy of Hinduism*, Sussex Academic Press, 2002, p.129.

（4）证言（Shabda）是指可信赖的言论，分为可见证言（Drstartha）和不可见证言（Adrstartha），实指古籍和古鲁。

2. 认知对象：（1）阿特曼（Atman）；（2）身体（Sarira）；（3）感觉器官（Indriyas），即鼻、舌、眼、皮肤、耳，由土、水、火、风、空五大元素构成；（4）感知对象（Artha），即香、味、色、触、声，对应着土、水、火、风、空五大元素的性质；（5）觉知（Buddhi）；（6）意识（Manas）；（7）行为（Pravrti），即身体、言语、意识的活动；（8）过失（Dosha）；（9）轮回（Ttytyabhava）；（10）业报（Phala）；（11）痛苦（Dukha）；（12）解脱（Apavarga）。（1.1.9~1.1.22）

3. 疑惑：不确定的心理状态，产生于对事物共有特性及特殊性质的判断、矛盾的证言、可感知的无规律性和不可感知的规律性。（1.1.23）

4. 动机：达到某种目的的精神活动。（1.1.24）

5. 实例：普通人和权威者所持相同看法的事物。（1.1.25）

6. 学说：由学派、前提、假定所确立，由于学说有意义上的差别，可分为一切学派确立的、某一学派确立的、前提确立的、假设确立的。（1.1.26~1.1.27）

7. 推论：分为宗、因、喻、合、结。（1.1.32~1.1.39）

（1）宗即所立的命题。

（2）因即所立命题的理由。

（3）喻是一种实例，根据它具有的特性与所立命题相同，可论证此命题；或者根据它具有的性质与所立命题相反，可论证此命题。

（4）合是一种综合，即根据喻来判断所立的命题是否成立。

（5）结是结论，即对所立命题及命题成立的综述。

8.思辨：当不知道事物的真实特性时，通过归谬的推理方式来认识事物真实特性的思虑和辨别。（1.1.40）

9.判定：通过考虑对立双方的观点而对事物做出决断。（1.1.41）

10.论议：对立双方用获得正确认知的方式来推理、论证和辩驳。（1.2.1）

11.论净：是一种诡辩，用曲解、颠倒是非的方式来论证和辩驳。（1.2.2）

12.论诘：是向对方提出反对意见，但自己不立论的辩驳。（1.2.3）

13.缪因：产生谬误的原因，包括不确定、相违、相似、未证明、过时；不确定是指得出不确定结论的原因，相违是与所立命题原因相对立的因，相似是指把需要推论的事物作为原因，未证明是与需要被证明的命题无关的原因，过时是指在时间上存在问题的原因。（1.2.4~1.2.9）

14.曲解：是指对于对方言论的歪曲理解，曲解有三种，分别

是言辞的曲解、类的曲解、喻的曲解。（1.2.10~1.2.11）

　　15. 非难：通过缪因来辩驳对方。（1.2.18）

　　16. 误解：指错误的理解或不理解。（1.2.19）

四　胜论

　　胜论（Vaisheshika，वैशेषिक），旧译胜宗，音译为吠世师迦、毗世师、卫世师等，Vaisesika 从 Vises（特殊、差异）一词引申而来。胜论侧重于研究事物之间的特殊性和差异性，因而得名。

　　胜论相传为迦那陀（Kanada）于公元前 2 世纪至公元前 1 世纪创立。迦那陀还有种种别名：因 "Kanak" 有 "原子" 之意，所以又称为原子论者，亦名优楼佉（Uluka）。[①]

　　胜论最早的经典相传是迦那陀所著的《胜论经》（*Vaisheshika Sutra*，वैशेषिकसूत्र）。据很多学者考证，《胜论经》目前的编纂形式大概是在公元 5~150 年形成的，共十卷，三百七十颂。第一卷陈述六句义；第二、第三卷阐述实体范畴；第四卷论述性质范畴、原子论和四大性质；第五卷论述行为范畴；第六卷阐述道德伦理观；第七卷论述性质以及内在属性范畴；第八、第九卷论述认知和推理；第十卷论述苦与乐等。[②]

　　胜论提出了 "原子论"。《胜论经》中说："一切物质都可以

①　魏道儒主编《世界佛教通史》第 1 卷，中国社会科学出版社，2015，第485~486 页。

②　参见黄心川《印度哲学通史》，大象出版社，2014，第 317 页。

还原为原子。所谓物质，是原子在数量和空间上综合排列的结果。原子是永恒存在的、不可破坏的、不可分割的、不可毁灭的。人类所能感知的一切物质都由原子组成，即使是很微小的物质也是如此，构成物质的原子是相互关联的。"[1]也就是说，物质是由原子构成的，原子是构成物质的最小单位，原子先于物质而存在，且具有固定的属性。

关于原子如何构成物质。《胜论经》中提出"Adrsta"[2]这个概念，原意为"看不见"，引申为"不可见力"。不可见力是一种动态的自然规律，如扔或者拿东西，这种行为本身能够看得见、摸得着，但是其蕴含的自然规律是看不见、摸不着、无法感知的，只有经过推理才能发现。因此，胜论认为，原子通过不可见力，即动态的自然规律形成物质。

原子结合的基本形式是两个原子成对结合，称为"二重原子"（Dvyanuka）。二重原子是无法感知的，需要经过推理。三个"二重原子"结合成"三重原子"，"三重原子"是可以感知的。在阳光下，它是微尘大小的客体（Trasarenu）。四个"二重原子"结合成"四重原子"，以此类推至"十五重原子"，以及更多重原子，从而构成物质。

综上所述，原子论可概括为：（1）物质由原子构成；（2）原子是永恒不变的、不可破坏的、不可分割的、不可毁灭的；（3）原子

---

① 参见《胜论经》4.1.1~5.2.3、7.1.10~7.1.30。

② 参见《胜论经》5.1.15。

之间是相互关联的;(4)原子结合的基本形式是两个原子成对结合;(5)原子通过动态的自然规律(不可见力)形成物质。

胜论是一种多元实在论,强调客观世界存在于差异之中。它把所有的经验对象分为六类,统称为"六句义"。六句义包括:1.实体(Dravya);2.性质(Guna);3.行为(Karma);4.普遍性(Samanya);5.特殊性(Vishesa);6.内在属性(Samavaya)。

1.实体:是性质和行为存在的基础。它是永恒的、独立存在的,由它产生的复合实体(Avayavidravya)是非永恒的。实体有九种,分别是土(Prthivi)、水(Apa)、火(Tejas)、风(Vayu)、空(Akasha)、时间(Kala)、空间(Dik)、阿特曼(Atman)和心意(Manas)。其中,土、水、火、风是原子的表现形式,空不是原子,而是土、水、火、风相互结合的介质。它们有各自的属性。地色青,味苦,嗅无好恶,触无冷热;水色透明,触冷,湿润;火色鲜明照亮,触热;风触之不冷不热。

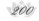

2.性质:不能独立存在,不具有任何特质或作用;它是实体所固有的,依赖于实体而存在。质量是实体静态的永恒特征。性质有二十四种:

(1)颜色(Rupa)有六种,分别是白色、黑色、红色、蓝色、黄色和绿色;

(2)味道(Rasa)有六种,分别是甜、酸、苦、辣、涩和咸;

(3)气味(Gandha)有好的和坏的两种;

（4）触觉（Sparsha）有热、冷、不冷不热三种；

（5）声音（Shabda）有清晰的和模糊的两种；

（6）数量（Sankhya）；

（7）质量（Gurutva）；

（8）大小（Parimana）有四个量级——极小（原子）、极大、小和大；

（9）精确度（Prthaktva）；

（10）连接性（Samyoga）；

（11）分离性（Bibhaga）；

（12）远（Paratva）；

（13）近（Aparatva）；

（14）觉知（Buddhi）；

（15）乐（Sukha）；

（16）痛苦（Dukha）；

（17）欲望（Iccha）；

（18）厌恶（Dvesha）；

（19）效果（Prayatna）；

（20）流动性（Dlavatva）；

（21）黏着性（Sneha）；

（22）倾向性（Samskara）；

（23）优势（Dharma）；

（24）劣势（Adharma）。

3. 行为有五种：向上（Utksepana）、向下（Avakshepana）、收缩（Akunchana）、伸展（Prasarana）和方向不定（Gamana）。

4. 普遍性：事物所具有的普遍特征有三种，包括种的概念、既属种又属类的概念、类的概念。

5. 特殊性：事物所具有的差异性。

6. 内在属性：存在于事物中的永恒关系，包括整体与部分、实体与质量、实体与行为、普遍性与特殊性、特殊性与永恒性。

五 弥曼差

弥曼差（Mimamsa，मीमांसा）一词由梵文词根 man（思维、审察、考究）派生而来，引申为"对吠陀传统的思考，反映其特定的含义"。弥曼差是对吠陀祭祀、祭仪方法及其意义的审察和考究。

弥曼差原为统一的学派，后分为两派，此为前弥曼差（Purva Mimamsa），后弥曼差（Uttara Mimamsa）也称为吠檀多。吠陀由行为部分（祭祀）和知识部分（哲学）构成。弥曼差研究吠陀祭祀，又称业弥曼差（Karma Mimamsa）。吠檀多研究吠陀哲学，也称智弥曼差（Jnana Mimamsa）。印度六派哲学虽尊吠陀，但有亲疏远近之分。数论、瑜伽、正理派、胜论称依吠陀，唯有弥曼差和吠檀多是对吠陀的传承。[①]

弥曼差派思想起源于婆罗门书时代，那时确立了"祭祀万能"的观念，有一批专门研究祭祀的学者。经过漫长的发展，"祭祀万能"的信条渐渐失去了权威，由此出现了一些学者来维护、释疑与阐发，这意味着弥曼差派开始兴起。弥曼差派的创立一般以《弥曼差经》（Mimamsa Sutra）为标志，相传作者为阇弥尼（Jaimini），此人生平不详。有学者认为他生活在公元前4世纪，有学者认为他生活在公元前2世纪至公元前1世纪。[②]一般认为，阇弥尼只是撰写了该经的雏形，其最终形态是经过长期编纂而成的。

《弥曼差经》是印度六派哲学经典中内容最庞杂、篇幅最大的一部，有十二章：第一章论述认识的来源是基于对"法"的遵行；第二章论述各种祭仪的主要和次要形式，进一步阐述认识的来源或方法，并驳斥其他派别对这一问题的看法；第三章论述吠陀的特质，并讨论天启经典与传承经典发生矛盾时应如何处理；第四章论述主祭与副祭的关系；第五章论述吠陀赞歌的顺序以及与此对应的各种仪式的顺序；第六章阐述祭祀者、祭司的资格与义务，

[①]　魏道儒主编《世界佛教通史》第1卷，中国社会科学出版社，2015，第491页。

[②]　Dasgupta, *A History Of Indian Philosophy*, Delhi: Motilal Banarsidass, 1975, p.370;S.Radhakrishnan, *Indian Philosophy*, London: George Allen & Unwin Lid., p. 376.

供物的内容和分类；第七章论述了吠陀没有明文规定时，可采用其他祭式，并列举了其他祭式的名称和特征；第八章为引用的根据；第九章阐述在祭仪中如何应用祭词和赞歌；第十章论述了在某种场合时应废弃祭祀，在某种场合时应举行祭祀；第十一章说明祭仪的根本原理；第十二章阐述了为达到特定目的而举行的仪式。[①]《弥曼差经》的核心观念是"法"，"法"是指按照吠陀的规定进行祭祀。祭祀包括五个方面：（1）仪规，论述仪式的规定；（2）祭文，分为赞歌、歌咏、祭词；（3）祭名；（4）禁制，说明祭祀的禁忌事项；（5）释义，说明祭祀的由来及其效果。

现存最古老的《弥曼差经》注疏是夏伯罗·斯伐密（Sabara Svamin，山隐师）所作的《山隐师注》（*Sabara Bhasya*），此人生平不详。有人认为，他生活在公元 1~4 世纪，有人认为他生活在公元 4 世纪以后。此注疏对弥曼差派思想有较为系统的论述与阐发，乃早期弥曼差派思想的集大成者，对后世弥曼差派思想的发展影响极大。

弥曼差派的另一重要观点是"声常住论"。弥曼差派认为，既然吠陀具有天启性，从其内容到语言声音都必然是神圣的，因为吠陀的语言和声音决定了其形式、内容以及所要揭示的真理。因

---

① 本章所引的《弥曼差经》主要是根据殓伽那他·贾的梵英对译本《弥曼差经及山隐师注》，殓伽那他·贾的英译本选辑被收入拉达克里希南所编的《印度哲学史料》一书中；另外，他自己所辑的《前弥曼差史料》也分类列入《前弥曼差史料》（第 2 版），该书于 1964 年由贝拿勒斯印度教大学出版。译文参考中村元《吠檀多哲学的发展》，岩波书店，1955；木村泰贤《印度六派哲学》（第 6 版），丙午出版社，1920。

此，吠陀的语言和声音具有永恒常住性。

由此可见，弥曼差派基本不涉及哲学，很难称之为哲学派别。因祭祀与印度人民的生活息息相关，因此被列入了六派哲学范畴。

六　吠檀多

吠檀多（Vedanta，वेदान्त）意为"吠陀的终极奥秘"或"吠陀至高无上的真理"，也就是奥义书。吠檀多派是吠陀哲学的集大成者，此派以奥义书、《薄伽梵歌》和《梵经》为研究对象，在印度各个历史时期都是占据统治地位的思想体系。

吠檀多思想可以追溯到奥义书时代，但作为独立的哲学思想体系直到公元前后才建立起来。吠檀多派的创始人相传为毗耶娑（Vyasa），又名跋达罗衍那（Badarayana），此人生平不详，可能生活在公元前 1 世纪，据说《梵经》就是他写的。

吠檀多派的根本经典是《梵经》（*Brahma Sutra*，ब्रह्मसूत्र），又称《吠檀多经》。《梵经》现在的形式是公元 200~450 年形成的。①《梵经》系统论述了奥义书的核心哲学思想，即关于"梵"的哲学思想，共有 555 段诗节，分为四章：第一章论述宇宙的至高真理——"梵"，对奥义书中的"梵"、原人、自性以及元素等概念

---

① 　关于《梵经》目前形式的编撰时间，学者持不同意见。一般认为，根据《梵经》对佛教中观派、唯识派的批判可以推知，大概在龙树、世亲之后，即公元 200~450 年。也有个别学者认为从经文的体裁可以推知是公元前后的作品。

进行解释；第二章对其他各个派别进行反驳；第三章论述"梵"与"阿特曼"的关系，以及认识的根源；第四章论述亲证"梵"所得的结果。

《梵经》是吠檀多哲学的基础，吠檀多思想是从对《梵经》注疏发展起来的。其中，最著名的是商羯罗所著的《梵经有身疏》[①]。

吠檀多派的核心哲学思想是"不二论"（Advaita，अद्वैत）。其中最具代表性的是乔荼波陀的"不二论"、商羯罗的"不二论"、罗摩奴阇的"有分别不二论"（Vishishtadvaita，विशिष्टद्वै）。吠檀多论者大多继承了商羯罗的"不二论"思想，吠檀多发展到近现代，逐渐成为印度哲学的主流思想。

乔荼波陀（Gaudapada，गौडपाद，公元450~600年）著有《蛙氏奥义颂》（*Mandukya Karika*），也称《圣教论》。乔荼波陀曾学习当时盛行的大乘佛教，深受大乘唯识派和中观派"幻论"的影响，他以佛教的"幻论"来阐述吠檀多的"幻论"，认为梦时境界是幻，醒时境界同样是幻，即把醒时的现实世界的相对存在加以否定。这样，一切皆幻，唯梵独真，为吠檀多"不二论"开创了理论先河。

乔荼波陀的再传弟子商羯罗（Shankaracharya，शङ्कराचार्य，公元788~820年）继承了其师祖的衣钵，同样摄取佛教思想，特别是原始佛教的无常论和龙树的大乘空论。商羯罗著述丰富，他的《梵

---

① Y. Keshava Menon, *The Mind of Adi Shankaracharya*, 1976, p. 108.

经有身疏》是一部不朽的哲学巨著，其中有大量独特的见解，为后吠檀多论者推崇的经典著作。他著有《示教千则》，该书阐发了他独立的哲学观点和基本的哲学立场。商羯罗认为，自然是幻象的总体。自然的运动和变化并不是基于自身的规律，而是由一个超验的绝对体——"梵"所制约。然而，由"梵"幻现的自然毕竟不是独立于"梵"，而是统一于"梵"。[1]

商羯罗继承了奥义书对宇宙起源的基本看法。首先，自然（客观世界）不是无因而生，在自然出现以前就存在一个最初的宇宙生因——"梵"；自然和万物源出于"梵"，故"梵"是客观世界的本原，"梵"是绝对存在。其次，主观世界和客观世界有一个从梵—我衍生的过程和一个复归于梵—我的过程，这两个过程实现的关键在于"幻"。所以，幻有三个内涵。其一是幻体，幻不能自生，也不能无因而生，必有所本，本即幻体，即"梵"。其二是幻象，这是由幻体显现出来的各种形式的现象。幻象虽然千差万别，形式无穷，但不外乎"名"和"色"两大类，前者即精神世界，后者即物质世界。其三是幻翳。幻翳即无明，意即无智慧、无知，没有正确的知识，即不辨幻象之真假，也不了解幻体之真。商羯罗从这一幻义出发，猜测整个自然是幻象的总体。他没有否定幻象在特定情况下有相对的存在，因此，不能把名和色说成是"实在"或者"非实在"。[2]

---

①　巫白慧：《印度哲学》，东方出版社，2000，第178页。

②　巫白慧：《印度哲学》，东方出版社，2000，第179页。

商羯罗常用三个譬喻来说明：1.误认绳子为蛇；2.误认贝壳为银片；3.误认海市蜃楼为真景。蛇、银片、海市蜃楼的错觉原是虚妄非真，故不能说它们是实在：但在觉知它们的本相之前，蛇、银片、海市蜃楼的幻象并未消失，所以也不能说它们是非实在，名和色的幻象也如此，现象界（精神的和物质的）由梵幻现，本非真实的存在，不能说它们是实在，但无明障眼，暂时还未识破它们虚妄的性质，现象世界仿佛存在，因此也不能说它们是非实在。商羯罗这些譬喻还有一层深义：绳等非实在，蛇等非实在；若识前者，则无后者。梵体是真，现象非真，若悟前者，则离后者。这样，了幻归真，唯一无二——主观和客观便统一于"梵"。

商羯罗的"不二论"提出后，引起当时印度哲学界特别是吠檀多论者的强烈反响，其中有赞成的、有反对的，因而形成了许多吠檀多派分支。例如，光作（Bhaskara，भास्कर，996~1061）的"异不异论"、罗摩奴阇（Ramanuja，रामानुज，1017~1137）的"有分别不二论"、摩陀婆（Madhava，माधव，1238~1317）[1]的"有二论"、伐拉婆（Vallabha，वल्लभ，1479~1544）的"清净不二论"、智比丘（Vijnana Bhikshu，विज्ञानभिक्षु，16世纪）的"梵我一异论"和力天（Baladeva，बलदेव，1700~1793）的"不可思议异不异论"等。[2]

---

[1]　Edwin Bryant, *Krishna:A Sourcebook*, Oxford:Oxford University Press, 2007, pp.12-13.

[2]　巫白慧：《印度哲学》，东方出版社，2000，第180页。

其中，罗摩奴阇的"有分别不二论"比较典型，它与商羯罗的"不二论"针锋相对。罗摩奴阇根据这种有分别的论点，对《梵经》重新注疏，著有《梵经吉祥疏》。他在这部著作中提出了梵、我、幻三实在论的原理。"有分别"的意义在于：1. 按商羯罗的理论，梵、我、幻三者同一，我和幻源出于梵，又将复归于梵、同一于梵，绝对无二，无有分别，故称"不二论"；2. 按照罗摩奴阇的理论，梵是超验绝对，我是意识要素，亦即"命我"（主观世界）；物是非意识要素，亦即物质（客观世界）。物分三类：自性、时间和纯物质。三者属于非意识的实体，是经验的对象，能够运动和变化。"自性"由辨性、悦性和惰性三性构成；时间具有独立性，是感觉的对象，是所有存在的形式；"纯物质"是永恒不灭的物质，只有悦性。我和物两个要素与梵之间的关系，正如属性与本质的关系、部分与整体的关系、肉体与灵魂的关系。肉体因灵魂的存在而存在，因灵魂的消亡而消亡。同样，命和物依赖梵而存在，受梵制约；梵把命我作为他的肉体，把物作为他的外体。命我和物之间的关系是，命我是受用者（主观），物是所受用者（客观），而梵则是命我和物的创造者。然而，命我和物虽起源于梵、依赖于梵，但性质上又异于梵；即使命我能得到解脱，也不再和梵同一，只是独立地和梵共存下去，故称"有分别不二论"。

① Bruce M.Sullivan, *The A to Z of Hinduism,* London:Rowman & Littlefield, 2001, p.239.

第二节　帕坦伽利《瑜伽经》

一　《瑜伽经》章节内容

第一章　三摩地篇

1. 现在开始讲解瑜伽。

瑜伽的定义：

2. 瑜伽是调节心意的波动使其保持稳定；

3. 此时，观者应保持自我不动摇；

4. 或认同心意的改变。

五种改变心意的方式：

5. 五种改变心意的方式被隐藏，有痛苦的和不痛苦的；

6. 五种改变心意的方式包括有效认知、无效认知、幻想、睡眠和记忆；

7. 有效认知的三种方式——感知、推理和证言；

8. 无效认知是不以事实为依据的错误观念；

9. 幻想是缺乏对本质认知的表面现象；

10. 睡眠是非刻意的思维波动或知识的缺失；

11. 记忆是残存在意识中的潜印象；

12. 依靠练习和消除欲望去除它们；

13. 其中，练习是努力保持心意稳定；

14. 要经过长期的、不间断的和真诚的练习，心意才能保持稳定；

15. 消除欲望是控制意识，使其不受感官对象的影响；

16. 最高的境界是"原人"掌握了知识，消除了欲望而不再受"三性"的束缚；

三摩地以及达到三摩地的方式：

17. 有光照的三摩地（Samprajnata），伴随着思考、观察、喜乐和觉知自我；

18. 无光照的三摩地（Asamprajnata），心意不再波动，但潜印象依然存在；

19. 摆脱了肉体束缚者，一旦与"自性"结合，便再次进入轮回；

20. 另一些人以信念、强烈的意愿、记忆和智慧为前提；

21. 意愿强烈的人；

22. 意愿有强、中、弱之分；

23. 或者通过奉爱"神"进入有光照的三摩地。

"神"的含义：

24. "神"是特殊的原人，不受烦恼、业及业果的影响；

25. "神"是无处不在的、无限的、不受束缚的、无所不知的；

26. "神"是最早的古鲁，不受时间限制。

Om 的含义：

27. Om 是"神"的象征；

28. 念诵 Om，领悟它的意义；

29. 由此，意识转向内在，克服了障碍。

练习瑜伽的九种障碍：

30. 疾病、愚钝、怀疑、懈怠、懒惰、欲望、错误的认知、不进入状态或者状态不稳定都是障碍；

四种表现形式：

31. 痛苦、沮丧、肢体不稳定、呼气和吸气伴随着心烦意乱；

32. 为了克服它们，应做到专注；

33. 意识的纯净平和，来自以慈悲喜舍之心对待苦乐善恶；

34. 或者，通过调息；

35. 或者，通过感官经验；

36. 或者，超越忧伤，显现光明；

37. 或者，去除欲望；

38. 或者，通过睡眠和梦境获得知识；

39. 或者，通过冥想；

40. 瑜伽士可以变得像原子一样小，也可以变得无限大；

41. 意识不再受认知者、认知对象以及认知方式的影响，如同水晶不受它所反射的物体的影响；

相对不稳定的三摩地：

42. 相对不稳定的三摩地（Savitarka），混杂有语言文字、认知及认知对象；

相对稳定的三摩地：

43. 相对稳定的三摩地（Nirvitarka），记忆得到净化，进入无意识状态；

44. 以上两种模糊阶段的三摩地都已经解释了；

45. 模糊阶段的三摩地还是受到"自性"① 的影响；

有种子的三摩地：

46. 以上都是有种子的三摩地（Sabijia Samadhi）；

47. 相对稳定的三摩地达到完美状态，智慧之光显现；

48. 这些智慧蕴含着真理；

49. 智慧不同于证言和推理所获得的知识，它是特殊的知识，超越了证言和推理所获得的知识；

———————————————

① 自性由三性（悦性、辨性、惰性）构成。

无种子的三摩地：

50. 由此产生的智慧，去除了其他潜印象；

51. 消除了心意的波动，进入无种子的三摩地（Nirbija Samadhi）。

第二章　练习篇

克里亚瑜伽：

1. 苦行、自我知识、奉爱"神"构成克里亚瑜伽（Kriya Yoga）；

2. 克里亚瑜伽是为了达到三摩地和去除痛苦；

痛苦的五种原因：

3. 无知、执念、贪欲、憎恨和执着是痛苦的原因；

4. 这一切源于无知，有潜在的、轻度的、间断性的和持续性的；

5. 无知是将非永恒的视为永恒的，将不纯洁的视为纯洁的，将邪恶的视为善良的，将非自我视为自我；

6. 执念是对非自我的认同；

7. 贪欲是追随享乐；

8. 憎恨是追随痛苦；

9. 智者也会贪生怕死，这是执着；

10. 痛苦处于微小的阶段；

11. 可以通过冥想去除；

12. 业是痛苦的根源，是可见的和不可见的生命体验；

13. 只要根源存在，就会产生"业果"——出生、种姓、寿命和生命体验；

14. 善业产生快乐，恶业产生痛苦；

15. 通过明辨可以去除潜印象、欲望、误解以及内心冲突所带来的痛苦；

16. 避免未产生的痛苦；

17. 痛苦来自缺乏自我认知；

18. 这种体验来自元素和感官的结合，它们是自性，目的是使观者获得体验和解脱；

19. 自性有相同的、不同的、可区分的和不可区分的四种状态；

20. 体验者是纯意识，可以感知；

21. 是"自性"存在的原因；

22. 达到解脱的人，幻象不存在；没有达到解脱的人，幻象依然存在；

23. "原人"和"自性"的结合是为了体现它们的本质以及发挥它们的力量；

24. 无知是它们结合的原因；

25. 去除无知，觉知者和觉知对象不再结合，就获得了解脱；

26. 坚定地明辨是消除无知的方法；

27. 开启"原人"的智慧需要经历七个意识阶段 [1]；

28. 通过练习，不洁净逐渐被去除，直到获得灵性的知识。

瑜伽八分支：

29. 瑜伽八分支（Ashtanga Yoga）为持戒、精进、体式、调息、感官收束、专注、冥想和三摩地。

持戒：

30. 持戒包括非暴力、诚实、不偷盗、节欲、不贪婪。

精进：

31. 精进是无论出身如何、无论何时何地、无论何种环境下都需要遵守的规则；

32. 精进包括洁净、知足、苦行、自我学习、奉爱神；

33. 当持戒和精进受到干扰时，应从反面进行思考；

34. 暴力是由贪婪和愤怒引起的，无论是修行者自己犯下的，还是由他引起的，或者他所认同的；无论暴力是轻微的、中等的，还是严重的，都会引发无尽的痛苦和无知，这是反面的思考方式。

---

① 七个意识阶段：1.生理意识；2.能量意识；3.感知意识；4.心理意识；5.辨别意识；6.心意意识；7.阿特曼意识。

持戒的目的：

35. 一旦非暴力形成，敌意便会停止；

36. 一旦诚实建立起来，业果就会完全取决于它；

37. 一旦不偷盗建立起来，所有的财富都会出现；

38. 一旦节欲建立起来，就能助长能量；

39. 一旦不贪婪建立起来，就会知道为何有此生。

精进的目的：

40. 洁净身体，放下对自己身体和他人身体的执着；

41. 洁净意识，获得喜乐、专注、调节感官和认识真正的自我；

42. 知足使人获得无法逾越的幸福；

43. 通过苦行，消灭不洁，使身体和感官达到完美；

44. 通过自我学习，达到与奉爱的"神"合一；

45. 通过对"神"的奉爱达到三摩地。

体式：

46. 保持舒适稳定的姿势；

47. 通过放松和对蛇① 进行冥想；

48. 掌握体式后，不再受到冷热、悲喜、疼痛以及饥渴等外界

---

① 这里的蛇，古籍中通常指的昆达里尼能量。

事物的干扰。

调息：

49. 掌握体式后，需要调节呼吸；

50. 调息包括外在的、内在的和间断性的，受地点、时间和次数的影响变得持久而微妙；

51. 第四种调息方式是超越内部和外部的；

52. 通过第四种调息方式，智慧之光开始闪耀；

53. 变得适合专注练习。

感官收束：

54. 感官收束是将心意从感官对象中抽离出来，不与它们结合；

55. 达到最高的感官收束。

第三章　成就篇

专注：

1. 专注是将意识集中于某一对象；

冥想：

2. 冥想是不间断地专注；

三摩地：

3. 三摩地是通过冥想达到的无我状态；

三氧马:

4. 专注、冥想和三摩地合称为三氧马;

5. 掌握了三氧马,更高的意识便被照亮;

6. 按照阶段练习三摩地;

7. 专注、冥想和三摩地相比前五支更为内在;

8. 三氧马相对于无种子的三摩地是外在的;

9. 调节被干扰的心意、活跃的潜印象和停止的潜印象;

10. 通过日复一日的专注练习,心意就能获得持续专注的能力;

心意的三种转变:

11. 通过多点专注到单点专注,心意进入宁静状态;

12. 通过单点专注到持续的单点专注,心意进入专一状态;

13. 通过持续的单点专注到无点专注,心意进入绝对专注状态;由此,感官的本质被解释了;

14. 心意有存在的、显现的和未显现的,其本质不变;

15. 次序的差异是心意转变的原因;

练习三氧马的目的:

16. 针对三种转变练习三氧马,可以获知过去和未来;

17. 文字、对象及想法会产生困惑,通过练习三氧马,可以获得语言的知识;

18. 印象有两种，一种来自记忆，一种来自经验，通过对记忆练习三氧马，可以获知过去；

19. 通过对思想练习三氧马，可以了解他人的心意；

20. 只能了解他人心意的状态，而非心意的内容，不是三氧马的目标；

21. 通过对精微身体 练习三氧马，可以隐身；

22. 通过对五种感官练习三氧马，可以让它们的功能消失；

23. 业有两种——活跃的和静止的，通过对"业"练习三氧马，可以获得死亡的知识和预兆；

24. 通过对美德练习三氧马，可以获得特殊的力量；

25. 通过对大象等强壮的动物练习三氧马，可以获得相应的力量；

26. 通过对微妙的、模糊的或遥远的对象练习三氧马，可以获得超级洞察力；

27. 通过对太阳练习三氧马，可以获得宇宙的知识；

28. 通过对月亮练习三氧马，可以获得关于星星位置的知识；

29. 通过对北极星练习三氧马，可以获得关于星星运动轨迹的精准知识；

---

① 精微身体包括五鞘身的能量层、心意层和智慧层。

30. 通过对脐轮练习三氧马，可以获得身体内部的知识；

31. 通过对喉咙练习三氧马，可以克服饥渴；

32. 通过对喉下能量通道练习三氧马，可以使身体稳定；

33. 通过对顶轮上的光练习三氧马，可以获得灵性视野；

34. 或者获得来源于知觉的知识；

35. 通过对心轮练习三氧马，可以获得心性的知识；

36. 心意与"悦性的原人"不同，但无本质差别，通过对其本质练习三氧马，可以获得有关"原人"的知识；

37. 由此获得听觉、触觉、视觉、味觉和嗅觉的超能力；

38. 超能力是一种灵性力量，但沉迷于超能力是达到三摩地的障碍；

39. 一旦克服障碍，瑜伽士的意识便可以进入另一个人的身体；

八种超能力：

40. 通过对上行气练习三氧马，身体可以悬浮在水上行走，不受沼泽和荆棘的影响；

41. 通过对平行气练习三氧马，身体会发光；

42. 通过对耳朵和空间的关系练习三氧马，可以听到神圣的声音；

43. 通过对身体和空间的关系练习三氧马，身体会悬浮空中轻如棉花；

44. 通过对心意练习三氧马，遮蔽心意的障碍消失，智慧之光便显现出来；

45. 通过对粗略的、精微的五大元素练习三氧马，可以驾驭所有元素；

46. 由此，身体没有了障碍，获得了八种超能力^①；

47. 生理上的完美包括外形美丽、举止优雅、精力充沛和身体强壮；

48. 通过对觉知的状态和功能练习三氧马，可以控制感官；

49. 从此意识不受感官的束缚，摆脱了"自性"的约束；

50. 只有明辨自性与"原人"的差别，才能成为至高无上的存在并获得无限的知识；

51. 通过弃绝超能力、毁灭束缚的种子，获得解脱；

52. 当众神接近你的时候，不要因执着产生依恋或骄傲情绪，否则障碍会再次出现；

53. 通过对刹那及其次序练习三氧马，可以获得明辨的能力；

54. 能够区分两个看似相同，但无法依据定义、出身、种姓和

---

① 八种超能力包括身体小如原子、身体无限轻、身体无限大、身体无限重、能到达任何地方、能满足一切愿望、能控制一切事物、能创造和毁灭一切。

位置加以区别的对象；

55. 明辨是超越一切感官及感官对象的认知；

56. 一旦原人达到悦性的纯净，便获得了解脱。

第四章 解脱篇

超能力的五种来源：

1. 超能力是通过出生、草药、唱颂曼陀罗、苦行或三摩地获得的结果；

2. 在"自性"的作用下，瑜伽士通过转世获得超能力；

3. "自性"的作用是间接的，正如水管被堵塞，农民清除了水管中的障碍；

4. 创造来自"命我"的意识；

5. 人有千变万化的思想，一切行为都由心意促发；

6. 其中，由冥想产生的心意不受潜意识的影响；

7. 对于瑜伽士，行为没有黑白之分；对于一般人，行为有黑、白和混合三种；

8. 因此，上述三种行为在欲望成熟后产生；

9. 记忆和潜印象不会因出身不同、出生的时间和地点发生变化而受到影响；

10. 记忆和潜印象由前世积累而来，由于欲望是永恒的，故没有起始；

11. 欲望与因果、潜印象捆绑在一起，也随着它们的消失而消失；

12. 在过去和未来都以各自的形式存在着；

13. 无论是否显现，它们都受到"自性"的影响；

14. 它们的变化看似是受到"自性"的影响，但本质不变；

15. 对于同一对象，不同的人会产生不同的意识；

16. 认知对象依靠心意而存在，当心意不存在时，认知对象还存在吗？

17. 因此，对象是否被认知，还要靠心意；

18. "原人"主宰心意的波动，"原人"是心意的主人、是不变的，始终知道心意的活动；

19. "原人"是自我启迪者，而心意不是，所以心意无法自我启迪；

20. 心意不可能既是启迪者，又是被启迪者；

21. 当一种心意被另一心意所影响时，就会不断产生新的心意，导致记忆混乱；

22. 当不再产生新的心意时，自我认知便完成了；

23. 心意所反射的观者和观察对象是被赋予色彩的；

24. 心意、欲望和潜意识因"原人"的存在而存在；

25. 意识到心意和阿特曼是有区别的，便放下了执着；

26. 这时，明辨产生，走向解脱；

27. 受到潜意识的影响，明辨在心意和阿特曼之间徘徊；

28. 像消除痛苦一样，消除潜意识；

29. 甚至对最高阶段的三摩地也不再执着，这便是弃绝的三摩地，此阶段的三摩地因明辨而产生；

30. 至此，从痛苦和业力中解脱；

31. 障碍一旦被去除，便获得了无限的知识，而那些有限的知识就显得微不足道；

32. 于是，自性达到了目的，它的影响也消失了；

33. 自性持续影响着"原人"，"原人"只有超越自性才能最终认识它；

34. 解脱是自性彻底消失，使"原人"回归纯意识。

二　《瑜伽经》主要概念及行法

（一）瑜伽的概念

瑜伽是"调节心意的波动使其保持稳定"，此处应为"调节"，而非"控制"。"调节"强调修行瑜伽的过程，使其保持稳定则是结果，而"控制"只强调结果。帕坦伽利在《瑜伽经》中指出，达到最高阶段的"三摩地"（解脱）需要弃绝，即不再执着于三摩地。心意受自性的影响，自性处于运动变化中，从而不断产生新的心意，造成心意的波动，使"原人"无法认识到自我的本质，因此受到束缚而深陷痛苦之中。帕坦伽利认为，心意难以调节，如果强行控制它，则会引发内心的巨大冲突。为了避免这种冲突的发生，他提出通过瑜伽八分支行法的练习，循序渐进，直至心意摆脱"自性"的束缚，使原人回归纯意识。

（二）瑜伽八分支行法

1. 持戒：非暴力、真实、诚信、节欲、不贪婪。

2. 精进：洁净、知足、苦行、自我学习、奉爱神。

3. 体式：保持舒适稳定的姿势。

4. 调息：包括外在的、内在的或间断性的，受时间、地点和次数的影响变得持久而微妙。

5. 感官收束：将感官从感官对象中抽离出来，使其不受感官对象的影响。

6. 专注：将意识集中于某一对象上。

7. 冥想：持续不断的专注。

8. 三摩地：冥想的无我状态。

瑜伽八分支行法中，前五支是相对外在的，后三支是相对内在的，后三支合称为"三氧马"。前五支为冥想做准备，后三支是冥想的不同阶段。

瑜伽八分支行法是一种循序渐进的练习方式，前两支是五种持戒和五种精进，对修行者进行道德规范，这是修行者在任何情况下都应该遵守的基本行为规范。通过持戒使修行者意志更加坚定，具备基本的明辨能力，不因恶念产生恶业。通过精进，净化修行者的身心。关于体式，帕坦伽利只强调稳定、舒适和放松，这样的姿势才能持久稳定，为持续地冥想打下基础。然后，通过调息将遮蔽明辨的"业"去除，再通过感官收束，让心意更加专注。一旦身心都做好准备，便能进入冥想。通过专注将心意集中在某一对象上，再通过冥想达到三摩地。

（三）三摩地的不同阶段

三摩地指冥想的无我状态。当冥想处于相对稳定状态时，就开始进入三摩地。三摩地分为两大类：有种子的三摩地和无种子的三摩地。

1. 有种子的三摩地（Sabijia Samadhi）

"种子"即意识，这个阶段需要借助外部对象达到三摩地，处于有意识的状态。有种子的三摩地由低到高分为四个阶段：模糊阶段的三摩地、反射阶段的三摩地、喜乐阶段的三摩地、自我觉知的三摩地。

（1）模糊阶段的三摩地（Vitarka）

在这个阶段，冥想需要借助语言、文字等外部对象，又分为相对不稳定的三摩地和相对稳定的三摩地。相对不稳定的三摩地

（Savitarka）处于文字、有效认知、感知对象混合的状态；在相对稳定的三摩地（Nirvitarka）状态下，记忆变得越来越清晰，从而能够正确地感知。

（2）反射阶段的三摩地（Vichara）

在这个阶段，冥想不需要借助语言、文字等外部对象，时间、空间概念消失。这个阶段又分为相对不稳定的三摩地和相对稳定的三摩地。相对不稳定的三摩地（Savichara）是不稳定的，心意的反射依然存在；相对稳定的三摩地（Nirvichara）是稳定的，心意的反射不复存在。

（3）喜乐阶段的三摩地（Ananda）

这个阶段，能意识到内心的喜乐。

（4）自我觉知的三摩地（Asmita）

这个阶段，自性的束缚消失，原人回归纯意识。

2. 无种子的三摩地（Nirbija Samadhi）

这个阶段不需要借助外部对象达到三摩地，再进入无意识状态。无种子的三摩地由低到高分为两个阶段：无种子的三摩地和弃绝的三摩地。

（1）无种子的三摩地（Nirbija Samadhi）

这个阶段，意识消失，三摩地状态更加稳定。

（2）弃绝的三摩地（Dharma Megha）

这个阶段，修行者放下一切执着，不再刻意追求三摩地，显现出一切美好的品德。

3. 三摩地的终极阶段（Kaivalya）

这个阶段，修行者获得了解脱（见图 3-1）。

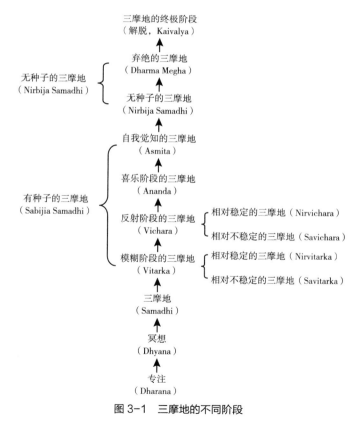

图 3-1　三摩地的不同阶段

（四）"神"的含义及作用

关于"神"的含义，《瑜伽经》描述称："'神'是特殊的原人，不受烦恼、'业'及'业果'的影响；'神'是无处不在的、无限的、不受束缚的、无所不知的；'神'是最早的古鲁，不受时间限制。"[1] 关于神的作用，《瑜伽经》称："Om 是'神'的象征；念诵 Om 并领悟它的含义。由此，意识转向内在，克服了障碍。"[2] 由此可见，《瑜伽经》所描述的"神"是"特殊的原人"，是一种无形存在的至高意识，不受三性的束缚。帕坦伽利把"神"看作练习瑜伽，即调节心意波动所要达到的目标，借以排除在瑜伽练习过程中出现的种种障碍。他不认为"神"是宇宙的起源或可干预宇宙的演变过程。

（五）克里亚瑜伽

克里亚瑜伽由苦行、自我学习和奉爱"神"构成。克里亚瑜伽的目的是净化身心和减少痛苦，以达到三摩地。

帕坦伽利认为，调节心意的波动并使其保持稳定是极为困难的。对一般人来说，修行克利亚瑜伽是可行的。苦行，是根据古籍规定的方式进行修行；自我学习是通过古鲁和古籍获得知识和思辨的能力；奉爱"神"是弃绝一切行为的结果，把行为的结果奉献给"神"。

---

① 《瑜伽经》1.24~1.26。

② 《瑜伽经》1.27~1.29。

第三节　佛教与瑜伽

佛教与瑜伽有着密切的关系，这种关系贯穿佛教发展始终，原始佛教在其创立阶段无疑吸收了古奥义书中"禅那"的思想，佛教的"禅那"与瑜伽的"冥想"实为同一种行法。佛教的创始人释迦牟尼在其创立佛教的过程中曾受到瑜伽的影响，大乘佛教的瑜伽行派以修持瑜伽得名，反过来又对瑜伽的发展产生了重要影响。随着瑜伽行派的思想传入我国，其对禅宗、天台宗、法相宗、净土宗和密宗都产生了影响，并与道教、儒家、医学、武术和民间气功等相交流。佛教与瑜伽在各自发展的过程中互相借鉴、互为影响。

佛教产生于公元前 6 世纪左右。佛教的创始人是释迦牟尼（Sakyamuni），意为"释迦族的圣人"，成道后被称为"佛陀"，意为"众生中的觉悟者"。释迦牟尼本名乔达摩·悉达多（Gautama Siddhartha），约在公元前 6 世纪出生于印度北部的迦毗罗卫城（今尼泊尔南部与印度接壤的边境地带），属刹帝利种姓。他的父亲是净饭王，是以迦毗罗卫城为中心的释迦族居住区域的统治者。释迦牟尼的生母是摩耶夫人，为邻国拘利族天臂城主之女。她在返回父国途中经过蓝毗尼园时生下释迦牟尼，产后七天即去世了。释迦牟尼是由其姨母摩诃波阇波提抚养长大的。其在将近 20 岁时结婚，娶了来自拘利族的表妹耶输陀罗为妻，婚后生有一子罗睺罗。

释迦牟尼自幼接受古印度传统文化教育，当时的主要文化是源自吠陀思想的婆罗门教文化。他生于王族，被寄予厚望，以便将来继承王位，治理国家，但释迦牟尼对世俗权力并无兴趣，而是对宇宙和人生奥秘极为关注。他对出家之事态度坚决，毅然在29岁离家。

在当时，众多出家人的修行方法中较为流行的有两种，一种是修禅定，一种是修苦行。释迦牟尼最初也致力于此两种修行。

释迦牟尼最初学习禅定。根据《佛所行赞》的记述，释迦牟尼在成道以前曾师从瑜伽的先行者阿逻罗·迦罗摩（Alada Kalama，अलद कलम）和邬陀迦·罗摩子（Uddaka Ramaputta，उदक रामपुत्त），随他们学习禅定，并经过苦修达到"无所有处"（Akimcanyayatana，आकिंचन्यायतन，"什么都不存在"）和"非想非非想处"（Naivasamjnanasamjnayatana，नैवसंज्ञानासंज्ञायतन，"不是有想，也不是无想"）的境界，由此可知，释迦牟尼在其创立佛教的过程中无疑受到过瑜伽的影响。[①] 然后，他又来到尼连禅河边的树林里修炼苦行。结束了六年的苦行后，他来到菩提伽耶的一棵菩提树下静坐冥想，后悟道成佛。

禅（Dhyana）一词源于梵文动词词根"Dhyai"，意为"思维、思念、思考"。由"Dhyai"派生出两个抽象的名词：一个是"Dhya"，见于《梨俱吠陀》；一个是"Dhyana"，见于奥义书，并逐渐成为各哲学流派接受的共同术语。"Dhyana"传到中国后，被

---

① 黄心川：《印度哲学通史》，大象出版社，2014，第305~306页。

音译为"禅那",简称为"禅"。[①]"Dhyana"一词,瑜伽称其为"冥想",而冥想正是"Dhyana"一词的意译。由此可知,佛教所说的"禅"与瑜伽的"冥想"实为同一种修行方法。

Dhyana(禅,冥想)一词最早出现在《歌者奥义书》中。《歌者奥义书》7.6.1~7.6.2称:"确实,冥想比心意更伟大,如大地在冥想。空在冥想,天在冥想,水在冥想,山在冥想,神和人在冥想。在尘世中,冥想是好人的一份报酬,坏人之间争吵、污蔑、诽谤,好人在冥想。崇拜冥想吧。崇拜梵就是冥想,便能在冥想的世界自由活动。"可见,奥义书最初把冥想描述为一种心理状态或心理活动,而这种心理状态或心理活动是通往"梵"的。《白骡奥义书》1.3称:"修行冥想瑜伽的人,看到隐藏在自我中的'神',这个唯一者,主宰从时间到自我一切原因。"这里的"神"指"梵",也就是说,冥想是证悟自我和实现"梵我同一"的方式。晚期的《慈氏奥义书》6.18称:"这是与它合一的方法:调息、感官收束、冥想、专注、思辨和三摩地,这就是瑜伽。"这段引文清晰地表明,瑜伽包括调息、感官收束、冥想、专注、思辨和三摩地六支行法。瑜伽形成后,帕坦伽利的《瑜伽经》取其中五支(除思辨外),又增加了持戒、精进和体式,形成了八支行法。

"四谛"是释迦牟尼创立佛教时最早提出的理论,是对佛教必要性的论证,是佛教理论体系建立的基石。所谓"四谛"就是四

---

① 巫白慧:《吠陀经和奥义书》,中国社会科学出版社,2014,第319页。

种真理，即苦谛、集谛、灭谛、道谛。"苦谛"即苦果，是关于人生多苦的真理。人生有八苦：生、老、病、死、怨憎会、爱别离、求不得、五阴盛[①]。苦是宇宙人生的真相。"集谛"即苦因，说明人的痛苦是怎样来的。人的痛苦是自身的贪（贪欲）、嗔（愤怒）、痴（愚痴）等造成的种种不善业。灭谛即灭苦，说明涅槃境界才是人生最理想最根本的归宿，因为涅槃是常住、安乐、寂静的境界。道谛是灭苦的方法，说明人要修道才能证得涅槃。道谛有多种，主要是指修习八正道。四谛括尽世间的两重因果：集是因，苦是果，是迷界的因果；道是因，灭是果，是悟界的因果。所谓"八正道"，即正见、正思、正语、正业、正命、正精进、正念、正定。正见（正确的见解）也就是对因果、事理、四谛等的信受理解，并将之作为自己的见地。八正道以正见为首，因为有了正见，对事理才会有正确的认识，才能消除俗知俗见，悟入正道。正思（正确的思考）即思考四谛的道理，以引发正确的欲念，明了世间的因果，断集证灭，离苦得乐。正语（正当的言语）指对人说真诚和善的话。正业（正当的行为），即善行。正命（正当的行业）指从事正当职业来维持生计，不做不道德的事情。正精进（正当的努力）即努力修善断恶。正念（正确的观念）即时常忆念正道，不让思想行为出错。正定（正确的禅定）即把心安于一境，不乱不动。

对于"四谛"和"八正道"，瑜伽有相似的理念和行法。瑜伽修行的目的是获得解脱，并将其解释为轮回、业报、解脱之道。

---

① 五阴指色、受、想、行、识，是构成人体的五种要素，人生的种种痛苦，都源自这五种要素构成的人体，所以说五阴盛苦。

瑜伽认为，众生处于轮回之中始终是痛苦的，轮回是"业力"造成的，"业"即行为，只要有行为就会有"业力"，解脱的方法是断灭"业力"。为了断灭"业力"，就必须弃绝，即不执着于一切行为的结果。瑜伽认为，无知是造成痛苦的根本原因，只有通过真知去除无知，才能摆脱轮回，获得解脱，这便是瑜伽的解脱观。关于解脱之道，瑜伽提出八分支行法——持戒、精进、体式、调息、感官收束、专注、冥想、三摩地。其中，持戒是一种道德规范，包括非暴力、真实、诚信、节欲、不贪婪，与佛教的正语、正业、正命是基本一致的。精进是一种精神进化，包括洁净、知足、苦行、自我学习、奉爱"神"，与佛教的正见、正思、正志、正精进是相似的理念。正确的见解、正确的思考和正确的思维只有通过洁净身、心、意和自我学习才能实现，两者是目的与结果的关系。佛教的正定就是瑜伽的三摩地，二者虽名称不同但意义完全相同。因此，印度有些学者认为，"八正道本身就是最早所知的完整的瑜伽体系"。

在印度佛教中，小乘佛教有大约二十个较大的部派，但大乘佛教只有两大派，即中观派与瑜伽行派。中观派兴起于公元3世纪，而瑜伽行派兴起于公元4世纪。

瑜伽行派（Yogacara），也称唯识派（Vijnanavada，विज्ञानवाद），因修持瑜伽而得名。唯识乃瑜伽行派的基本观念，所以多以其为标志来指称瑜伽行派思想。瑜伽在佛教中作为"相应"之义，亦首先指止观。止观亦修定修观，止即定，观即在定中观察、思考。而"瑜伽行"，可理解为相即关系，所谓瑜伽即行；或者偏正关系，所谓瑜伽之行；或者动宾关系，所谓行瑜伽。换言之，瑜伽行或指瑜伽，或指瑜伽之行，或指修习瑜伽。总之，瑜伽行是围绕瑜伽安立的，是一种与真理相应的特定的修行方式，表明了以修行为本的立场。瑜伽行派正是依此得名的。[①] 还有一点要说明，作为古印度六派哲学的瑜伽，起源比瑜伽行派早，但后来其理论的系统化受到了瑜伽行派的影响。[②]

瑜伽行派的创立者相传是弥勒（Maitreyanatha，350~430）。汉译佛经中关于弥勒的生平有着种种记载，目前学术界中也有不同看法。有人认为弥勒确是一个历史人物，[③] 有人认为在瑜伽行派兴起时有弥勒论师，他们假托弥勒菩萨之名写了不少论著，目前留下的主要有七部：[④]《瑜伽师地论》《大乘庄严经论》《辩中边论颂》《究竟一乘宝性论》《金刚般若经论颂》《现观庄严论颂》《法性分别论颂》。

从佛教本身看，弥勒菩萨在瑜伽行即唯识思想的发展中是一个关键人物。佛陀的瑜伽行教，主要通过弥勒菩萨传出，而弥勒菩萨是未来佛，所以这种传承极有意味，反映出瑜伽行学在佛教中的特殊地位：由两代佛陀联手弘扬，权威性极强。弥勒不仅传

---

① 魏道儒主编《世界佛教通史》第1卷，中国社会科学出版社，2015，第544页。

② 周贵华：《唯识通论——瑜伽行学义诠》上册，中国社会科学出版社，2000，第1页。

③ 日本的宇井伯寿根据所传弥勒著作以及其他资料论证了弥勒是一个历史人物。详见宇井伯寿《印度哲学研究》第1卷，岩波书店，第335页。

④ 中国传统观点认为弥勒有"五论"，即《瑜伽师地论》《大乘庄严经论》《辩中边论颂》《金刚般若经论颂》《分别瑜伽论》。其中，《分别瑜伽论》已失传。

承佛陀的瑜伽行教，而且予以系统阐发。[①]

　　瑜伽行派的核心思想是"唯识论"。"唯识"，又名"唯心"，谓世间诸法，唯心识所现，因一切法皆不离心识，故名唯识。瑜伽行派提出"八识"，即眼识、耳识、舌识、鼻识、身识、意识、末那识、阿赖耶识。按照它们的性质，又分为三类。第一类是前六识——眼识、耳识、舌识、鼻识、身识、意识。其中前五识主要起到认知的作用，对应着五种感官——眼、耳、舌、鼻、身，五种感官又对应着五种认知对象——色、声、味、香、触。第六识主要起到分别的作用。前五识相当于感知，第六识相当于知觉。第二类是末那识（Mano Vijnana），意译为"意"，因恐与意识相混，故不名意，而保留末那识的音译。意就是思量，它坚固执住第八识为我，常恒思量，为烦恼的根本。第三类是阿赖耶识（Alaya Vijnana），又称"藏识"，藏字有三重含义，即能藏、所藏、执藏。能藏是指阿赖耶识能含藏一切法的种子（Bija）；所藏是指阿赖耶识为前七识熏习的杂染法[②]所覆藏；执藏是指阿赖耶识为第七识所执为自我。

---

①　魏道儒主编《世界佛教通史》第1卷，中国社会科学出版社，2015，第560页。

②　系指有漏法。杂，即间杂、和杂之义；染，指染污法，即不善及有覆无记之法。通常情况下，杂染与染污同义，可通用；但据《成唯识论述记》卷二末，单称染、染污之际，即指烦恼；而称杂染之际，则系通于善、恶、无记三性，为一切有漏法之总称。杂染分为三类，称三杂染：（一）烦恼杂染，又作惑杂染，即一切烦恼及随烦恼之总名，此又分为见所断、修所断二种，或欲界系、色界系、无色界系三种，或根本烦恼等十种；（二）业杂染，指从烦恼生，或助烦恼造作身语意三者之业；（三）生杂染，又作苦杂染，依烦恼及业而受生于三界之苦。以上三类依序相当于惑、业、苦三道，或谓三杂染再加障杂染，为四杂染。

　　瑜伽行派的经典是弥勒所著的《瑜伽师地论》。它将世间、出世间一切道地统摄在一起，将瑜伽行派的集大成性与系统性体现得相当充分，显示出瑜伽行派的不共特色。他把瑜伽修行所要达到的境界分为十七地。地（Bhumi），就是修行所达到与历经的位次及境界。十七地，可归为两大类，即世间地与出世间地。世间地，即未修佛教出世法的境界划分，有九个层次，分别为五识身相应地、意地、有寻有伺地、无寻唯伺地、无寻无伺地、等引地、非等引地、有心地、无心地。其中，五识身相应、意地是世间境界所依的共同基础；有寻有伺地、无寻唯伺地、无寻无伺地是以思维粗细来划分的世间境界的三个层次；等引地、非等引地、有心地、无心地是按第六意识在定不在定、生起未生起来划分的世间境界层次。这九者并非逻辑递增，而是从不同角度来划分。出世间地，即修佛教出世法的境界划分，有八个层次，分别为闻所成地、思所成地、修所成地、声闻地、独觉地、菩萨地、有余依地、无余依地。其中，闻、思、修所成地是修成出世境界的共同基础因层次；有余依地、无余依地即有余依涅槃地、无余依涅槃地，乃出世间境界的共同果层次；声闻地、独觉地、菩萨地是三种圣道因果层次。[①]

　　瑜伽行派的系统论述者是无著（Asanga，395~470）以及他的兄弟世亲（婆薮槃豆，Vasubandhu，400~480）。无著和世亲的生平在汉译、藏译佛经中虽然有种种记载，但仍很不清晰。[②] 他们生

———————————————————————————

① 　魏道儒主编《世界佛教通史》第1卷，中国社会科学出版社，2015，第560页。

② 　参见真谛译《婆薮槃豆法师传》及玄奘撰《大唐西域记》。

于南亚次大陆北部的犍陀罗国，属婆罗门种姓。无著初习小乘哲学，后改从大乘，终老于侨赏弥国。他的主要著作有《摄大乘论》《六门教授习定论》《顺中论》《金刚般若经论》《显扬圣教论》、《大乘阿毗达磨集论》《解深密经释》。①

世亲的思想有着曲折的发展历程，他初学小乘，著有《俱舍论》，后改学大乘并有所发展。主要著作有《唯识二十论》《唯识三十颂》《大乘成业论》《大乘百法明门论》《大成五蕴论》《佛性论》《止观门论》《三自性偈》等。

世亲学说的继承者有亲胜（Bandhusri，410~490）、火辨（Citrabhana，410~490）。较亲胜稍后并发扬亲胜学说的有德慧（Gunamati，480~550）、安慧（Sthiramati，500~570）二兄弟以及真谛（Paramartha，499~569）。以上史家称为前期瑜伽派或无相唯识派（Nirakara Jnanavadin Yogacara）。

世亲学说的另一继承者和发扬者是陈那（Dignaga，域龙，480~540），陈那特别注重因明和认识论的研究，他把瑜伽和小乘经量部的学说结合起来，是后期瑜伽派或有相唯识派（Sakara Jnanavadin Yogacara）的先驱。陈那的主要著作有《佛母般若波罗蜜多圆集要义论》《观所缘论》《掌中论》《取因假设论》《因明正理门论》《集量论》等。

陈那学说的发扬者是无性（Asvabhava，500~560）、护法（Dharma Pala，530~561）、戒贤（Silabhadra，529~645）以及法称

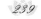

---

① 黄心川：《印度哲学通史》，大象出版社，2014，第222~223页。

（Dharmkirti，600~680）等。法称继承和发展了陈那的逻辑理论，著有《释量论》（*Pramana Vartika*）、《正理一滴》（*Nyaya Bindu*）等，印度佛教中的密教兴起以后，瑜伽和中观融合为一，出现了中观瑜伽派。

印度瑜伽行派的思想早在北魏时期就由菩提流支（道希，Bodhiruci，于508年来中国）、勒那摩提（宝意，Ratnamati，与菩提流支同时来中国）等人传入中国，在我国北方地区创立了地论学派。在南朝的梁陈时期，真谛（Paramartha，499~569，于546年来中国）又把唯识思想弘传于南方，在江南一带成立了摄论学派，但南北朝时期流传的唯识思想基本上属于印度前期瑜伽行派的思想或唯识古学。唐玄奘自印度回国译出《成唯识论》后，国内才开始传播印度护法一系的唯识新学，从而建立了中国的唯识学派——慈恩宗。

大乘佛教的瑜伽行派传入我国，对禅宗、天台宗、法相宗、净土宗和密宗都产生了影响，并与道教、儒家、医学、武术和民间气功等相交流。禅宗提出了"上乘禅"（超越小乘的我空和大乘的我法两空的瑜伽），天台宗建立了"六妙法门"体系〔一数（数息）、二随（随念心住）、三止、四观、五还（还归本心）、六净〕，净土宗主张念佛三昧，认为念佛可以集中意念，这些都是瑜伽的表现。①

240

---

① 黄心川：《印度哲学通史》，大象出版社，2014，第308页。

中国禅宗初祖菩提达摩[①]（Bodhidharma，बोधिधर्म）在少林寺修禅，据说曾经传有《洗髓经》和《易筋经》。此二书被奉为少林武术的圭臬，可以看出其理论体系明显地受到瑜伽的影响。《洗髓经》已被禅宗二祖慧可遗失，史料只提及其名字，其余已无从考证。《易筋经》传授的功法，大致可分为外壮、内壮、动功、静功、炼形、炼气、炼意等，这与瑜伽八分支——对外持戒、对内精进、体式、感官收束、调息、专注、冥想、三摩地大体相似。少林武术提倡"禅武归一"，瑜伽强调动静一如；少林武术有内外功法，瑜伽有内外兼修；少林武术有数息法，瑜伽则有调息观。少林武术虽在发展过程中具有更多的中国文化特色，但对其追踪瑜伽的事实也有很多历史根据可以考证。[②]

第四节　耆那教与瑜伽

相传耆那教有所谓"二十四祖"，如开祖勒舍波（Rsabha）、二祖阿耆达那陀（Adinatha）、二十三祖巴湿伐那陀（Parshvantha）、二十四祖筏驮摩那（Vardhamana）等。但实际上，这二十四祖多为传说中的人物，仅二十三祖和二十四祖为历史上真实存在的人物。此教的形成时间为公元前6世纪至公元前5世纪，主要创始人是二十四祖筏驮摩那。

---

① 菩提达摩（382~536），简称达摩或达磨，意译为觉法，南印度人，南北朝禅僧。据《景德传灯录》，民间常称其为达摩祖师，即禅宗的创始人。

② 黄心川：《印度瑜伽与少林武功》，《佛学研究》1995年刊，第136页。

筏驮摩那，生于中印度毗舍离城附近，属刹帝利种姓。成年后，娶妻生子，30 岁时父母去世，遂出家修行。传说经过 12 年的苦行修炼后修成正果，被称为"大雄"（Mahavira），意为"伟大的英雄"。由此，其创立的宗教被称为耆那教。关于筏驮摩那的生卒年代，说法不一。一般认为，他与佛陀乃同时代人，在中印度传教 30 年，如佛陀一样有国王外护，信徒众多。

公元 1 世纪，耆那教发生分裂。教徒由于对戒律和教祖遗训的解释不同，分为空衣派（Digambara）和白衣派（Svetambara）。空衣派也称天衣派，主张"以天为衣"，佛教文献中称其为"露形外道"或"无惭外道"。此派强调苦行，要求信徒严格遵守不能有私人财产的规定，认为即便是衣服也属于私人财产。天衣派最初的代表人物是巴德拉巴乎（Bhadrabahu）。白衣派也主张苦行，但认为信徒可以穿着白衣。白衣派最初的代表人物是圣普德伟迦亚（Sambhutavijaya）。空衣派和白衣派的分歧主要是对戒律的看法不同，二者在其他教理方面并没有根本性的冲突。这两派后来又发生分歧，并分出一些小的教派。

13 世纪以前，耆那教在印度广为流传。伊斯兰教进入南亚次大陆后，此教受到严重打击，但并未消亡，一直流传至今，仍有一定的影响。

关于耆那教，无论在印度还是中国，都有很多资料记载。耆那教最早的典籍是"十四前"和"十二支"。但"十四前"和"十二支"中的一支都已失传。因此，现存最早的经典是"十一支"。白衣派认为"十一支"是教祖思想的真传，而空衣派对此持有异议。

除"十一支"外，耆那教还有大量文献。其中比较重要的有康达康达（Kundakunda，约1世纪）的《五原理精要》（*Pancasikaya*）和《教义精要》（*Pravacanasara*）、乌玛斯伐蒂（Umasvati，5~6世纪）的《谛义证得经》（*Tattvarthadhigama Sutra*），此为白衣、空衣两派都承认的代表耆那教的正统学说；还有悉檀舍娜·迪伐伽罗（Siddhasena Divakara，8世纪初）的《正理渡津论》（*Nyayavatara*）等。此外，师子贤（Haribhadra，约8世纪）、金月（Hemacandra，11~12世纪）等人都有关于耆那教的著述。汉译佛典中亦有不少关于耆那教的记述，如《长阿含经》《中阿含经》《杂阿含经》《增一阿含经》《大毗婆沙论》《大智度论》《瑜伽师地论》《显扬圣教论》等。

耆那教最具代表性的经典是《谛义证得经》，又名《真理证得经》《入谛义论》，作者是耆那教哲学家乌玛斯伐蒂（Umasvati）。乌玛斯伐蒂的生卒年不详。耆那教空衣派认为他生活在公元135~219年，白衣派认为他生活于八九世纪，两者差距很大。学术界则一般倾向于认为他生活于5世纪。《谛义证得经》共十章，详细论述了耆那教的基本理论——七谛说。七谛指命、非命、漏、缚、遮、灭、解脱。

"七谛说"中最重要的两个概念是"命"（Jiva）与"非命"（Ajiva）。耆那教认为，宇宙万有由"命"和"非命"构成。"命"与"非命"两个概念，源自奥义书中关于"二我"的论述。奥义书认为，"二我"包括"命我"和"自我"，"命我"指一切众生，而"自我"起源于"梵"，存在于"梵"，复归于"梵"，与"梵"同一。

关于"命"与"非命"。《谛义证得经》指出："命指生命。命有两种：轮回的和解脱的。轮回的命又可分为动与不动的。不动的命以地为身，以水为身，以火为身，以风为身，以植物为身。动的命具有两个以上感官。以植物为身的'命'只有一个感官，虫、蚁、蜂和人依次增加一个感官。"[①]"'非命'由法（Dharma）、非法（Adharma）、空（Agasa）和物质（Pudgala）构成，这些是实体。'命'亦是实体。这五种实体是永恒的，它们与时间共同构成宇宙。"[②] 关于时间（Kala），《谛义证得经》中记载："时间是用以解释存在、变化、运动和持续的。"[③] 耆那教认为，宇宙万有由"命"和"非命"构成，非命包括"法""非法""空""物质"，这五种实体是永恒的。命包括动的和不动的，能动的根据感觉器官的多少分为六种：一个器官（皮肤）的，如植物；二个器官（皮肤、舌）的，如虫；三个器官（皮肤、舌、鼻）的，如蚁；四个器官（皮肤、舌、鼻、眼）的，如蜂；五个器官（皮肤、舌、鼻、眼、耳）的，如兽；六个器官（皮肤、舌、鼻、眼、耳、心）的，如人。不动的命存在于土、水、风、火四大元素之中。所以，耆那教认为，动植物皆有生命，不能任意伤害。非命也包括两大类，一类是有形的，由原子和原子的复合体组成；另一类是无形的，由时间、空、法和非法组成。耆那教认为，"命"蕴含着万物皆有生命以及轮回解脱的观念。瑜伽也认为，万物皆有生命，有"命

①　《谛义证得经》2.7~2.23。

②　《谛义证得经》5.1~5.4。

③　《谛义证得经》5.22。

我"和"自我"。"命我"指一切众生，而"自我"由于原人受到三性的束缚，意识不到其真正的本质。只有通过心意的调节，才能使原人摆脱三性的束缚，回归纯意识，即证悟自我，获得解脱。

关于"法"与"非法"。《谛义证得经》中称："法与非法是事物运动和静止的原因。"[①]瑜伽中也有关于"法"的论述，业瑜伽认为，人们应该遵照"法"的规定行使责任。瑜伽中的"法"指的是吠陀中有关个人责任和义务的规定。

关于"空"。《谛义证得经》中称："空为其他事物提供场所。"[②]瑜伽中提及的"二十五谛"包含五大元素——空、风、火、土、水，其中一个元素就是"空"。《瑜伽经》中写道："空依次产生风火水土。"由此可见，瑜伽把"空"描述为风、火、水、土运动的场所，由空依次产生了风、火、土、水四大元素，由空产生风，风产生火，火产生水，水产生土。

关于物质。《谛义证得经》中写道："物质是构成身体、言语、意识和呼吸的基础。物质使世间的苦、乐、生、死成为可能。物质有两种：极微和极微的复合体。"[③]耆那教认为，原子是不可分的，无始无终，是无限的、永恒的，具有味、香、色和两种触（粗与细、冷与热）的属性。原子的复合体可以有多种形式，从两个原子相结合到无限多个原子相结合，数量和次序都是无限的。

① 《谛义证得经》5.17。

② 《谛义证得经》5.18。

③ 《谛义证得经》5.19~5.25。

原子复合体除具有触、味、香、色的属性外，还有物理性质：声音、吸引、排斥、大小、形状、可分性、不透明、辐射光和热等。人们的感觉之所以不同，完全是由于原子结合的形式不同。这些原子因有重量而运动，不同性质的原子相结合而产生不同的感觉。原子的结合是对立的统一，其中一种是消极或否定的原子，另一种是积极或肯定的原子，结合物的性质随着结合物双方原子的强弱变化而变化。耆那教的这种"原子论"观点，与胜论的观念很相似。胜论认为，世界由不可再分的原子构成。

关于漏、缚、遮、灭。这四个概念实际是描述"业"与轮回的关系。耆那教认为，"要摆脱轮回、达到解脱就必须灭漏"。《谛义证得经》中说："对'漏'的抑制即为灭。"[1] "行为是身体、言语和意识的活动。""漏是因，漏的结果导致轮回。""漏有两种：好的，即善业；坏的，即恶业。受感官对象的影响，命在'漏'的作用下，产生轮回；不受感官对象的影响，'漏'对'命'的作用是短暂的。"[2] "'命'受到感官对象的影响，这就是束缚。善业能够快乐、长寿、出身好。恶业产生相反的结果。"[3] 漏有八类：智漏遮盖智慧；见漏遮盖正确的直觉；受漏遮盖幸福，滋生痛苦；痴漏遮盖正信，产生情欲；寿漏决定生命的长短；名漏决定身体的特质；种漏决定种姓；遮漏决定性力。关于这三个概念，瑜伽也有类似的描述。业瑜伽认为，人们应该遵照"法"的规定履行个

---

① 《谛义证得经》9.1。

② 《谛义证得经》6.1~6.4。

③ 《谛义证得经》8.2、8.25~8.26。

人的义务。行为即"业"，而"业"是轮回的根本原因。所谓善业产生善果，恶业产生恶果，只要有"业"存在，就会产生轮回，而轮回始终是痛苦的。因此，应摆脱"业力"的束缚，弃绝一切行为的结果，获得解脱。

关于解脱。耆那教认为，灭"漏"的方式是持五戒，修三宝，参与苦行。《谛义证得经》中说："正信、正智、正行是达到解脱的途径。"[①] 三宝为正智（正确的知识）、正信（正确的信仰）、正行（正确的行为）。五戒是不杀生、不欺狂、不偷盗、不奸淫、不蓄私财。耆那教对于"不杀生"的规定是极其严格的，因万物皆有生命，小到蚂蚁或者肉眼不可见的生命，都不能杀害。耆那教徒还坚持各种苦行，他们认为只有苦行才能断灭旧业，使新业不生，达到寂静，使"命我"散发内在的光辉，从而脱离轮回之苦，获得解脱。耆那教所说的"三宝"——正智、正信与正行，与瑜伽的三条道路——智瑜伽（自我知识）、奉爱瑜伽（奉爱神）和业瑜伽（正确的行为）是相似的。耆那教的"五戒"——不杀生、不欺狂、不偷盗、不奸淫、不蓄私财，与《瑜伽经》的五种持戒——非暴力、诚实、不偷盗、节欲、不贪婪是相同的理念。瑜伽强调苦行，苦行、自我知识、奉爱"神"构成了克里亚瑜伽。同时，瑜伽也以解脱为终极目标。

从耆那教的思想来看，筏驮摩那提出的观点主要是一种多元实在论。他认为，宇宙万有由两大元素构成，即命与非命。命存

---

① 《谛义证得经》1.1。

在于动植物等有机物中，也存在于土、水、火、风等无机物中。非命即物质性存在，包括有形的和无形的，前者乃极微的以及极微的复合体，后者即空、时间、法（运动的条件）与非法（静止的条件）。此外，耆那教奉行苦行和严格的不杀生主义。

　　综上所述，无论是作为印度正统哲学的六派哲学，还是作为非正统哲学的沙门思想，其哲学根基都是吠陀。各派虽有不同，但都是吠陀思想的延续，皆以解脱为目标。印度六派哲学虽尊吠陀，但有亲疏远近之分。数论、瑜伽、正理派、胜论是依据吠陀而形成的，唯有弥曼差和吠檀多是对吠陀的传承。而作为沙门思想的佛教和耆那教所谓的不尊吠陀，只是反对"祭祀万能"和"婆罗门至上"。瑜伽的行法不是瑜伽独有的，瑜伽的持戒和精进是六派哲学、佛教、耆那教共同遵守的道德规范，瑜伽的冥想是六派哲学、佛教、耆那教共同遵循的修行方法。瑜伽是行法的集大成者，它继承了奥义书的理念，系统总结和完善了奥义书中的行法，印度各哲学派别都有瑜伽的修行方式。

最好的体式是至善坐，最好的调息是自然住气法，
最好的身印是逆舌身印，最好的冥想是聆听体内的密音。

《哈他瑜伽之光》

第四章　后古典时期——哈他瑜伽

后古典时期（5~18世纪）：以哈他瑜伽为标志，瑜伽行法日趋完善。

自5世纪开始，印度出现了各种瑜伽行法，如密宗瑜伽（Tantra Yoga，约450年）、曼陀罗瑜伽（Mantra Yoga，约10世纪）、央陀罗瑜伽（Yantra Yoga，约10世纪）、哈他瑜伽（Hatha Yoga，约10世纪）、昆达里尼瑜伽（Kundalini Yoga，11世纪前后）、拉亚瑜伽（Laya Yoga，13~15世纪）等，其中影响最广泛的是哈他瑜伽。

密宗瑜伽：通过体式、调息、冥想、身印、清洁术、曼陀罗唱诵、央陀罗冥想等行法，调节生命能量，增强内在意识并保持身体健康，探索内在能量与宇宙的关系。

曼陀罗瑜伽：密宗瑜伽的分支。曼陀罗是吠陀经文的统称，通过曼陀罗唱诵集中意识，从外在转向内在，从而达到与最高意识合一。

央陀罗瑜伽：密宗瑜伽的分支，央陀罗是象征"神"的图形的统称，通过对央陀罗进行冥想，集中意识，从外在转向内在，从而达到与最高意识合一。

昆达里尼瑜伽：通过唱诵、调息和体式等行法，唤醒体内的昆达里尼能量，增强意识。

拉亚瑜伽：通过冥想的方式，达到更高阶段的瑜伽——王瑜伽。

哈他瑜伽是从帕坦伽利《瑜伽经》中"调息"和"体式"发展而来的，它综合各种瑜伽行法，并总结出一系列规范的行法。"哈"（Ha）代表"生命能量"，"他"（Tha）代表"精神能量"，哈他瑜伽代表生命能量与精神力量的平衡。"哈"也代表"阳"，"他"也代表"阴"，哈他瑜伽也意味着阴阳平衡。

哈他瑜伽是一套综合的瑜伽行法体系，通过体式保持身体的稳定持久，通过清洁术净化身体，通过调息法净化呼吸，通过身印及收束法加强身体的稳定性，通过聆听体内的密音及冥想达到更高的意识觉醒。哈他瑜伽的目的是通过生命能量与精神能量的平衡，以达到身、心、意的平衡，唤醒体内熟睡的昆达里尼能量。昆达里尼能量犹如一条熟睡的灵蛇盘旋在人体脊柱的中脉底部，处于人体的精神领域，它被唤醒意味着意识觉醒的超越状态。

现存的最具影响力的哈他瑜伽著作有《湿婆本集》（*Shiva Samhita*，शिवसंहिता）、《哈他瑜伽之光》（*Hatha Yoga Pradipika*，हठयोगप्रदीपिका）和《格兰达本集》（*Gheranda Samhita*，घेरंडसंहिता），统

称为"哈他瑜伽三部曲"。

　　哈他瑜伽也被称为"净化的科学"，它强化了清洁术的作用。通过清洁术，身心得以净化，能量通道更加畅通，体内的能量得以更好地释放。帕坦伽利在《瑜伽经》中指出，疾病是练习瑜伽的障碍之一。因此，哈他瑜伽强化了瑜伽的理疗功能。

第一节　《湿婆本集》

　　《湿婆本集》（*Shiva Samhita*，शिवसंहिता），也译作《湿婆纲要》。[①] 关于成书时间，说法不一。最早推测时间可能为 10 世纪，最晚为 17 世纪。[②] 相传作者为古印度瑜伽士玛特斯言德拉[③]（Matsyendra）。该书被认为是迄今为止最完整的瑜伽纲要。[④]

　　现存的《湿婆本集》有 517 段诗节，分为五章，以湿婆和他的妻子帕瓦蒂女神的对话形式呈现。第一章讲述了自我知识；第二章讲述了能量；第三章讲述了调息法及体式；第四章讲述了身印及收束法；第五章讲述了弃绝及冥想。[⑤]《湿婆本集》述及四种

---

① K. Sivaraman, *Śaivism in Philosophical Perspective: A Study of the Formative Concepts*, Delhi：Motilal Banarsidass, 1973, p.131.

② James Mallinson , *The Shiva Samhita: A Critical Edition*, 2007, Yoga Vidya, p.x.

③ 玛特斯言德拉可能出生于 10 世纪早期的印度孟加拉邦或阿萨姆邦，生平不详。

④ M. Swami, *Shiva Samhita,* Pune: Kaivalyadhama, Shrimanmadhava Yogamandir Samiti, 1999, pp.1-18.

⑤ 《湿婆本集》只有章节，无章节名，笔者根据其内容进行了命名。

行法：1. 体式（4 种）；2. 调息法（交替鼻孔调息法）；3. 身印及收束法（10 种）；4. 冥想。

第一章　自我知识

本章有 96 段诗节。主要内容为：永恒的知识；自我解脱；瑜伽的起源；无知；玛雅；束缚与解脱等。

（一）永恒的知识

知识是永恒的，既没有起点，也没有终点。人们所看到的世界的多样性是感官体验的结果，感官体验停止后，只有知识，没有其他。（1：1）

（二）自我解脱

世人信奉的教义迥然不同，根据他们所受的教育和自己的理解，一些人认为这个世界上没有"神"，另一些人则认为有"神"，他们的观点建立在各种无可辩驳的论据之上。他们认为阿特曼与"神"不同，渴望确立"神"的存在。他们如此喜欢争论，因此在世间游荡，游离于解脱之路。（1：14~1：17）

（三）瑜伽的起源

瑜伽源自吠陀的两个部分：行为部分和知识部分。行为部分是遵循禁令，知识部分是获得智慧，这些秘密知识只能让纯净的、诚实的湿婆的追随者掌握。智者意识到行为所蕴含的真理后就会弃绝。无论弃绝善业，还是恶业，都必须学习知识。（1：20~1：32）

（四）无知

"无知"是痛苦的根源，其本质是不真实。无论是能动的，还是不能动的，都由智慧产生。世界由无知所创造。（1：48~1：57）

（五）玛雅

神圣意识存在于所有对象中，这种存在是永恒不变的，不受衰减或变化的影响。阿特曼被困在身体里，玛雅是"自性"的力量，是虚无的。玛雅消失后，世界也就不存在了。玛雅叠加于阿特曼之上，阻止阿特曼实现其真实本性，因此唤醒内心深处的精神本质，要从去除玛雅开始。（1：64）

（六）束缚与解脱

虚无的宇宙依次产生了空、风、火、水、土，它们与感官以及感官对象相对应。玛雅具有三种性质——悦性、辨性、惰性。出生是"原人"在"业"的作用下产生的，也是体验痛苦和快乐的载体。一旦断灭了"业"，阿特曼就会与"神"合一。（1：70~1：96）

第二章　能量

本章有54段诗节。主要内容为：精微能量；能量通道；昆达里尼能量；"业"等。

（一）精微能量

脊柱好比梅鲁山（Meru，须弥山），被七个岛屿（储存在体内的精微能量）包围，那里有河流、海洋、山脉、田野，还有它们的主人。只要体内有生命能量和呼吸，身体系统就会运转。一旦生命能量耗尽，呼吸就会停止，身体就会退化为原来的状态。这种生命能量主要储存于位于脊柱顶端的生命能量集中点（Bindu）。（2：1~2：12）

（二）能量通道

人体内有350000条能量通道，最重要的有14条。14条能量通道中，最重要的是左脉、右脉、中脉。其中，中脉最为重要。中脉内最重要的是齐特拉能量通道（Chitra），它是所有能量通道中最微妙的。将注意力集中于此，凝视最纯洁的齐特拉能量通道，瑜伽修行者就可以摧毁所有的罪恶。（2：13~2：20）

（三）昆达里尼能量

昆达里尼能量位于中脉底部。中脉有六个能量中心，也称为脉轮，呈莲花状。这些脉轮有各自的功能，有助于消化食物、滋养身体、延长寿命，可以提供能量和消除疾病等。瑜伽士应该把所有能量集中于中脉，最终达到和谐、喜悦和不朽。昆达里尼能量就像灵蛇一样盘旋在中脉底部。身体中的火来自神，火可以消化食物，增强生命力，给予能量、营养、健康并消除疾病。明智的瑜伽修行者应该每天将食物放入火中，以保持健康及警觉性。（2：22~2：34）

（四）"业"

人带着无穷无尽的欲望生活，欲望连接着"命我"和"业"。善业带来幸福，恶业导致痛苦。一切快乐或痛苦都是"业"的结

果。欲望产生错觉，错觉导致痛苦，这只能通过真知消除。世界
是玛雅（幻），"命我"是"业报"的结果。瑜伽修行者应该弃绝
一切行为的结果，超越玛雅，所有的欲望都可以通过真知来化解。
（2：37~2：45）

第三章　调息法及体式

本章有 97 段诗节。主要内容为：十种精微能量；古鲁的重
要性；练习瑜伽的基本要求及必备条件；交替鼻孔调息法；体
式等。

（一）十种精微能量

心轮如同一朵神圣的莲花，有 12 片花瓣，由 12 个梵文字母
来表示。这些精微能量与欲望、自我认知一起储存在人体内。

十种精微能量包括上行气、下行气、平行气、上升气、遍行
气、伸展气、收缩气、饥渴气、哈欠气、生死气。

前五种是重要能量，上行气位于心脏处，下行气位于肛门处，
平行气位于腹部，上升气位于喉咙处，遍行气遍布全身。其中，
上行气和下行气最重要。后五种是次要能量，它们关系着打嗝、
睁眼、饥渴、打哈欠和生死。（3：1~3：9）

（二）古鲁的重要性

古鲁如父母，甚至如"神"一样，应该尊重古鲁，为古鲁
服务，向古鲁致敬。遵循传统礼仪，绕着古鲁转三圈，触碰他
的脚，在思想上、言语上和行为上服从古鲁的教导，这是吉祥

的。古鲁帮助瑜伽修行者获得自我知识，唤醒熟睡的自我。瑜伽修行者应该有信仰、练习感官收束，并跟随适合自己的古鲁学习。（3：10~3：15）

（三）练习瑜伽的基本要求及必备条件

坚定的信念和强大的毅力能帮助瑜伽修行者克服一切痛苦。适当的饮食、健康的生活方式以及高尚的道德品质是对瑜伽修行者的基本要求。瑜伽是为那些致力于获得真知的人准备的。练习失败的原因有很多，如那些被感官享乐所奴役的人以及说谎、实施言语暴力、不尊敬古鲁、结交坏朋友、怀疑论者永远都不会成功。练习瑜伽有六个必备条件：1. 信心；2. 信念；3. 尊重权威；4. 平等；5. 感官收束；6. 适量饮食。（3：16~3：19）

（四）交替鼻孔调息法（Nadi Shodhana Pranayama）

1. 练习前的准备。瑜伽修行者应该先向左边的古鲁和右边的象头神致敬，然后再向女神安比卡 [①]（Ambika）致敬；瑜伽修行者应坐在干净的座位上，双腿盘成莲花式，准备调息。（3：20~3：21）

2. 准备练习。首先用左鼻孔吸气，同时用拇指按住右鼻孔，再通过右鼻孔呼气，不要憋气；重复以上动作，交替使用右鼻孔吸气，左鼻孔呼气。（3：22~3：23）

3. 基本原则。每次练习 20 次，时间定在清晨、中午、日落和午夜；坚持练习 3 个月，身体中的能量通道得以净化，净化之后，

①　安比卡是湿婆的妻子帕瓦蒂的化身之一，被认为是宇宙之母。

开始正式的调息练习。（3：24~3：27）

4.练习的目的。通过调息，身体内的能量通道得以净化，瑜伽修行者的身体会散发出好的气味，表现为平和、和谐、美丽，有良好的消化能力，也有充足的勇气、力量。（3：28~3：32）

5.建议及禁忌。不宜食用酸、涩、咸、有芥末、辛辣、油腻的食物；不宜频繁外出；不宜在日出前洗澡；不宜实施语言暴力或对他人动怒；不宜有女友陪伴；不宜言语过多；不宜吃得过饱；不宜抱有寻求解脱以外的其他想法。宜吃酥油、牛奶、甜的食物和没有石灰的槟榔；宜言辞得体；宜住所简单；宜唱颂毗湿奴的名字；宜听愉快的声音，避免争吵；宜有耐心、待人宽容、苦行、洁净、谦虚、虔诚、为古鲁服务。应该以右鼻孔为主导呼吸时进食，以左鼻孔为主导呼吸时睡觉。饥饿或暴饮暴食，都不能进行调息练习。调息练习前可食用适量的牛奶或酥油。应控制食物的摄取，少食多餐，并在规定时间进行调息练习。（3：33~3：39）

6.练习的步骤。（1）初始阶段（Arambha Avastha）：瑜伽修行者出汗导致体内元素流失，应把汗水涂抹在身体上，避免其流失。（2）持续阶段（Ghata Avastha）：瑜伽修行者的身体会出现颤抖。（3）高级阶段（Parichaya Avastha）：瑜伽修行者能够像青蛙一样跳跃。（4）终极阶段（Nishpatti Avastha）：瑜伽修行者能够获得风的超能力（Vayu Siddhi），能悬浮于空中。

身体一旦摆脱风、火、水三元素的束缚，就可以恢复正常饮食。无论多吃还是少吃，甚至不吃，都不会产生不良影响。
（3：40~3：51）

7. 获得八种超能力。调息能够断灭"业"，瑜伽士将获得
八种超能力：（1）预言能力；（2）瞬间移动的能力；（3）千里眼；
（4）顺风耳；（5）能进入另一个人的身体；（6）能将金属变成黄
金；（7）能隐形；（8）能悬浮于空中。如果瑜伽士能屏住呼吸3小
时，就能达到更高的境界，仅以拇指就能支撑起身体。一旦瑜伽
修行者能够完全调节呼吸，那就没有什么是不可能的，他不需要
再遵循这些限制。最终，瑜伽修行者能够从疾病、衰老和死亡中
解脱出来，不会感到饥饿、口渴、困顿或疲倦，也不再进入轮回。
（3：54~3：83）

（五）体式

有八十四种姿势，其中四种应该被采纳——至善坐、莲花坐、
背部伸展式、吉祥坐。

1. 至善坐（Siddhasana）。用一个脚后跟压住另一个脚后跟，
目光向上，凝视两个眉毛之间的空隙，保持稳定，抑制感官。身
体保持挺直，没有任何弯曲（见图 4-1）。练习的地方应该非常隐
蔽安静，没有任何噪声。采用至善坐练习调息，瑜伽修行者将达
到最高境界，通过这种体式进行冥想、完善自我、消除罪恶。世
界上没有比这个体式更秘密的东西了。

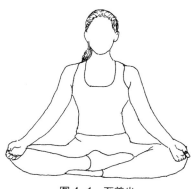

图 4-1　至善坐

2. 莲花坐（Padmasana）。将双脚放在对侧大腿上方，双手自然放在大腿上，将视线固定在鼻尖处，将舌头压在牙龈上，用力使空气填满胸腔，然后将它排出（见图4-2）。这不是每个人都能做到的，只有智者才能做到。通过练习这种体式，修行者会立刻变得平静，能量也会在体内和谐地流动。当瑜伽士进行调息时，能使体内的能量保持平衡，以抵御疾病。

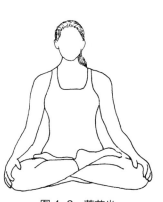

图 4-2　莲花坐

3. 背部伸展式（Ugrasana）。双腿伸直，用手紧紧抓住脚趾，头置于膝盖上方（见图4-3）。每天练习这种体式，将会获得所有超能力，消除痛苦。

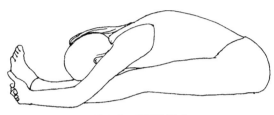

图4-3　背部伸展式

4. 吉祥坐（Svastikasana）。脚后跟置于大腿下方，使身体保持挺直（见图4-4）。明智的瑜伽士应该练习调息，这样能免于疾病，获得风的超能力。（3：84~3：97）

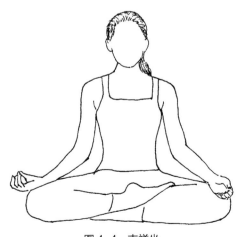

图4-4　吉祥坐

第四章 身印及收束法

本章有 58 段诗节，主要内容为十种身印及收束法。

（一）身印的作用

身印可以赋予瑜伽修行者超能力，如透视能力、飞行能力、隐身能力、水上行走能力、预言能力等。通过超能力（Siddhi）可以唤醒体内熟睡的昆达里尼能量。瑜伽修行者应该在有经验的古鲁的指导下，有耐心、有信心，坚持不懈地练习。（4：1~4：14）

（二）十种身印及收束法

1. 大身印（Maha Mudra）；2. 大收束（Maha Bandha）；3. 大击印（Mahavedha Mudra）；4. 逆舌身印（Khechari Mudra）；5. 喉部收束（Jalandhara Bandha）；6. 根部收束（Mula Bandha）；7. 逆作身印（Viparita Karana）；8. 腹部收束（Uddiyana Bandha）；9. 金刚力身印（Vajrolishakti Chalana）；10. 拙火提升印（Shakti Chalana）。练习身印的目的是储存能量以唤醒熟睡的昆达里尼能量，使个体灵魂与宇宙灵魂合一。（4：15~4：58）

第五章 弃绝及冥想

本章有 212 段诗节，篇幅较长。主要内容为：练习瑜伽的障碍；四种瑜伽；王瑜伽；最好的瑜伽行法；弃绝及其目的；食物的作用；对六种脉轮进行冥想；练习王瑜伽的目的；对瑜伽士的基本要求；练习曼陀罗瑜伽及其目的；对瑜伽修行者的建议等。

（一）练习瑜伽的障碍

一切外在的物质和感官享乐，如女人、衣服、财富、权力等都是障碍；沐浴、敬拜、拜月、火祭、誓言、忏悔、斋戒、宗教戒条、止语、苦行等规定都是障碍；以为喝了某种草药或吃了某种食物就能立刻达到三摩地；只能与善人来往，不能与恶人接触；测量呼出的空气的重量等极端教条思想都是练习瑜伽的障碍。（5：3~5：7）

（二）四种瑜伽

1. 曼陀罗瑜伽：适合性情温和的人。他们野心小、健忘、体弱多病、吹毛求疵、贪得无厌、罪孽深重、易变、胆小、不独立、残忍等，需要练习十二年才能成功。（5：11）

2. 哈他瑜伽：适合性情中等的人。他们仁慈、充满渴望、谈吐不凡、不走极端，需要练习六年才能成功。（5：12）

3. 拉亚瑜伽：适合性格热情的人。他们稳重、独立、充满活力、有同情心、给予、诚实、勇敢、有信仰，需要练习六年才能成功。（5：13）

4. 王瑜伽：适合性情狂热的人。他们进取、英勇、坚持、不情绪化、适度饮食、无所畏惧、乐于助人、有才华、知足、宽容、善良、相信古籍和古鲁，只需练习三年就能成功。（5：14）

（三）王瑜伽

用双手拇指堵住耳朵，食指盖住眼睛，中指堵住鼻孔，其余手指盖住上嘴唇和下嘴唇，瑜伽修行者就能牢牢地控制空气，无阻碍地看到个体灵魂以光的形式出现。这种光是暂时的，只有从罪恶中解脱，才能达到至高境界。通过不断地练习，来忘记肉体，与阿特曼合为一体，对于这一切，应该保守秘密。通过循序渐进地练习，瑜伽修行者开始听到体内的密音。首先是蜜蜂的嗡嗡声，接着是长笛声，然后是竖琴声、铃声，最后是雷声。当瑜伽修行者把全部注意力集中于声音时，就会全神贯注。当瑜伽修行者专注于这个声音时，就会忘记一切外在的事物。（5：22~5：25）

（四）最好的瑜伽行法

没有哪种体式胜于至善坐；没有哪种调息胜于自然住气法；没有哪种力量胜于收束法；没有哪种身印胜于逆舌身印；没有哪种冥想胜于聆听体内的密音。（5：30~5：33）

（五）弃绝及其目的

瑜伽修行者以莲花坐与外部世界断绝了联系，用两个手指按住冠状动脉，就会变得喜乐和纯洁。经常练习的人，最终会获得风的超能力。瑜伽修行者即使只练习一次，也能彻底摧毁所有的罪恶。这是伟大的秘密，不是每个人都能练习的。当瑜伽修行者不断地意识到有第三只眼睛在前额中间时，他就能看到如闪电一般明亮的火焰，注视着这火焰，所有的罪恶都能被消灭，甚至最邪恶的人也能得到完美的结局。（5：34~5：51）

（六）食物的作用

能咀嚼、舔食、吮吸和饮用的食物吃完后，被分解为三部分。

一部分用以滋养精微能量，一部分用以滋养身体，一部分以粪便的形式排出体外。食物的精华部分留在能量通道内，以滋养身体。（5：52~5：53）

（七）对六种脉轮进行冥想

1. 对底轮冥想：身体增加光彩，摆脱疾病、年老和死亡，并将瑜伽士从所有罪恶中解脱出来。

2. 对脐轮冥想：无疾病，能够获得科学知识，能够在宇宙中自由漫步，获得了变得无限小和无限大的能力。

3. 对太阳神经丛轮冥想：可以拥有想要的一切，拥有将金属变为黄金的能力，拥有洞察一切的能力以及治愈疾病的方法，还能发现隐藏的宝藏。

4. 对心轮冥想：凝视心轮中的火焰，能够获得无限的知识，拥有千里眼，能够看到过去、现在和未来，可以在空中行走，能随时去任何地方。

5. 对喉轮冥想：能够获得吠陀的秘密知识，身体不再虚弱。

6. 对眉心轮冥想：能够获得成功，能够获得上述所有超能力。无论站立、行走、醒着还是睡觉的时候，冥想眉心轮，都能摧毁一切罪恶。

最终，如同"神"一样，心意会变得纯净，并能够预知未来。所有的罪恶都被免除，所有的不幸都能避免。（5：56~5：144）

（八）练习王瑜伽的目的

通过练习王瑜伽，无论心意多么活跃，心意的波动都会停止。因此，瑜伽修行者应该努力获得这种完整的、神圣的、纯粹的知识。毫无疑问，他将成为一个成功的瑜伽士，也会成为一个虔诚的奉爱者，受到世人的尊重。他所积存的一切罪恶都会消失，他不会再回到世间。通过冥想，瑜伽修行者将从一切束缚中解脱出来，通过知识化解一切。瑜伽修行者将从一切执着中解脱出来，保持这种灵性的实践，就不会再出现愚痴。智者通过感官收束，远离外部对象，从感官对象的束缚中解脱出来。至此，古鲁完成了他们的教导。（5：158~5：168）

（九）对瑜伽士的基本要求

从今以后，瑜伽士需要通过自我实践去追寻灵性知识，灵性知识将自然而然地显现。根据古鲁的指示，瑜伽士存活于世，如果不修习瑜伽，那就仅仅是为了感官享受而活着。瑜伽士必须做到适度节制饮食，否则，无论他多么聪慧，都无法获得成功。瑜伽士应发出友善的声音，少言少食，少与人来往，否则将无法获得解脱。瑜伽士应该选择一个僻静的地方修行，不受外界干扰，可以保持适度的社交。瑜伽士不应该放弃自己的职业和职责，应该以奉爱"神"的精神去行使责任，但不执着于行为的结果，这样新"业"就不会产生。即使置身于家庭中，承担一家之主的责任，也不会再有功过是非。（5：180~5：187）

（十）练习曼陀罗瑜伽及其目的

通过了解最高深的曼陀罗，瑜伽修行者一定会获得成功。把注意力集中在眉心轮，反复念诵曼陀罗，并持之以恒。[①] 从古鲁那里学习这些曼陀罗，念诵不宜过快，也不宜过慢，应保持坚定的信念，认识到曼陀罗的神秘。瑜伽士应履行被赋予的种姓责任，祭拜女神特瑞普拉[②]（Tripura，त्रिपुरा），把糖、牛奶、酥油和夹竹桃花献给她，火祭十万次，再念诵三十万遍曼陀罗，持之以恒。（5：188~5：194）

专注于念诵曼陀罗，即使背负着沉重的"业"，也能获得解脱。瑜伽修行者能够使感官免受外部世界的干扰，反复念诵曼陀罗一万次，能够从他人那里获得力量；反复念诵曼陀罗两万次，能够控制他人；反复念诵曼陀罗三万次，神将置于他的统治之下；反复念诵曼陀罗六万次，他将成为世界的守护者；反复念诵曼陀罗十二万次，天神将会服从他的号令；反复念诵曼陀罗十五万次，天神将置于他的统治之下；反复念诵曼陀罗十八万次，身体能够在空中悬浮；反复念诵曼陀罗二十八万次，能够获得想要的一切；反复念诵曼陀罗三十万次，瑜伽士将等同于梵天和毗湿奴；反复念诵曼陀罗六十万次，瑜伽士将等同于湿婆；反复念诵曼陀罗八十万次，瑜伽士将成为一切的享有者；反复念诵曼陀罗数千万次，伟大的瑜伽修行者将融入"梵"的世界，不再返回三界。（5：195~5：204）

---

① 关于曼陀罗咒语，后世瑜伽士认为是 Om、Aim、Klim、Strim。

② 特瑞普拉是湿婆的妻子帕瓦蒂的化身之一，象征着宇宙的终极能量。

（十一）对瑜伽修行者的建议

智者实现了他的最高目标，这是不朽的、伟大的智慧。对于这种智慧，应该始终保守秘密。瑜伽士渴望成功，他应该把瑜伽作为伟大的秘密保守。如果保守了这个秘密，就会获得成功；如果不保守秘密，就会失去这种力量。瑜伽修行者应该按照规则进行练习，内心知足的人、能够掌控感官的人、不执着于业报的人、通过瑜伽一定会获得解脱。即便是一家之主，只要能够正确地履行职责，通过练习瑜伽也能获得成功。因此，练习瑜伽吧！财富和世俗生活都不是障碍，与妻儿们在一起，摆脱对世俗生活的眷恋，练习瑜伽，发现其中的奥秘，努力达到顶峰，他将达到至高无上的喜乐。（5：205~5：212）

第二节 《哈他瑜伽之光》

《哈他瑜伽之光》（*Hatha Yoga Pradipika*，हठयोगप्रदीपिका），也称《哈达瑜伽之光》《哈他之光》。作者是瑜伽士斯瓦特马拉玛（Svatmarama），他生活在 1300~1400 年，因此，推测成书年代应不晚于 15 世纪。[1] 相传，《湿婆本集》的作者是玛特斯言德拉，他的弟子是戈拉卡纳特（Gorakhnath），戈拉卡纳特的弟子是斯瓦特马拉玛。[2]

[1] Moti Lal Pandi, *Towards Transcendence: A Historico-Analytical Study of Yoga as a Method of Liberation,* Intercultural, 1991, p. 205.

[2] M. Bruce, *Sullivan Historical Dictionary of Hinduism*, Scarecrow Press, 1997, pp.96-149.

现存的《哈达瑜伽之光》有 389 段诗节，分为四章，第一章为体式，第二章为清洁术及调息法，第三章为身印及收束法，第四章为三摩地。《哈他瑜伽之光》述及六种行法：1. 体式（15种）；2. 清洁术（6种）；3. 调息法（8种）；4. 身印及收束法（10种）；5. 聆听体内的密音；6. 三摩地。

第一章　体式

本章有 67 段诗节。主要内容为哈他瑜伽、15 种体式等。

全书开篇，首先向荣耀的古鲁——湿婆致敬，感谢他为那些有志于达到王瑜伽的瑜伽士传授闪耀着光芒的哈他瑜伽。其次，向瑜伽先贤们致敬，感谢瑜伽士玛特斯言德拉把哈他瑜伽传授给戈拉卡纳特，后又传给斯瓦特马拉玛。感谢他们，使哈他瑜伽得以传承。（1：1、1：4）

（一）哈他瑜伽的目的

哈他瑜伽是为了达到瑜伽的最高境界——王瑜伽。王瑜伽的最高境界是未知的，因想法和观念的不同而不同。出于善意的祝福，此书为哈他瑜伽练习者提供了正确的指导。人们沿着一条正确的道路前行，将不再迷失。（1：2~1：3）

作者列出了一长串瑜伽士的名字，这些瑜伽士已经实现了终极目标，获得了解脱。他们有足够强大的意志，超越了时空的限制，获得了超能力：变得无限小；变得无限轻；变得无限大；变得无限重；能随心所欲到达任何地方；能生活在水下；有控制物体的能力；也有创造和破坏的能力。（1：5~1：9）

对于那些苦行的人，哈他瑜伽就像一个庇护所，给予他们保护。（1：10）

哈他瑜伽是那些希望达到完美的瑜伽修行者的最大秘密。想要获得成功，就必须保守秘密。一旦泄密，就会失效。（1：11）

（二）对修行者的基本要求

哈他瑜伽士应独居在隐蔽的地方，这个地方应该有良好的社会秩序和道德规范，以便获得施舍。房屋里不能有来自岩石、火、水等方面的危险，房屋长1.5米，有个小门，窗户没有洞或裂缝，既不能太高也不能太低，要一尘不染，抹上牛粪以防动物或昆虫骚扰。室外应有一个院子，茅草屋顶，有一口井和篱笆围墙，外观要令人愉悦。瑜伽士应该以这种方式隐居，清心寡欲，消除紧张情绪，遵循古鲁的指导。

暴饮暴食、用力过猛、喋喋不休、循规蹈矩、与人结伴、意志不坚，都会让瑜伽练习失败。对练习的热情、毅力、明辨、信念坚定、勇气、避免与人交往，会让瑜伽练习获得成功。非暴力、诚实、不偷盗、自律、宽恕、忍耐、同情、谦卑、适度饮食和洁净，是持戒。苦行、知足、有信仰、慈悲、奉爱神、聆听经文、谦虚、明辨、念诵经文和献祭，是精进。（1：12~1：16）

（三）十五种体式

通过体式练习，人的思想变得坚定，四肢也更为柔韧。（1：17）

1. 吉祥坐（Swastikasana）：把两只脚底放在大腿内侧，坐直身体，保持平衡（见图 4-5）。（1：19）

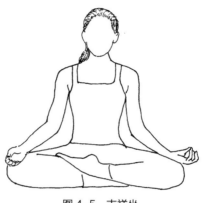

图 4-5　吉祥坐

2. 牛面式（Gomukhasana）：将右脚踝放在左臀侧面，左脚踝放在右臀侧面，类似牛面（见图 4-6）。（1：20）

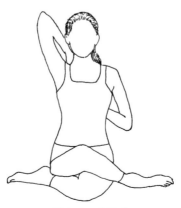

图 4-6　牛面式

3. 英雄坐（Virasana）：一只脚置于另一条大腿的上方，另一条小腿折叠置于下方（见图4-7）。（1：21）

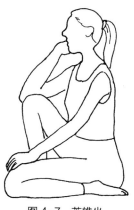

图4-7　英雄坐

4. 龟式（Kurmasana）：跪坐，双脚交叉固定，用双脚后跟紧紧按压肛门处，使坐姿端正（见图4-8）。（1：22）

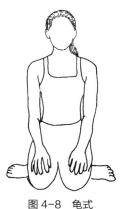

图4-8　龟式

273

5. 公鸡式（Kukkutasana）：使用莲花坐，双手插入大腿和小腿之间的间隙，双手牢牢贴在地面上，将身体举起（见图4-9）。（1：23）

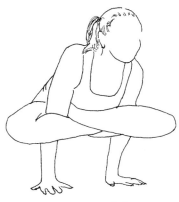

图4-9　公鸡式

6. 立龟式（Uttankurmasana）：使用公鸡式坐姿，双手放在肩膀上，像乌龟一样蜷缩身体（见图4-10）。（1：24）

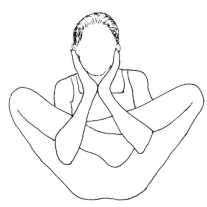

图4-10　立龟式

7.弓式（Dhanurasana）：双手握住双脚脚踝，拉近耳侧，犹如弓一样（见图4-11）。（1：25）

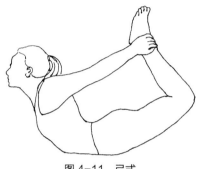

图4-11　弓式

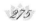

8.脊柱扭转式（Matsyendrasana）：将右脚放在左侧大腿底部，将左脚放在右膝盖一侧，右手握住左脚，左手置于后侧，使身体扭转，能增强消化能力，消除疾病，唤醒体内的昆达里尼能量（见图4-12）。（1：26~1：27）

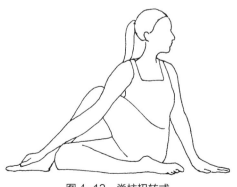

图4-12　脊柱扭转式

9. 背部伸展式（Paschimottanasana）：双腿像两根棍子一样伸直，俯身向前，双手握住脚趾，前额贴于膝盖上（见图4-13）。通过这个体式，能量通过中脉上升，消化能力增强，腹部变得平坦，免受疾病侵扰。（1：28~1：29）

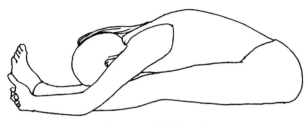

图4-13　背部伸展式

10. 孔雀式（Mayurasana）：双手紧贴身体两侧地面，肘部置于肚脐两侧，把身体举高，使身体保持一条直线（见图4-14）。这个体式能迅速缓解疾病，如腺体浮肿或胃部疾病，能调节胃液，将食物消化殆尽。（1：30~1：31）

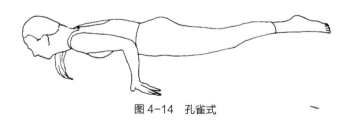

图4-14　孔雀式

11. 摊尸式（Shavasana）：脸朝上平躺于地面，如同一具尸体（见图4-15），能消除疲劳，使身心和意识得到放松。（1：32）

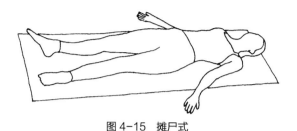

图4-15 摊尸式

12.至善坐（Siddhasana）：一只脚的脚后跟压住会阴部，另一只脚抵在生殖器处；下巴抵在胸部，保持静止状态，抑制感官，注意力集中于眉心，将会打开解脱之门（见图4-16）。

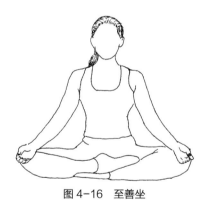

图4-16 至善坐

至善坐是最好的体式，如同适度饮食是持戒中最好的，非暴力是精进中最好的。瑜伽士应该知道，至善坐是最好的。应该经常练习至善坐，它能净化72000条能量通道。洁净练习需要12年，冥想的瑜伽士通过食用温和、纯净的食物，并练习至善坐12年，才最终达到完美。流动的能量稳定下来，达到自然住气，便进入了无意识状态（Unmani，温马尼）。

通过至善坐，三种收束便自然发生了。没有哪种体式胜于至善坐，没有哪种调息胜于自然住气法（Kevala Kumbhaka），没有哪种身印胜于逆舌身印（Khechari Mudra），没有哪种冥想胜于聆听体内的密音（Nada）。（1：35~1：43）

13. 莲花坐（Padmasana）：双脚交叉置于两条大腿上方，脚底朝上，双手自然放于双腿上，面朝下，注视鼻尖，舌头抵住上牙龈，下巴紧贴胸口，慢慢使下行气上升（见图4-17）。普通人做不到这一点，世上只有少数智者能做到。通过莲花坐，下巴贴在胸部，集中精神，生命能量从肛门处上升，吸入的能量下降，瑜伽修行者将获得最高的能量。（1：44~1：49）

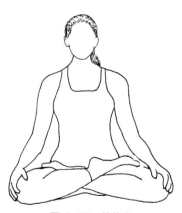

图4-17　莲花坐

14. 狮子坐（Simhasana）：双腿交叉，双脚脚踝置于会阴下方；手掌置于膝盖上方，手指自然分开，张开嘴，凝视眉心，意识集中于鼻尖（见图4-18）。保持狮子坐，瑜伽修行者从能量通道的入口吸气，将获得解脱。（1：50~1：52）

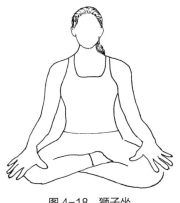

图 4-18　狮子坐

15. 蝴蝶坐（Bhadrasana）：平坐，两条腿自然分开，折叠置于身体两侧，两脚踝置于会阴下方，保持不动（见图 4-19）。这个体式被伟大的瑜伽士所尊崇，有利于三种收束。（1：53~1：54）

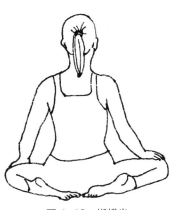

图 4-19　蝴蝶坐

279

最卓越的四种体式是至善坐、莲花坐、狮子坐和蝴蝶坐，其中至善坐是最好的。（1：33~1：34）

成功的瑜伽士在练习体式和收束法时不会感到疲劳，应该练习身印和调息，以净化能量通道。

（四）哈他瑜伽的练习顺序

哈他瑜伽的练习顺序为体式、住气法、身印、聆听体内的密音。食用纯净的食物，有规律地练习，专注于瑜伽，弃绝一切感官享乐，一年后将获得成功。（1：55~1：57）

（五）对瑜伽修行者的建议

建议食用令人愉悦的食物，将胃的1/4腾空。不宜食用苦的、酸的、辛辣的、咸的、热的食物；不宜食用绿色蔬菜（除规定的五种外）、酸粥、油、芝麻、芥末、酒精、鱼、肉类食品、凝乳、酸奶、大枣、油饼和大蒜。不宜食用变冷后又重复加热的食物、干燥的（不含天然油脂）食物、过咸或过酸的食物、不新鲜或混合而成的蔬菜。应避免火、不宜与女伴长途旅行、不宜与有不良习惯的人结伴、不宜清晨洗澡、不宜断食，避免身体产生疼痛。宜食用小麦、大米、大麦、牛奶、酥油、红糖、蜜糖、蜂蜜、干姜、蔬菜、绿豆、纯净的水，应该吃富含营养和悦性的食物，这些食物能滋养身体，令人愉快。（1：58~1：63）

（六）瑜伽适合的人群

无论是年轻人还是老年人，生病者还是体弱者，都能练习瑜伽。仅仅阅读古籍是不够的，只有通过实践，才能成为具有超能

力的瑜伽士。体式、调息法以及其他练习方法都应该在哈他瑜伽系统中练习，直至成功达到王瑜伽。（1：64~1：67）

第二章　清洁术及调息法

本章有 78 段诗节。主要内容为：调息的目的；交替鼻孔调息法；六种清洁术；洗胃法；八种调息法；自然住气法等。

（一）调息的目的

当能量产生波动时，心意就会波动。当能量停止时，心意便会停止。只要能量稳定，瑜伽士便能获得稳定。只要风能量存在于体内，生命就会存在。当风能量离开时，就是死亡的时刻。

如果能量通道充满杂质，生命能量就不能通过中脉，导致无法获得更好的状态和超能力。当充满杂质的能量通道和脉轮被净化后，瑜伽士就能保存能量。因此，调息应该在悦性的精神状态下进行，这样杂质便能被清理出中脉。（2：2~2：6）

（二）交替鼻孔调息法

瑜伽修行者保持莲花坐，通过左鼻孔吸气，屏住呼吸，然后通过右鼻孔呼气。接着，通过右鼻孔吸气，再通过左鼻孔呼气。如此交替进行。通过交替鼻孔调息法，能够在三个月以内净化所有的能量通道。每天练习四次，早、中、晚和午夜各一次。起初有汗，中间阶段会颤抖，随着脉轮的觉醒，会达到完全稳定。用汗水擦拭身体，将更加坚定和稳定。（2：7~2：13）

调息练习的开始阶段，建议食用牛奶和酥油。如同狮子、大象和老虎逐渐被控制一样，生命能量也能通过调息练习被控制。通过适当地练习，所有疾病都将被祛除，如打嗝、哮喘、咳嗽、头痛、耳疾和眼疾等。风能量被巧妙地吸入，能量通道被净化后，就会出现外部症状。当瑜伽修行者按照自己的意愿持有风能量时，消化能力就会增强。随着能量通道的净化，内在的声音会被唤醒。如果脂肪或黏液过多，应该在调息前练习六种清洁术。（2：14~2：20）

（三）六种清洁术

呕吐法（Dhauti）：吞下一条湿布，布宽 7~8 厘米，长约 1.5 米，然后按照古鲁的指示取出来。这种练习能有效治疗咳嗽、哮喘、脾脏疾病、麻风病等二十种由黏液过多引起的疾病。（2：24~2：25）

灌肠法（Basti）：用蹲坐的方式坐在肚脐深的水中，插入肛门一根管子，然后收缩肛门。这种练习能消除腺体和脾脏肿大以及由胆汁和黏液引起的疾病。通过练习用水灌肠，食欲会增加，身体会发光，过量的黏液会被净化。（2：26~2：28）

涅涕法（Neti）：往鼻孔里插入一根柔软的线，长度约为一只手长，然后从嘴里拿出来。这种练习能净化呼吸系统，治疗喉咙以上的疾病，并使人获得异常的洞察力。（2：29~2：30）

一点凝视法（Trataka）：目不转睛地盯着某个点，直到眼泪流下来。这种练习能消除所有的眼疾和眼疲劳，应该像守护金盒子

一样小心地守护这个秘密。（2：31~2：32）

腹部滚动按摩法（Nauli，外星人呼吸法）：身体前倾，腹部突出，从右向左快速旋转肌肉。腹部滚动按摩法是最重要的哈他瑜伽练习。通过它来点燃消化之火，防止出现消化不良或消化迟缓引起的紊乱。（2：33~2：34）

圣光调息法（Kapalbhati，又称头颅清明法）：像铁匠的风箱一样快速地呼气和吸气，以破除所有黏液引起的障碍。（2：35）

通过这六种清洁术，瑜伽修行者能够从黏液失衡的束缚中解脱出来，然后开始调息练习。

（四）洗胃法（Gaja Karani）

通过将下行气移到喉部，然后呕吐胃里的东西，反复练习，便可控制能量通道和脉轮，消除对死亡的恐惧。当住气法和香巴维身印（Shambhavi Mudra）得以持续时，把气留在身体里，让心意停止，专注于眉心，对死亡的恐惧就会减少。通过调息法，净化能量通道和脉轮，便能轻松打开通往中脉的大门，达到有意识的无意识状态（Manomani）。通过练习住气法，能达到曼妙的状态。（2：36~2：43）

（五）八种调息法

深吸气，通过喉部收束练习，住气结束时，开始呼气。接着练习喉部收束、腹部收束、根部收束，使能量流入梵天能量通

道，[1] 使下行气上升，使上行气下降。（2：46~2：27）

右鼻孔调息法（Suryabheda Pranayama，又称太阳式调息法）：舒适地坐着，慢慢地固定姿势，用右鼻孔吸气，直到呼吸扩散到发根和指尖，然后慢慢地用左鼻孔呼气，防止督夏[2]（Dosha）失去平衡和消除蠕虫。（2：48~2：49）

喉式调息法（Ujjayi Pranayama）：闭上嘴，通过左脉和右脉控制吸气，使呼吸从喉咙到心脏发出响亮的声音，这样可以祛除痰、消化火，可以在运动、站立、坐着或散步时练习，有助于消除水肿和调节紊乱的能量通道。（2：51~2：53）

嘶声调息法（Sitkari Pranayama）：用嘴吸气，发出嘶嘶的声音，嘴不要张得过大，然后通过鼻孔呼气。通过这样的练习，可以成为第二个卡玛代瓦[3]（Kamadeva）。他受到瑜伽士的崇拜，成

---

① 完整的调息包括调息、收束法和身印。如果没有收束法，调息是不完整的。三种收束法应该同时进行，也可以有不同的组合。吸气完成后，屏住呼吸的同时，头部向前下垂，让下巴靠近锁骨，这样喉咙就会被堵塞。把双手放在膝盖上，手肘要伸直，肩膀要抬起，这是喉部收束。腹部收束应该在住气和呼气之后进行，一旦呼气完成，喉部收束和腹部收束也应该完成。

② 督夏是阿育吠陀中对能量的统称。根据阿育吠陀的说法，人体由空（Akasha）、风（Vayu）、火（Tejas）、水（Apa）、土（Prthivi）五大元素构成。它们相互结合形成三种主要的督夏，分别为瓦塔督夏（Vata Dosha）、皮塔督夏（Pitta Dosha）和卡法督夏（Kapha Dosha）。瓦塔督夏由"空"和"风"组成，皮塔督夏由"水"和"火"组成，卡法督夏由"水"和"土"组成。三种能量的平衡使身体保持健康，而三种能量的失衡是产生疾病的原因。

③ 印度教神话中的爱与激情之神，这种练习会使瑜伽修行者变得有阳刚之气。

为创造之主，没有饥饿、没有干渴、没有睡眠、没有懒惰，身体中的悦性从束缚中解脱出来。（2：54~2：56）

清凉式调息法（Shitali Pranayama）：通过舌头吸气、鼻孔呼气，这种练习可以治疗胃或脾脏肿大以及发烧、胆汁过剩等，能起到消毒的作用。（2：57~2：58）

风箱式调息法（Bhastrika Pranayama）：使用莲花坐，使颈部和腹部保持一条直线，通过鼻孔呼出气流，再迅速吸入空气，从心脏、喉咙到头顶都能听到响亮的声音。通过这种方式，反复吸入和呼出，就像风箱被抽动一样，保持觉知和身体的稳定。当身体疲乏时，可以通过右边的鼻孔吸气。当腹部充满空气时，应迅速按住鼻孔，使用拇指和无名指保持这个姿势然后通过左鼻孔呼气。如此，胆汁和黏液能被调节，从而增加了消化能量，很快也能唤醒昆达里尼能量，使人获得愉悦，消除阻塞，解开三种能量结。练习风箱式呼吸法是瑜伽修行者的责任。（2：59~2：67）

蜂鸣式调息法（Bhramari Pranayama）：快速吸气，发出类似雄性黑蜂的声音，慢慢呼气，同时轻轻地发出类似雌性黑蜂的声音。通过这种练习，瑜伽修行者能成为所有瑜伽士之神，从而获得极乐。（2：68）

眩晕式调息法（Murchha Pranayama）：吸气结束时逐渐稳定在喉部收束上，然后慢慢呼气，使心意保持稳定，获得快乐。（2：69）

漂浮式调息法（Plavini Pranayama，又称流溢式呼吸法）：使腹部充满空气，可以像荷叶一样漂浮在水面上。（2：70）

（六）自然住气法（Kevala Kumbhaka）

自然住气法包括呼气（Rechaka）、吸气（Puraka）和住气（Kumbhaka）。自然住气法有两种：连续住气（Sahita）和不连续住气（Kevala）。掌握了住气法的人，能在三界中获得一切，也可以按照自己的意愿呼吸。（2：71~2：74）

通过练习哈他瑜伽和拉亚瑜伽，瑜伽士能达到王瑜伽阶段，体内的昆达里尼能量被唤醒后，中脉变得通畅，哈他瑜伽亦变得完美。（2：78）

第三章　身印及收束法

本章有 130 段诗节。主要内容为昆达里尼能量、10 种身印及收束法等。

（一）昆达里尼能量

如同蛇支撑着地球、山脉和森林，昆达里尼能量支撑着所有的瑜伽练习者。在古鲁的恩典下，熟睡的昆达里尼被唤醒，所有的脉轮和结[①]（Granthi）被打开。一旦中脉的能量通道变得通畅，就能摆脱死亡。通过不断修行，来唤醒熟睡在梵天之门的昆达里尼能量。（3：1~3：5）

[①] 结，意为"难以解开"，指体内能量通道的打结区域。结的产生使昆达里尼能量无法通过中脉，从而限制了能量的流通。

（二）身印及收束法

大身印。将左脚跟压至会阴处，伸直右腿，用手紧握左脚，通过喉部收束保持呼吸，如同一条蛇被棍子打直一样。昆达里尼能量立刻变得通畅，左脉和右脉能量进入中脉，慢慢地呼气，不要过快。先练习左侧，再练习右侧，然后两侧交替练习。即使最致命的毒药也能像花蜜一样被消化，可以治疗腹部紊乱、便秘、消化不良和麻风病。（3：10~3：18）

大收束。将左脚跟压在会阴处，将右脚放在左大腿上，然后吸气，配合胸部收束、根部收束，专注于眉毛中心。保持呼吸，慢慢呼气。完成左侧练习后，再练习右侧。有些人认为喉部收束是不必要的，只要让舌头抵住门牙就够了。这样能够阻止能量向上运动，将一个人从死亡的束缚中解救出来，使三条能量通道在眉心轮中统一，使意识通往纯意识。（3：19~3：24）

大击印。如果没有大击印，那么大身印、大收束都将不圆满。在练习大身印的基础上吸气，使意识保持稳定，通过喉部收束停止能量的活动。将手掌放在地上，慢慢地、轻轻地用臀部撞击地面。能量离开左脉和右脉进入中脉，出现类似死亡的状态，然后呼气。它可以避免皱纹、白发和衰老后的身体颤抖，优秀的瑜伽士都致力于此。这是延缓衰老和死亡的三大秘密，可以增加消化之火和激发活力等。应该在古鲁的指导下循序渐进地练习，每天练习三小时，能够带来美德、摧毁邪恶。（3：25~3：31）

逆舌身印。将舌头向后转到喉部，将眼睛向内转向眉心，将舌头下面的黏膜去除掉。另一种方式是使舌头触碰眉毛中心，这样的逆舌身印是完美的。可以用干净的薄刀片，轻轻切掉舌头下面的黏膜。每次要割短一点，然后用岩盐粉和姜黄的混合物揉搓。七天之后，再割一点，这样定期做六个月，舌头根部的膜就会完全切断。舌头灵活向后转动，左脉、右脉、中脉三条能量通道就被控制了。即使舌头向上伸半秒钟，瑜伽修行者也能摆脱毒素、疾病、死亡、衰老等。完成逆舌身印的人不会受到疾病、死亡、疲倦、睡眠、饥饿、干渴或无意识的困扰，不会受到疾病的折磨，不受因果的影响，也不受时间的束缚。意识在"梵"中移动，因为舌头在空间中移动。即使被蛇王咬了，也不会中毒。如同火苗能够点亮一盏灯一样，当身体充满甘露时，灵魂便不会离开。当舌头进入口腔时，会产生热量，像一种有咸味、刺激性的液体，如牛奶、酥油、蜂蜜一般黏稠。至此，致命的疾病、衰老和死亡都可以被挡住，完美和永恒就会显现出来。当舌头插入上喉腔时，液体滴出，昆达里尼能量就会被释放。甘露从中脉的最上层分泌出来，可以使瑜伽士远离疾病，拥有像莲花茎一样柔软美丽的身体。智者知道其中的道理。甘露是身体的精华，是知识的源泉。逆舌身印不该被无知玷污，逆舌身印的圆满使之达到有意识的无意识状态。（3：32~3：54）

腹部收束。让能量集中于某一点，通过中脉轻松上升，收腹并抬高肚脐。如古鲁所言，腹部收束很容易练习。通过定期练习，年老的人也能变得年轻。肚脐上下部分要用力向后拉伸。经过六个月的练习，死亡被征服了。在所有的收束中，腹部收束是最好的。一旦掌握了它，自然就能获得解脱。（3：55~3：60）

根部收束。用脚后跟按压会阴，收缩直肠，使下行气向上运动。脚后跟用力压在直肠上，反复用力收缩会阴，使能量上升。不断地练习，使上行气和下行气结合，这样小便会减少，老人也能变得年轻。下行气向上移动到脐轮，然后能量上升，当上行气与下行气相遇时，身体里的热量就增多了。通过这种方式，熟睡的昆达里尼能量被热量唤醒，它直立起来就像一条被棍子击打的蛇，发出嘶嘶声入洞，昆达里尼能量由此便进入了梵。因此，瑜伽修行者必须经常进行根部收束练习。（3：61~3：69）

喉部收束。将下巴贴近胸部，收缩喉咙，能摧毁衰老和死亡，能消灭所有咽喉疾病。花蜜不会落入胃火中，左脉和右脉被麻痹，中间脉轮被锁住，能量和呼吸静止后，就战胜了死亡、衰老和疾病。（3：70~3：77）

逆作身印。有一种奇妙的方法可以避免花蜜落入太阳升起的地方，这是古鲁教导的，而非从古籍中学到的。肚脐在上面，下颚在下面，如同太阳在上面，月亮在下面，被称为逆作身印。通过持续的、有规律的练习，循序渐进，否则产生的热量会破坏消化系统。因此，第一次练习应该只停留片刻，脚向上，头向下。每天练习，逐步增加练习的时间。经过六个月的练习，白发和皱纹便变得不那么明显了。（3：78~3：82）

金刚力身印。即使是一个不曾正式练习瑜伽的人，如果能很好地练习金刚力身印，也会成为完美者。通过练习，男人和女人都能达到完美的金刚力身印。瑜伽的知者通过保存精液来战胜死亡。只要精液在体内稳定，又何须恐惧死亡？（3：83~3：91）

俱生力身印（Sahajoli）和不老力身印（Amaroli）是金刚力身印的变体。烧过的牛粪灰应与水混合，在性交过程中练习金刚力身印，男女应在闲暇时将这些灰擦在身体特定部位，被称为俱生力身印，瑜伽士相信这是有益的。这种方式应由掌握了真理和有良好道德的人执行，而不是出于私欲的人。（3：92~3：95）

根据一些说法，不老力身印的做法是喝中段的凉尿。尿液的前段含有胆汁，应该被舍弃，后段不含精华应该被舍弃。中间段如甘露，可吸入鼻孔练习金刚力身印。将精液和烧过的牛粪灰混合，抹在身上，就被赋予了神力。如果一个女人练习金刚力身印，就能获得所有的完美超能力。她是一个真正的女瑜伽士，知道过去、现在和未来，意识能进入更高的领域。通过练习金刚力身印，完美的身体会结出果实，这种吉祥的瑜伽能让人获得解脱。（3：96~3：103）

就如同用钥匙打开门，瑜伽士用昆达里尼能量打开了解脱之门，这种能量能帮助瑜伽士获得解脱，知道这一点的人是瑜伽的知者。据说，昆达里尼能量像灵蛇一样盘绕着，抓住灵蛇的尾巴，能量会被释放并上升。（3：105~3：111）

拙火提升印。通过练习住气法，昆达里尼能量如灵蛇一样不停地旋转一个半小时，用金刚坐，握住脚踝，挤压靠近肛门的位置，在完成风箱式调息之后，昆达里尼能量很快就被唤醒了。昆达里尼能量自由移动一个半小时，可以自然地通过中脉。熟睡中的昆达里尼能量如果能够有规律地移动，瑜伽修行者就能摆脱疾病，获得完美的超能力，进而征服时间和死亡。唤醒昆达里尼能量的人，可以在 40 天内达到完美。应专门练习住气法激活昆达里尼能量。对于那些有规律的练习者，除了唤醒昆达里尼能量外，还有什么方法可以净化 72000 条能量通道呢？瑜伽修行者持续练习体式、调息、身印和专注，对于那些在三摩地中保持警觉和意识集中的人，香巴维身印能够给予完美，但没有王瑜伽，身印是无用的。所有的调息法都需要集中意识，意识必须参与其中。按照传统方式去教授身印的人，是真正的古鲁和"神"的显现。遵循古鲁的教导，获得更高的品质，便能战胜死亡与时间。（3：112~3：130）

第四章　三摩地

本章有 114 段诗节。主要内容为三摩地、中脉的作用、能量调节与心意调节、拉亚、温马尼、聆听体内的密音、王瑜伽。

（一）三摩地

三摩地有各种各样的名称，可以表述为王瑜伽、专注、温马尼（Unmani，无意识状态）、马诺马尼（Manomani，有意识的无意识状态）、永生（Amaratwa，超越死亡）、拉亚（Laya，消融）、谛（Tattva，真理）、空与非空（Shoonya Ashoonya），所有这些概念都指称"湿婆""梵""阿特曼"的原始状态以及超越一切的状态，就像盐融于海水。当能量不再流动时，心意保持静止，便达到了三摩地。（4：2~4：6）

当个体灵魂和宇宙灵魂合一，所有的欲望都被摧毁时，这便是三摩地。不遵循古鲁的教海，就无法弃绝，感知不到真理，也达不到三摩地。当体内的能量通过体式、调息、收束法被唤醒时，它们最终会被消融。当昆达里尼能量被唤醒并释放时，三摩地就自然而然地发生了。当心意平静时，风能量顺利通过中脉，俱生力身印、不老力身印和金刚力身印都能自然而然到达。待在最合适的地方，了解如何使能量穿透中脉，将能量控制在更高意识的中心。（4：7~4：16）

恶业因持续专注于虚无而被摧毁，心意和能量融入不朽之中。温马尼中，身体变得像一根原木，甚至连海螺或鼓的声音也无法被瑜伽士感知，超越了所有的意识状态，摆脱了心意的束缚，看上去像死去一般，不受任何刺激的影响，毫无疑问，这让人获得了解脱。在三摩地状态下，[①] 修行者既不被时间所消耗，也不受行为的影响。瑜伽士没有嗅觉、味觉、视觉、触觉和听觉，自己和他人没有分别；既不是睡着的，也不是醒着的；没有记忆和遗忘，既不是健忘的，也不是活跃的；他完全解脱了。一旦达到三摩地、冷热、苦乐、荣辱对瑜伽士便都没有了分别，如同在清醒状

---

① 在三摩地状态下，一切都是静止的，只剩下纯意识。

态下睡着的人、没有呼吸的人，是完全健康的，彻底获得了解脱。（4：105~4：112）

在三摩地状态下，瑜伽士不会被任何器物所伤害，不会被任何人所伤害，不受曼陀罗和央陀罗所控制。如果能量不在中脉中流动，如果心意不能通过能量调节而保持稳定，如果心意的反射不是来自自发的冥想，那么谈论灵性知识的人，不过是吹嘘。（4：113~4：114）

（二）中脉的作用

太阳和月亮把时间分成白天和黑夜。中脉是时间的消耗者，这是秘密。人体内有72000条能量通道，中脉是最重要的。当能量流入中脉时，这种无意识状态便显现出来。（4：17~4：20）

（三）能量调节与心意调节

通过调节能量，心意受到调节；通过调节心意，能量受到调节。能量和欲望产生心意。当两者中的一个被破坏时，另一个也会变得不再活跃。当心意静止时，能量就会停止；当能量停止时，心意也随之静止。心意和能量犹如牛奶和水一样混合在一起。它们的作用是相同的，如果一个被消灭了，另一个也就被消灭了；如果一个是活跃的，另一个也会活跃起来，当它们同时存在时，所有的感官都是活跃的。如果它们被调节，就能达到解脱的状态。心意如同水银，本质上都是不稳定的。当心意和能量稳定下来时，疾病就被消除了。（4：27）

（四）拉亚

当心意静止时，能量便静止了，这种悦性的状态能使身体保持稳定。心意是感官的主宰，能量是心意的主宰。拉亚是能量的"神"，是能量通道的基础，它被称为解脱。然而，当能量和心意处于拉亚状态时，就会产生难以形容的欣喜。当呼吸停止时，感官的享乐就消失了，瑜伽修行者所有的欲望也消失了，身体会静止不动，从而达到拉亚。这种状态不可描述，无以言表。（4：28~4：34）

将意识集中于眉心，不眨眼，瑜伽士继续专注于内在的对象，凝视不动，看似在看，其实并没有在看。香巴维身印和逆舌身印尽管在专注方面略有差异，但都带来了喜乐，在无尽的虚空中获得纯意识的喜乐，便达到了无意识状态。有些人被搞糊涂了，他们不知所措，不知道何为解脱。半睁眼，凝视鼻尖，月亮（左脉）和太阳（右脉）悬于空中，身体和精神不再移动，就获得了光的形态，它是无限的、完整的、闪耀的、至高的。不管白天还是黑夜都应该崇拜林伽[①]（Linga），林伽应该永远被崇拜。（4：37~4：42）

（五）温马尼

逆舌身印是将左右脉的能量移动到中脉。在中脉能量中，火被

[①] 这里的林伽崇拜指专注于阿特曼。白天和黑夜指左脉和右脉，练习的最佳时间是在中脉的流动时间，即日出、日落、正午和午夜，在其他时间练习是徒劳的，因为只有在这些时段，微妙的意识才会产生。

吞食在左右脉之间，位于空的中心。来自月亮的能量是湿婆的至爱。无与伦比的中脉应该通过舌头从后面填充，完全填满上颚。逆舌身印练习的结果是达到温马尼（无意识状态）。眉心中间是湿婆所在的地方，在那里，心是静止的，这种状态被称为第四维度。在那里，时间是未知的。瑜伽士应练习逆舌身印，直到进入瑜伽睡眠[①]（Yoga Nidra，योगनिद्रा）。对于进入瑜伽睡眠的修行者，时间是不存在的。当心意处于静止状态时，瑜伽士就像一个内外都充满了空间的陶罐。当外部的呼吸暂时停止时，内部的呼吸也会暂时停止。当能量处于中脉中时，能量和心意都会被吸收。（4：43~4：52）

整个身体从脚底到头部都充满了花蜜，拥有了无限的力量和巨大的勇气。世界上的一切，有生命的和无生命的，都是心意的表象。当心意达到无意识状态时，二元性便消失了。弃绝了一切已知的事物，心意也随之消融。当心意消融时，便获得了解脱。通往三摩地的道路是不同的，取决于个人经验，这是伟大的圣人所教导的。（4：63）

（六）聆听体内密音（Nada Anusandhana）

瑜伽修行者用至善坐，通过香巴维身印来集中意识，仔细倾听右耳内的声音。用手遮住耳朵、鼻子和嘴，就能听到来自中脉的清晰纯净的声音。（4：67~4：68）

初始阶段（Arambha Avastha）。当梵结（Brahma Granthi）被刺穿时，极乐升起，令人惊奇的铃声在体内响起。这个阶段，瑜

---

① 瑜伽睡眠是一种介于清醒和睡着之间的意识状态，通过冥想才能达到。

伽士的身体会变得有光泽，产生一种神圣的气味，从而祛除疾病。[1]（4：70~4：71）

　　持续阶段（Ghata Avastha）。[2] 能量进入中脉，保持固定的体式，明智的瑜伽士是神圣的存在。当毗湿奴结（Vishnu Granthi）被刺穿时，瑜伽士就能听到水流和小鼓的声音。[3]（4：72~4：73）

　　高级阶段（Parichaya Avastha）。心意开始进入完美的状态。听到大鼓声，心意逐渐达到喜乐，这是自然的欣喜。体质的不平衡、疼痛、衰老、疾病、饥饿、睡眠都能被克服。（4：74~4：75）

　　终极阶段（Nishpatti Avastha）。当楼陀罗结（Rudra Granthi）被刺穿时，能量之火移动到"神"的位置，能听到笛声、蜂鸣声交织在一起。[4]（4：76）

　　初始阶段听到的是大海的涛声，然后是云的声音、铜鼓声和大鼓声。持续阶段是海螺、锣和号角。然后达到最核心的阶段，是铃铛声、笛声、竖琴声和蜜蜂的嗡嗡声。不同的声音从身体中

---

① 昆达里尼能量被唤醒时，梵结被解开，底轮被激活，通道被打通。这时，命我和自我的障碍被去除，内部声音听起来像叮当作响的铃声，其他声音也可以听到。有瑜伽书认为此处为心轮，但此处所指并非心轮，心轮会在稍晚的阶段出现，此处的声音是克里希纳吹奏笛子时那种内在的、微妙的、纯净的声音。

② Ghata 意为陶罐，形容心意如同一个容器，意识能感知内部和外部的声音流动。

③ 当毗湿奴结在心轮中被解开时，意识会与更微妙的声音频率相协调。

④ 在印度神话中，克里希纳擅长吹笛子，因此，笛声总是与克里希纳联系在一起。笛声贯穿了每一个阶段，只是初始阶段无法听到。从这四个阶段可以看出，声音越来越丰富和细微。

响起。即使只听到了云和铜鼓的声音，也要注意听更细微的声音。虽然注意力可以从深处转移到细微处，或者从细微处转移到深处，但意识不应该转移到除了声音以外的其他事物上。无论意识最初依附于什么，都会完美地静止在虚无之中，并随之消散。如同一只采蜜的蜜蜂不关心香味一样，专注于声音的意识也不渴望其他感官的享乐。（4：85~4：92）

正如控制一头狂怒的大象在感官的花园中游走，当心灵不再变化，并将其固定在虚无状态时，它就像一只没有翅膀的鸟一样静止不动。渴望解脱的瑜伽士应该专注地探索体内的密音，放弃一切想法。瑜伽士应定期对体内的密音进行冥想，如同液体水银被硫黄凝固一样，心意也从混乱中解脱出来。然后，瑜伽士在没有支撑的虚无中移动。聆听体内的密音，心意不再移动到任何地方，体内密音被吸收，精通体内的密音（Nada）的瑜伽士也能让心意平静下来。（4：93~4：99）

（七）王瑜伽

当心意处于这种状态时，[①]被称为王瑜伽。瑜伽士便是"神"，成为创造者和毁灭者。无论解脱与否，都有喜乐，由消融产生的喜乐源自王瑜伽。有些哈他瑜伽的修行者并不了解王瑜伽，"我"把他们看作纯粹的实践者，因为他们的努力没有结出果实。对眉心轮进行冥想能让人立刻进入一种无意识状态，即使对于那些愚痴的人来说，这也是达到王瑜伽的一种方法。消融是通过声音获

---

① 这种状态指觉知自我，认识到阿特曼。

得的直接体验，伟大的瑜伽士通过"聆听体内的密音"进入三摩地状态，他们的心中有无限的喜乐，这是无与伦比的，超越了任何古鲁的描述。用手遮住耳朵，倾听体内的声音，保持意识的稳定，直至达到静止状态。通过持续地聆听，外界的声音会减弱。修行者在十五天内克服了精神上的混乱，感受到至高无上的喜乐。在练习中能听到各种声音，随着时间的推移，最细微的声音也可以听到。（4：77~4：84）

温马尼是心意与意识对象的合一，消融其中是毗湿奴的至高境界。只要听到声音，声音的概念就存在。无声是至高的实在，这便是至高的神。无论听到什么神秘的声音，本质都是能量。所有元素都消融其中，那是无形的存在，最高的神。哈他瑜伽、拉亚瑜伽只是达到"三摩地"的方法，达到王瑜伽的人最终战胜了死亡。真知是种子，哈他是土壤，弃绝是水，通过这三种方式，温马尼会生根发芽。（4：100~4：104）

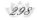

第三节　《格兰达本集》

《格兰达本集》（*Gheranda Samhita*，घेरंडसंहिता），也译作《格楞陀师说本集》。在印度北部孟加拉邦和东部的拉贾斯坦邦发现了14种手稿，作者不详。[①] 现存最古老的手稿推测为17世纪的作品，

---

① James Mallinson, *The Gheranda Samhita:The Original Sanskrit and an English Translation,* Yoga Vidya, 2004, pp.xiv–xvi.

被认为是最全面论述哈他瑜伽的著作。[①]

《格兰达本集》有 355 段诗节，分为七章，以圣人格兰达与国王禅达卡帕利对话的形式呈现。第一章为六种清洁术；第二章为体式；第三章为身印及收束法；第四章为感官收束；第五章为调息法；第六章为冥想；第七章为三摩地。《格兰达本集》述及七种行法：1. 清洁术；2. 体式；3. 身印、收束法及专注；4. 感官收束；5. 调息法；6. 冥想；7. 三摩地。

《格兰达本集》是对《湿婆本集》《哈他瑜伽之光》的有益补充和完善。帕坦伽利的《瑜伽经》并未直接提及"梵"的概念，而《格兰达本集》强调瑜伽和真知同等重要，重新回归了"梵我同一"的思想。《格兰达本集》开篇即指出："妄想是最大的束缚，瑜伽是最强大的力量，真知是最好的朋友，自我是最大的敌人。""'梵'与我是永不分离的。我就是'梵'。我从不悲伤，我是真、知、乐，被永远自由的灵魂所祝福。"

第一章　六种清洁术（Shatkarma）

本章有 60 段诗节。主要内容为：瑜伽与真知；噶他斯塔瑜伽；六种清洁术等。

（一）瑜伽与真知

妄想是最大的束缚，瑜伽是最强大的力量，真知是最好的朋友，自我是最大的敌人。正如通过字母表掌握字母知识一样，通

---

① Mikel Burley, *Haṭha-Yoga:Its Context, Theory, and Practice,* Motilal Banarsidass, 2000, pp.8–9.

过瑜伽可以实现自我觉知。身体和"业"相互作用，身体产生"业"，"业"使身体处于轮回之中。身体终究会消亡，在瑜伽之火中，强化和净化身体吧！（1：4~1：8）

（二）噶他斯塔瑜伽（Ghatastha Yoga）

噶他斯塔瑜伽，意为"身体瑜伽"。噶他意为"容器"，指身体。噶他斯塔瑜伽从身体出发，通过瑜伽来唤醒最高意识。

噶他斯塔瑜伽提出了七个概念：净化（Shodhana）、坚定（Drdhata）、稳定（Sthairyam）、耐心（Dhairyam）、轻盈（Laghavam）、内在觉知（Pratyaksham）和超然（Nirliptam）。

通过六种清洁术净化身体；通过身印意识更加坚定；通过体式保持身体稳定；通过感官收束耐心得以实现；通过调息法身体变得轻盈；通过冥想实现内在觉知；通过三摩地达到超然。由此，解脱得以实现。（1：9~1：11）

（三）六种清洁术

1. 呕吐法（Dhauti）

（1）内部呕吐法（Antar Dhauti）

清洁胃（Vatsara）：这是一种非常私密的净化方式，能消灭所有疾病，激活胃火，帮助消化食物。

清洁消化道（Varisara）：慢慢地把水从口咽到喉咙，然后经过腹部，让水从肛门排出，净化身体，掌握这一技巧，能让人获得"神性"的身体。

清洁内脏（Vahnisara）：保持风能量，控制肌肉将肚脐拉向脊柱运动 100 次，腹部疾病被清除后，消化火被刺激，这种净化的做法是最秘密的，甚至连"神"都不知道。

清洁直肠（Bahishkrita）：像乌鸦一样撅起嘴，吸入空气，填满腹部，然后通过直肠排出，不断循环，使空气在腹部停留一个半小时，这是最高的机密。这种方式使身体变得清洁而纯净，把嘴比作乌鸦嘴的形状，尽可能多地吸入空气，使其在腹部循环，然后逐渐完全排出。（1：14~1：21）

（2）头部呕吐法（Danta Dhauti）

清洁牙齿（Dantamula）：使用一种叫作卡迪拉（Khadira）的植物汁液或干净的泥土按摩牙龈，直到杂质被清除。瑜伽修行者必须每天早上都采用这种方法来保护牙齿。

清洁舌头（Jihvamula）：清洁舌根，将食指、中指、无名指插入咽喉处。慢慢地、轻轻地摩擦舌头，卡法督夏障碍被移除，清洁和摩擦以后，在舌头上涂一点黄油，然后用小钳子辅助拉伸舌头，每天日出日落时拉伸，可以增强舌头的活力。舌头延长会消除衰老、死亡和疾病。（1：23~1：31）

清洁双耳（Karnarandhra）：用食指和无名指清洁双耳孔，每天清洁，有助于听到内在的声音。

清洁前额（Kapalarandhra）：用右手拇指按摩前额，通过这种方式，可以平衡卡法督夏。能量通道变得纯净，能获得神圣的视觉，需要每天在睡前、餐后和起床前练习。（1：23~1：32）

（3）心脏清洁法（Hrid Dhauti）

使用小木棍：用香蕉树柔软部分的茎、姜黄茎或甘蔗茎反复插入口腔，然后慢慢抽出。卡法督夏和皮塔督夏的多余黏液通过口腔排出。这种做法能消除心脏的疾病。

使用水：餐后，将水咽到喉咙处，仰头，把水吐出来，卡法督夏和皮塔督夏的紊乱将会消除。

使用布：把一卷四指宽的细棉布慢慢吞下去，然后慢慢取出来。这种方式可以治疗皮肤病、发热、脾脏肿大、麻风病、痰病、胆汁病，增强耐力，促进身体健康。（1：35~1：41）

2. 灌肠法（Basti）

用姜黄清洁肛门是必不可少的，或反复用水冲洗。这一做法能治疗便秘，使身体变得优雅而健康，刺激消化火，将下行气的疾病移除。（1：42~1：44）

（1）湿灌肠法（Jala Basti）

坐在水里没过肚脐，采用困难坐（Utkatasana）体式，收缩肛门。这种做法能解决风能量失调、泌尿和消化问题，使身体变得更加美丽，就像爱神卡马代瓦一样。（1：46~1：47）

（2）干灌肠法（Sthala Basti）

湿灌肠法需要在水中完成，干灌肠法需要在干燥的地方完成。以背部伸展式坐下，通过提肛身印（Ashwini Mudra）收缩和扩张肛门，能消除疾病，增强肠胃的消化能力。（1：49）

3. 涅涕法（Neti）

用一条半只手臂长度的线，插入鼻孔，然后从口中取出。它能使人达到逆舌身印的完美，调节卡法督夏紊乱，从而获得神圣视野。（1：50~1：51）

4. 腹部滚动按摩法（Nauli）

腹部迅速地从一侧转到另一侧，这种方式可以摧毁所有类型的疾病，激活消化之火。（1：52）

5. 一点凝视法（Trataka）

凝视一个微妙的物体，不眨眼睛，直到眼泪流出。通过不断练习一点凝视法，香巴维身印便能达到，眼睛的缺陷就可以弥补，神圣视野也能获得。（1：53~1：54）

6. 圣光调息法（Kapalbhati）

（1）空气清洁（Vatakrama）：先用左鼻孔吸气，右鼻孔呼气，然后右鼻孔吸气，左鼻孔呼气。吸气和呼气要迅速，不要憋气。这种方法可以调节卡法督夏紊乱。

（2）鼻窦清洁（Vyutkrama）：用两个鼻孔吸水，然后从口中排出。这种方法能调节卡法督夏紊乱。

（3）黏液清洁（Shitkrama）：从嘴里吸水，然后从鼻孔排出。通过这种方法，瑜伽修行者的身体会变得像爱神卡马代瓦一样美丽，年老的迹象也不会显现。身体保持清洁和纯净，卡法督夏紊乱也会被移除。（1：55~1：60）（1：58）

第二章　体式（Asana）

本章有 45 段诗节。主要内容为 32 种体式。

（一）体式

体式的种类与动物的种类一样多。湿婆说，世界上有 84 万种体式，其中 84 种是最好的。84 种体式中，有 32 种体式被认为是特别吉祥的。在这个凡人的世界里，死亡是强制性的，以下 32 种体式足以获得完美的超能力。

至善坐（Siddhasana）：坐式，一只脚的脚后跟置于会阴和肛门之间，另一脚后跟按压耻骨，下巴紧贴胸部，保持坐姿，视线不动，凝视眉心，解脱是通过修持达到的（见图 4-20）。（2：7~2：8）

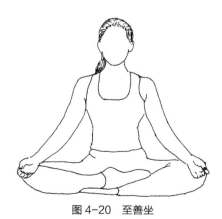

图 4-20　至善坐

莲花坐（Padmasana）：坐式，将左脚放在右大腿上，右脚放在左大腿上，双手置于双膝上，意识集中在鼻尖，使下巴朝向心

脏处（见图 4-21）。它能根除一切疾病。（2：9）

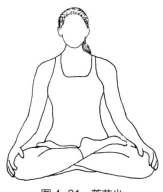

图 4-21　莲花坐

　　蝴蝶坐（Bhadrasana，雅致坐）：坐式，双腿自然分开，置于身体两侧，双脚后跟置于会阴下方，采用喉部收束，意识集中在鼻尖（见图 4-22）。（2：10~2：11）

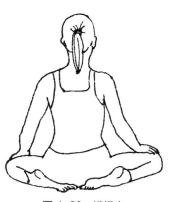

图 4-22　蝴蝶坐

简易盘腿坐（Muktasana）：坐式，将左脚后跟靠近会阴处，右脚后跟置于会阴上方，使头部、颈部和身体呈一条直线（见图4-23）。（2：12）

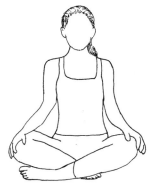

图4-23　简易盘腿坐

金刚坐（Vajrasana）：跪坐，两条大腿像金刚一样坚硬和强壮，双脚置于肛门两侧（见图4-24），这个体式使瑜伽士更加完美。（2：13）

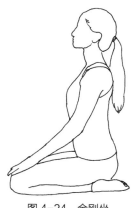

图4-24　金刚坐

吉祥坐（Swastikasana）：坐式，盘腿，双脚置于大腿和膝盖之间，采取三角形姿势，保持平衡（见图4-25）。（2：14）

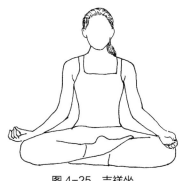

图4-25　吉祥坐

狮子坐（Simhasana）：跪坐，将双脚后跟向上翘起，交叉于会阴下方，膝盖着地，双手贴于地面，张开嘴（见图4-26）。通过收束法，注视眉心或鼻尖，可以根除所有疾病。（2：15~2：16）

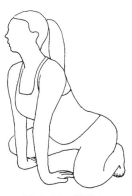

图4-26　狮子坐

307

牛面式（Gomukhasana）：坐式，将双脚置于臀部两侧，紧贴地面，身体端坐，如同牛面（见图4-27）。（2：17）

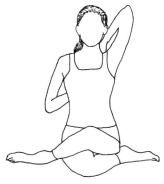

图4-27　牛面式

英雄坐（Virasana）：坐式，一只脚置于大腿内侧，另一只脚向后自然伸展（见图4-28）。（2：18）

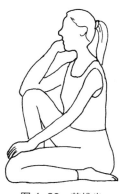

图4-28　英雄坐

　　弓式（Dhanurasana）：像棍子一样伸直双腿，双手伸向背部，抓住双脚，让身体呈弓状（见图4-29）。（2：19）

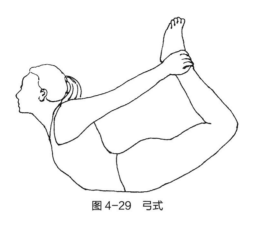

图4-29 弓式

　　摊尸式（Mritasana）：平躺，全身自然放松，如同死尸一般（见图4-30）。这个体式能消除疲劳，放松身心。（2：20）

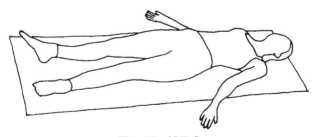

图4-30 摊尸式

秘密坐（Guptasana）：坐式，保持上身直立，盘腿，双脚交叉置于肛门处（见图4-31）。（2：21）

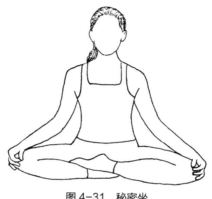

图4-31　秘密坐

鱼式（Matsyasana）：在莲花坐基础上，双肘贴地，双手握住双脚脚趾，背部悬空，平躺于地面上（见图4-32）。（2：22）

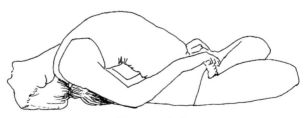

图4-32　鱼式

脊柱扭转式（Matsyendrasana）：坐式，身体向后扭转，腹部用力，背部保持挺直，左腿用力弯曲，左脚后跟置于右大腿前侧；用左腿支撑右手肘，意识集中于眉心（见图4-33）。
（2：23~2：24）

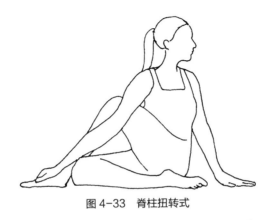

图4-33　脊柱扭转式

　　戈拉卡纳特式（Gorakshasana）：蹲着，双脚合拢于身体正前方，双脚脚趾隐藏于双腿内侧根部；双手握住脚后跟，收缩喉咙，意识集中于鼻尖，有助于获得超能力（见图4-34）。（2：25~2：26）

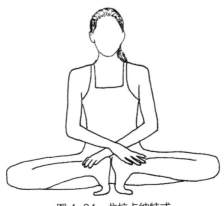

图4-34　戈拉卡纳特式

背部伸展式（Paschimottanasana）：坐式，双腿并拢伸直，像棍子一样，双臂自然弯曲，双手握住双脚，头部置于双膝之间（见图4-35）。（2：27）

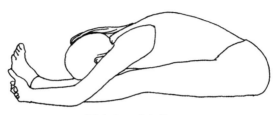

图4-35　背部伸展式

困难坐（Utkatasana）：蹲着，将双脚大脚趾紧贴于地面，双脚后跟悬空于肛门两侧，上身端坐于双脚后跟之上（见图4-36）。（2：28）

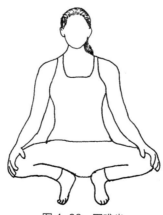

图4-36　困难坐

牛面坐（Sankatasana）：跪坐，左腿膝盖紧贴地面，右腿缠绕在左腿上，双手置于膝盖上方（见图4-37）。（2：29）

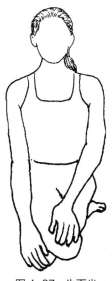

图4-37　牛面坐

孔雀式（Mayurasana）：双手手掌用力撑住地面，双肘置于肚脐两侧，撑起整个身体，使身体像棍子一样笔直（见图4-38）。（2：30）

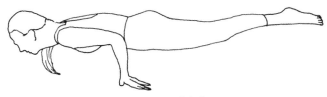

图4-38　孔雀式

公鸡式（Kukkutasana）：在莲花坐的基础上，将双手插入大小腿间隙，手掌撑住地面，将整个身体抬起（见图4-39）。（2：31）

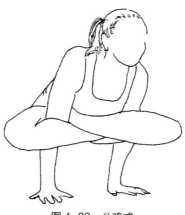

图4-39　公鸡式

龟式（Kurmasana）：坐式，双腿并拢伸直，俯身将双臂从双腿内侧穿过，双手在臀部合拢，使头部、颈部和身体呈一条直线（见图4-40）。（2：32）

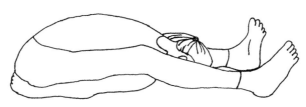

图4-40　龟式

立龟式（Uttankurmasana，胎儿式）：在龟式的基础上，双手从双腿穿过，像乌龟一样蜷缩身体（见图4-41）。（2：33）

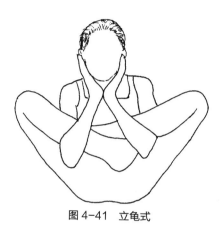

图4-41　立龟式

蛙式（Mandukasana）：跪坐，双腿向后折叠，双脚置于身体两侧（见图4-42）。（2：34）

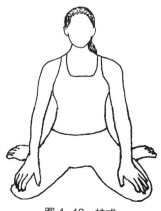

图4-42　蛙式

立蛙式（Uttanmandukasana）：在蛙式的基础上，身体后仰，头部紧贴地面，置于双肘之间，胸部、腹部和腰部像青蛙一样向上抬起（见图4-43）。（2：35）

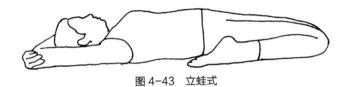

图4-43 立蛙式

树式（Vrikshasana）：站式，将一只脚置于另一侧大腿根部，像树一样直立于地面（见图4-44）。（2：36）

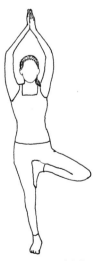

图4-44 树式

鹰式（Garudasana）：站式或坐式，双腿交叉，一条大腿紧贴另一条大腿的膝盖处，保持身体平稳，双手交叉缠绕（见图4-45）。（2：37）

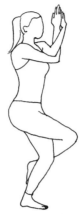

图4-45　鹰式

牛式（Vrishasana）：坐式，双腿交叉，一只脚后跟置于肛门下方，另一只脚面朝上，贴近地面（见图4-46）。（2：38）

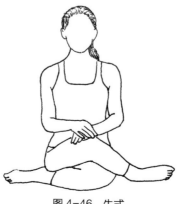

图4-46　牛式

蝗虫式（Shalabhasana）：面部朝下，上身紧贴地面，双臂伸直，置于身体两侧，手掌紧贴地面，双腿并拢抬高（见图4-47）。（2：39）

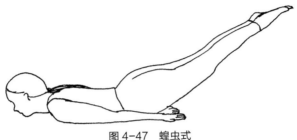

图4-47　蝗虫式

鳄鱼式（Makarasana）：胸部朝下趴在地面上，双腿伸直，手臂弯曲，肘部置于地面，头位于双臂中间（见图4-48）。这个体式能激活体内的火。（2：40）

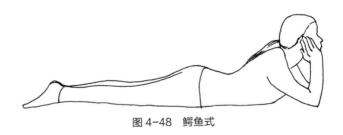

图4-48　鳄鱼式

骆驼式（Ushtrasana）：跪坐，躯体后弯，脸部朝上，双臂伸直，双手握住双脚后脚跟，腹部用力抬起（见图4-49）。（2：41）

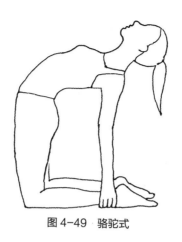

图 4-49　骆驼式

眼镜蛇式（Bhujangasana）：下半身贴于地面，掌心朝下贴于地面，身体像蛇一样抬起头（见图 4-50）。这个体式能加剧体内之火，所有疾病都会被消除，昆达里尼能量也被唤醒。（42~43）

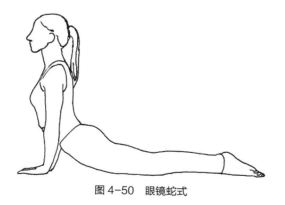

图 4-50　眼镜蛇式

联结坐（Yogasana）：坐式，双脚交叉置于双膝上，双手置于双膝上方，使用智慧手印（Chin Mudra），吸气后屏住呼吸，意识集中于鼻尖（见图4-51）。瑜伽士必须每天练习。
（2：44~2：45）

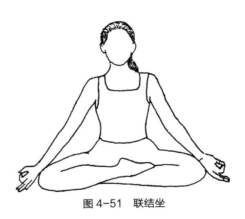

图 4-51　联结坐

第三章　身印及收束法（Mudra and Bandha）

本章有100段诗节。主要内容为身印、收束法以及专注于五
大元素等。

（一）身印及收束法

1. 大身印（Maha Mudra）；2. 纳波身印（Nabho Mudra）；3. 腹
部收束（Uddiyana Bandha）；4. 喉部收束（Jalandhara Bandha）；5. 根
部收束（Mula Bandha）；6. 大收束（Maha Bandha）；7. 摩诃贝达身
印（Maha Bheda Mudra）；8. 逆舌身印（Khechari Mudra）；9. 逆作身
印（Viparitakarani Mudra）；10. 母胎身印（Yoni Mudra）；11. 雷电身
印（Vajroni Mudra）；12. 能量转移身印（Shaktichalini Mudra）；13. 水

壶身印（Tadagi Mudra）；14.青蛙身印（Manduki Mudra）；15.香巴维身印（Shambhavi Mudra）；16.提肛身印（Ashwini Mudra）；17.套索身印（Pashini Mudra）；18.乌鸦身印（Kaki Mudra）；19.大象身印（Matangini Mudra）；20.眼镜蛇身印（Bhujangini Mudra）。了解和掌握身印，能够让瑜伽士获得喜乐。（3：1~3：5）

（二）收束法

根部收束。用左后脚跟按压肛门和生殖器之间的区域，收缩肛门，用力收缩肚脐向脊柱靠拢，右后脚跟紧紧抵住生殖器部位。这有助于延缓衰老，要超越轮回的修行者，就应该在一个隐蔽的地方修行。通过练习，获得超能力是确定无疑的。（3：6~3：9）

喉部收束。收缩喉咙，将下巴贴近胸部。掌握了这种收束法，瑜伽士便能获得超能力。只要练习六个月，瑜伽士就能成为完美的人。（3：10~3：11）

腹部收束。将上腹部向背部平行收缩，犹如一只大鸟在飞翔，也犹如一只狮子在与大象殊死搏斗。这种收束法是最重要的，易于获得解脱。（3：12~3：13）

大收束。将左后脚跟抵住肛门使其闭合，右脚用力压住左后脚跟，慢慢地扩张和收缩会阴，通过喉部收束保持风能量。这种身印超越了所有的身印，能够摧毁衰老和死亡。通过这种身印，所有欲望都能得到满足。（3：14~3：16）

（三）专注于五大元素

专注于土元素（Parthivi Dharana）。土元素的代表色是黄褐色，形状是方形，曼陀罗咒语是 Lam（ल），象征着梵天。通过住气法保持能量，对土元素进行练习，仅需要约 5 个噶提 [①]（Ghati），瑜伽修行者便能战胜死亡，获得超能力，成为完美的人。（3：17~3：18）

专注于水元素（Ambhasi Dharana）。水元素的代表色是白色，如海螺一样明亮的颜色，形状是月亮，曼陀罗咒语是 Vam（व），象征着毗湿奴。通过住气法保持能量，对水元素进行专注练习，约 1 个噶提，瑜伽修行者便能抛开所有烦恼，一切痛苦和罪恶也都被消除了，即使在深水中也不会受到任何伤害。这是一种重要的身印，必须保密。如果向其他人透露了这种技巧，那么这种超能力就会消失。（3：19~3：21）

专注于火元素（Agenyi Dharana）。火元素的代表色是红色，形状是三角形，曼陀罗咒语是 Ram（र），象征着楼陀罗（Rudra）。火元素散发着流动的光辉，是完美超能力的提供者。通过住气法保持能量，对火元素进行专注练习，约 1 个噶提，对死亡的恐惧就会消失，火不会带来任何伤害，即便瑜伽修行者掉进熊熊烈火中，也不会死亡。（3：22~3：23）

专注于风元素（Vayviye Dharana）。风元素的代表色是淡黑色，如烟雾一般，曼陀罗咒语是 Yam（य），具有悦性特征，通过住气

[①]　噶提是时间单位，1 小时为 2.5 个噶提，1 个噶提为 24 分钟。

法保持能量，对风元素进行专注练习，约 1 个噶提，瑜伽修行者便能获得在空中行走的能力，不会因缺氧而衰老或死亡，也能在空中飞行。如果向不虔诚的人或邪恶的人透露了这种技巧，这种超能力就会消失。（3：24~3：26）

专注于空元素（Akashi Dharana）。空元素的代表色是透明的，如海洋中纯净的水一般，曼陀罗咒语是 Ham（ह），形状是无限的，象征着湿婆。这种练习也叫纳波身印，通过住气法保持能量，对空元素进行专注练习，约 1 个噶提，解脱之门便能打开。这样的瑜伽修行者不会成为死亡的祭品，即便宇宙毁灭，他也不会死亡。（3：27~3：28）

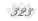

（四）16 种身印

大身印。用左脚后跟按压肛门位置，右腿向前伸直，双手握住右脚脚趾，凝视眉心，收缩喉咙，能调节卡法督夏紊乱，治疗便秘、脾脏肿大、长时间发热和其他疾病，使身体更健康。（3：29~3：31）

纳波身印。在所有的练习中，瑜伽修行者都应该保持舌头向上的姿态呼吸，这样能消除所有疾病。（3：32）

逆舌身印。切断位于舌头下方连接舌头和舌头根部的黏膜，保持舌尖的灵活性。将舌头涂上黄油，再用小铁钳拉出。通过每天的练习，舌头会变长。它应该可以触碰到眉心。用这种方法，舌头应该逐渐进入上颚根部。通过向上和向后折叠，把舌头带到鼻腔。此时，将意识集中于眉心。这样的修行者不会受到无意识、饥饿、口渴、懒惰等的困扰。对任何紊乱或疾病、衰老和死亡的恐惧会随着神性的增强而消失。肉体既不会被火烧伤，也不会被风吹干。它不受水的影响，被蛇咬也不会受到伤害。身体变得优雅和迷人，稳定的三摩地是完美的。瑜伽修行者的舌头不断产生神奇的汁液，显现出新的幸福体验。一开始是咸的、苦的和涩的，之后是黄油、酥油、牛奶、凝乳、脱脂牛奶、蜂蜜、葡萄或葡萄干的味道，然后就产生了花蜜。（3：33~3：40）

摩诃贝达身印。如同女人的美丽、青春和优雅需要男人的欣赏一样，根部收束和大收束需要与摩诃贝达身印结合才能发挥作用。首先要练习大收束，然后是腹部收束，同时使用住气法，每天练习大收束和摩诃贝达身印的瑜伽士被认为是所有瑜伽士中最好的。他们既不会变老，也不再恐惧死亡。最好的瑜伽士应该保守秘密。（3：41~3：44）

逆作身印。太阳神经丛位于肚脐根部，月亮神经丛位于上颚根部。当太阳消耗了月亮分泌的花蜜时，人就会死去，当月亮能量通道消耗了花蜜时，就消除了对死亡的恐惧。因此，太阳要升起，月亮要落下。头部着地，双手支撑，双腿抬起，这就是逆舌身印。每天通过练习，可以抵抗衰老和死亡。修持此道的人在诸界中获得了"圆满"，甚至在宇宙消亡的时候也不会悲伤。（3：45~3：48）

母胎身印。采用至善坐，用双手拇指堵住耳朵，用食指遮住眼睛，用中指堵住鼻孔，用无名指和小指盖住嘴巴。在乌鸦身印的帮助下，将上行气并入下行气，保持体内六个脉轮的觉知，唤醒昆达里尼能量与曼陀罗咒语"Hoom""Hamsa"，并连同个体灵魂一起带到顶轮，如此便能产生一种"与湿婆一起舒适地移动，被能量充实"的静默感。通过这种修行，可以从诸如杀害婆罗门或胎儿、饮酒或污染古鲁的床等罪恶中解脱出来。母胎身印是最高机密。即使是神，也不容易得到它。通过常规练习掌握它的人能达到三摩地。宇宙中所有的大罪、小罪等都被抹去了。因此，寻求救赎的人应该练习它。（3：49~3：56）

雷电身印。双手牢牢地放在地上，抬起双脚和头，以促进能量的流动。这种身印是最好的，能使瑜伽士获得解脱、变得完美。一旦完成这个身印，在这个世界上还有什么不能完成的呢？即使是追求享乐的人，也一定可以通过这种修行获得所有的超能力。（3：57~3：60）

能量转移身印。昆达里尼能量像蛇一样以三圈半缠绕的形式熟睡在底轮，只要昆达里尼能量继续熟睡，人就能像动物一样处于无知状态。因此，应该持续练习，直到知识显现。如同门被钥匙打开，梵穴（Brahma Randhra）只有在昆达里尼被唤醒时才能被打开。应在僻静的地方练习，因为在户外裸身修行是被禁止的。找一块柔软的布，约23厘米长，10厘米宽，用一根线系在腰间，固定在肚脐上。在身体上涂抹灰尘，保持至善坐，将上行气与下行气合并。在中脉通道没有疏通之前一直用提肛身印保持肛门收缩，练习住气法，昆达里尼能量将会以蛇的形式苏醒，并直立在通道中。如不练习此身印，母胎身印就变得不完美。每日练习并保密，凡练习它的人都能获得超能力，所有疾病也都会被根除。（3：61~3：72）

325

水壶身印。保持背部伸展式坐姿，如充满水一样来扩展腹部，可以消除对衰老和死亡的恐惧。（3：73）

青蛙身印。紧闭嘴巴，让舌头在上颚内旋转，然后用舌头慢慢品尝花蜜。这种身印，能让人青春永驻。（3：74~3：75）

香巴维身印。凝视眉毛中心，凝视自我，凝视阿特曼，开始冥想，这是一种非常秘密的密宗练习。如果说吠陀、往事书、古籍等就像一个普通的女人，那香巴维身印就像一个新娘。修习这个身印的人本身就是那拉衍那[①]和梵天，是这个世界的创造者。知道香巴维身印的人就是"梵"。前面提到的五种专注练习，在掌握它并获得超能力之后，是没有什么事情做不到的。掌握了这五种方式后，人甚至可以升天，也可以返回世间。通过这些专注练习，瑜伽士变得头脑敏捷，并获得了在空间中移动的能力。（3：76~3：81）

提肛身印。反复收缩和扩张肛门区域，能唤醒昆达里尼能量。这种身印是与肛门和生殖系统有关的疾病的破坏者，是身体能量的提供者。（3：82~3：83）

套索身印。把两条腿放在脖子后面，然后像套索一样紧紧地扣在一起。这种身印能提供力量和活力。渴望获得超能力的瑜伽士应该努力练习。（3：84~3：85）

乌鸦身印。像乌鸦的嘴一样，慢慢地吸气。这个身印是一切疾病的毁灭者，应该尽一切办法保密。通过练习，从所有混乱中

---

① 毗湿奴的化身之一。

解脱出来，就像乌鸦一样，没有疾病。（3：86~3：87）

大象身印。站在淹没到喉咙处的水里，深深地吸气，从鼻孔把水吸上来，从嘴里把水排出，反复练习。当它臻于完美时，就消除了对衰老和死亡的恐惧，瑜伽修行者也会变得像大象一样强壮，永远保持快乐。应该在一个安静、隐蔽的地方集中精力练习，远离他人，努力完善这种练习。（3：88~3：91）

眼镜蛇身印。张大嘴，用喉咙吸满空气。一旦掌握了它，所有的腹部疾病都能被祛除，衰老和死亡也能被消灭。（3：92~3：93）

格兰达说："禅达，我已经告诉了你各种身印，它们能使人远离衰老和死亡的恐惧，不要将它们传授给那些邪恶的或不值得的人。这些身印连'神'都无法企及。摆脱世俗的享乐和解脱都是通过这些身印达到的，它们只应该传授给那些已经臣服于古鲁的人，那些出生在良好家庭的人，因为他们的内心是平静的。通过日常的练习，所有的疾病都被消除，消化之火亦被激活，修行者不被死亡和衰老所触碰，也不怕水、气、火。20种由卡法督夏紊乱带来的问题，如哮喘和感冒，都能通过这些身印被消除，这是毫无疑问的。我已经向你解释了关于身印的一切，没有其他可以告诉你了。世界上没有哪种修行能如身印一般让你获得成功和圆满。"（3：94~3：100）

第四章　感官收束（Pratyahara）

本章有7段诗节。主要内容为感官收束。

通过感官收束，如敌人般的欲望能被消除。无论焦躁不安的心意走到哪里，都要把它收回，置于自我灵魂的控制之下。目光所到之处，心意也如影随形。把注意力从荣辱、悲喜中移开，置于自我的控制之下。心意通过触觉感知到冷热，收回它，置于自我的控制之下。把注意力从分散它的气味中移开，置于自我的控制之下。如果心意被甜、咸、酸等味道所吸引，就把它从这些味道中移开，置于自我的控制之下。这是便是感官收束。（4：1~4：7）

第五章　调息法（Pranayama）

本章有100段诗节。主要内容为：调息的作用、调息前的准备、交替鼻孔调息法、其他调息法。

（一）调息的作用

通过调息练习，人变成了"神"。首先要选择合适的地点、时间、食物，清洁能量通道，然后开始练习调息。（5：1~5：2）

（二）调息前的准备

1. 练习的地点

瑜伽的修习不宜在遥远的地方进行，如森林、遥远的国度或人多的地方，否则就会失去超能力，无法成功。森林不安全，偏僻无人烟的地方不便获取食物，人多的地方不便于修行。因此，这三个地方都不适合练习调息。应该在一个环境优美的地方进行，那里有现成的食物，没有内外纷争。在那里建一间小屋，再在周围建上篱笆。应该有井或水源。建造小屋的地面不能太高也不能太低，要抹上牛粪，避免昆虫侵扰。（5：3~5：7）

2. 练习的时间

不宜在夏季、雨季、冬季和寒季练习。这些季节，会导致疾病的传播。应在春季、秋季开始练习，这样能够摆脱疾病，获得成功。一年有十二个月，从三月到次年二月，分为六个季节，每个季节有两个月，三月到四月是春季，五月到六月是夏季，七月到八月是雨季，九月到十月是秋季，十一月到十二月是冬季，一月到二月是寒季。（3：8~3：15）

3. 饮食要求

练习瑜伽的人如果不改变饮食习惯，容易患有多种疾病，也很难有进步。瑜伽修行者应食用由大米、大麦或小麦粉和豆类构成的食物，如绿扁豆、黑扁豆和马扁豆，这些食物必须清洗干净。某些根茎类蔬菜和浆果、苦瓜、黄瓜、无花果、芭蕉（香蕉）及其根茎、茄子、药用根茎和果实，以及新鲜多叶的绿色蔬菜均可食用。胃中应充满愉悦的、清纯的、甘甜的、清凉的、不油腻的或润滑的食物，保持饮食平衡、适度节制。胃的一半填满食物，1/4填满水，剩下的1/4供空气流通。（5：16~5：22）

4. 禁忌

开始练习时，不宜食用苦、酸、咸和涩的食物，油炸食品，酸奶，脱脂牛奶，不易消化的蔬菜，酒，棕榈坚果和过熟的水果。禁食马豆、扁豆、南瓜及蔬菜茎、葫芦、浆果、酸橙、大蒜等。初学者应该避免长途旅行，避免女伴陪伴或以火取暖。不宜食用新鲜黄油、澄清黄油、牛奶、粗糖、石榴、葡萄、熟香蕉等；宜食用豆蔻、丁香、肉豆蔻和枣，以及易消化、令人愉快、滋润和健脑的食物。不宜食用硬的、污染的、发霉的、加热的、极冷的或极热的食物。不宜清晨洗澡，因为这会导致身体不适。每日一餐，不要断食。调息练习前，可食用牛奶和酥油，每日两餐（午餐和晚餐）。（5：23~5：31）

5. 坐向

朝东或朝北，坐在苦草、鹿皮、虎皮或毯子上，净化能量通道后，开始调息练习。（5：32）

（三）交替鼻孔调息法（Nadi Shodhana Pranayama）

萨玛努调息法（Samanu Pranayama）。修行者使用莲花坐，让意识在身体各个部位流动，根据古鲁的指导，先净化能量通道，再练习调息。通过左鼻孔吸气，念诵曼陀罗 16 次。在冥想的状态下，把曼陀罗想象成明亮的烟火。通过左鼻孔吸气，然后屏住呼吸，念诵 64 次曼陀罗，再通过右鼻孔呼气，念诵 32 次曼陀罗。从肚脐中心升起火元素，冥想与火有关的光。记住 Ram (र)，通过右鼻孔吸气，念诵 64 次，再通过左鼻孔呼气，念诵 32 次。将注意力集中在鼻尖上，用左鼻孔吸气，念诵 Tham (ठ) 16 次。保持中脉呼吸，念诵 Vam (व) 64 次。专注于从鼻尖的月亮流出的甘露，让它清洁所有的能量通道，再通过右鼻孔呼气，念诵 Lam (ल) 32 次。（5：33~5：44）

尼尔玛努调息法（Nirmanu Pranayama）。这是一种呕吐法，通过这种方法，能够消除呼吸系统和消化系统的疾病，调节内脏器官的紊乱。

（四）其他调息法

1. 萨希塔调息法（Sahita Pranayama）

萨嘎巴调息法（Sagarbha Pranayama）。用简易盘腿坐，面朝东或北。通过左鼻孔吸气16次，冥想红色的、充满辨性的"梵"，同时念诵 A（अ），吸气结束后，使用腹部收束。然后屏住呼吸，念诵64次 U（उ），冥想深色的、充满悦性的天神克里希纳。随后呼气，念诵 M（म）32次，同时冥想肤色白皙、充满惰性的湿婆，再用右鼻孔吸气、左鼻孔呼气，以同样的方式反复念诵曼陀罗，持续练习交替鼻孔呼吸。从开始吸气直到吐气结束，使用拇指和小指按住鼻孔，不要使用食指和中指。

尼尔嘎巴调息法（Nigarbha Pranayama）。左手置于左膝上用来计数，从1数到100，计算调息的次数，包括吸气、屏气和呼气。最高的调息次数是20次，中等是16次，最低是12次。呼吸控制法如同有三个翅膀，最低的会产生热量或出汗，中等的身体会颤抖（特别是脊柱），最高的身体会升到空中。如有这三种体验，证明已掌握了此法。通过调息练习，消除疾病，唤醒昆达里尼能量，喜乐便会显现。（5：48~5：57）

2. 太阳式调息法（Suryabheda Pranayama）

通过太阳能量通道深呼吸，用喉部收束法保持呼吸，直到全身从指甲到发根开始出汗。十种遍布身体的能量分别是上行气、下行气、平行气、上升气、遍行气、伸展气、收缩气、饥渴气、哈欠气和生死气。上行气位于心脏，下行气位于肛门，平行气位于肚脐，上升气位于喉咙，遍行气遍布全身，这是五种主要的能量。另外五种是次要能量，伸展气的功能是打嗝，收缩气的功能是眨眼睛，饥渴气让人产生饥渴感，哈欠气的功能是打哈欠，生死气即便在死亡以后也不会离开身体。练习的时候，上行气、下行气分开，平行气升起，平行气来自肚脐根部，然后在太阳能量通道的帮助下慢慢地通过右鼻孔吸气，然后屏住呼吸，再从左鼻孔呼气，循环往复，这就是太阳式调息法。它是衰老和死亡的毁灭者，能唤醒昆达里尼能量，激活体内之火，这是最好的调息法。（5：58~5：69）

3. 喉式调息法（Ujjayi Pranayama）

通过两个鼻孔吸入外部空气，用心脏和喉咙吸入内部空气，用住气法控制它们，然后从肛门排出，用喉部收束，以不引起任何阻塞的方式屏住呼吸。如此，卡法督夏失衡、神经和消化系统紊乱引起的疾病就消失了，还能治愈结核病、呼吸系统疾病、发热和脾脏相关疾病等。如果喉式调息法臻于完美，年老和死亡也能得到控制。（5：70~5：73）

4. 清凉式调息法（Shitali Pranayama）

通过舌头吸气填充腹部，在住气法的帮助下保存空气，然后通过两个鼻孔排出，这种调息应该经常练习。通过练习它，消化紊乱以及卡法督夏和皮塔督夏紊乱便会消失。（5：74~5：75）

5. 风箱式调息法（Bhastrika Pranayama）

两个鼻孔用力吸气和呼气，像风箱一样填充和清空腹部。重复这个动作 20 次，然后屏住呼吸重复练习 3 次，如此便没有疾病或紊乱发生，变得越发健康。（5：76~5：78）

6. 蜂鸣式调息法（Bhramari Pranayama）

午夜过后，在一个听不到任何声音的安静的地方，瑜伽修行者应该用双手堵住耳朵进行练习。右耳倾听体内的声音，首先是蚱蜢的声音，然后是长笛的声音，接着是雷鸣，再接着是铙钹或小鼓的声音，以及蜜蜂的嗡嗡声、钟声、大锣声、小号声、铜鼓声等。通过每天的练习，瑜伽修行者有了聆听各种声音的体验，而神圣的声音或振动是在心轮中产生的。在它的共振下，内在视觉感受到内心的十二瓣莲花。随着意识融入火焰，完善练习方式，练习者获得了三摩地的超能力。冥想胜于曼陀罗八倍，苦行胜于冥想八倍，但没有什么比聆听体内的密音更伟大。（5：79~5：84）

7. 眩晕式调息法（Murchha Pranayama）

舒适地进行住气法练习，瑜伽修行者通过这种练习方式把注意力从物质层面移开，集中在眉心，与阿特曼相结合。如此便能获得喜乐。（5：85）

8. 自然住气调息法（Kevali Pranayama）

众生在呼气时念诵"哈姆（Ham）"，吸气时念诵"索（So）"。整个白天和黑夜要呼吸 21600 次。这叫作哈姆索（Hamso）或索哈姆（Soham）默念曼陀罗练习。众生都在不断重复这句曼陀罗。空气通过三个地方进出：底轮、心轮和两个鼻孔。因"业"而获得的身体，长度是 96 指，而体内自然流出的空气长度是 12 指，唱歌时是 16 指，吃饭时是 20 指，走路时是 24 指，睡觉时是 30 指，性交时是 36 指，运动的时候更多。

如果自然呼气的时间缩短，生命就会延长。预期寿命会随着呼出空气的长度的增加而缩短。因此，当风能量存在于身体中时，死亡就不会发生。风能量自然地保存在体内，被称为自然住气调息法。在整个生命中，瑜伽士必须有意识地不断默念哈姆索。使用自然住气调息法，呼吸减少的速率增加一倍，会达到马诺玛尼（Manomani，有意识的无意识状态）。通过鼻孔吸气、屏气，每天练习 64 次自然住气调息法。

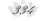

每天练习 8 次，每 3 小时练习一次，或按照指定的时间练习 5次或 3 次：清晨、中午、黄昏、夜晚和午夜，或在日出、正午和日落时分。每天默念 5 遍曼陀罗，可以使练习更加完善。能够掌握自然住气调息法的人，被称为真正的瑜伽知者。（5：86~5：98）

第六章　冥想（Dhyana）

本章有 22 段诗节。主要内容为三种冥想。

冥想有三种：粗糙层面的冥想、光照层面的冥想和精微层面的冥想。粗糙层面的冥想是对物质形态进行冥想（如借助外部事物或"神"的形象）。光照层面的冥想是对"梵"的光芒进行冥想。精微层面的冥想是对"梵点"或昆达里尼能量进行冥想。（6：1）

（一）粗糙层面的冥想（Sthula Dhyana）

将注意力集中于心脏，凝视充满花蜜的浩瀚海洋，中间有一个满是珍宝的岛屿，沙子由细碎的宝石构成，四面是开满鲜花的树木，它们的香味弥漫在岛屿的每个角落。在岛屿中央，有一棵愿望树，它的四个分支代表四吠陀。这棵树开满了美丽的花朵。满岛都能听到杜鹃悠扬的歌声和黑蜂嗡嗡的叫声。岛中间有一个台子，上面有一个宝石镶嵌的宝座，凝视宝座上人们所敬拜的"神"。根据古鲁传授的冥想技巧，可专注于"神"身上的某一物品，如衣服、串珠项链等。有了这种技巧，人们就可以不断地冥想"神"或他们的古鲁。（6：2~6：8）

顶轮有一朵大莲花，由一千片花瓣组成，在它的中心，有一朵非常小的莲花，有十二片花瓣。这些花瓣是白色的，非常明亮。如种子一般的曼陀罗咒语，与这十二片美丽的花瓣相对应：Ha（ह）、Sa（स）、Ksha（क्ष）、Ma（म）、La（ल）、Va（व）、Ra（र）、Yum（युं）、Ha（ह）、Sa（स）、Kha（ख）、Phrem（फ्रें）。莲花的中心有三个有颜色的曼陀罗咒语：A（अ）、Ka（क）、Tha（थ）。这三个咒语共同组成一个三角形，象征着声音。三个角分别为Ham（हं）、Lam（लं）、Ksham（क्षं）。三角形的中心则是 Om（ॐ）。

想象一对天鹅，它们是古鲁鞋子的象征，位于千瓣莲花的中央，莲花象征着光和声音。有两只手和三只眼的古鲁坐在白莲花上，穿着白色的衣服，戴着白色的花环，他的左边是以红色为代表的能量。通过这种方式对古鲁进行冥想，能获得完美的超能力。（6：9~6：15）

（二）光照层面的冥想（Jyotirmaya Dhyana）

昆达里尼能量以蛇的形式存在于底轮，个体灵魂以火焰的形式居于身体之中。对这明亮的至尊灵魂的冥想是光照层面的冥想。火焰存在于眉心的意识中，冥想那燃烧的火焰本身，被称为光照层面的冥想。（6：16~6：17）

（三）精微层面的冥想（Sukshma Dhyana）

如果昆达里尼能量被唤醒，那么它将与灵魂合一，升起在眼窝之上，由于它的微妙和不稳定，所以不能被看到。修习香巴维身印时，修行者应该冥想昆达里尼能量，这就是精微层面的冥想。它是极其隐秘的，即使是"神"也无法接近。光照层面的冥想比粗糙层面的冥想优越百倍，精微层面的冥想比光照层面的冥想优越十万倍。瑜伽修行者通过完善至高的冥想来实现自我。（6：18~6：22）

第七章　三摩地

本章有 23 段诗节。主要内容为三摩地和王瑜伽。

（一）三摩地

达到三摩地的最高形式的瑜伽是通过善业获得的，只有那些追随古鲁学习自我知识的人才能获得。只有通过自我知识的学习，以及自我觉醒、修行才有可能达到三摩地。瑜伽修行者只有将身体与心意分离，与宇宙灵魂合一，才能获得解脱，这就是三摩地。"梵"与我是永不分离的。我就是"梵"。我从不悲伤，我是真、

知、乐，被永远自由的灵魂所祝福。（7：1~7：4）

（二）六种三摩地

冥想三摩地（Dhyana Yoga Samadhi）。通过香巴维身印，专注于阿特曼，把意识集中于某一点，感知"梵"。将个体灵魂与空融合，与宇宙灵魂合一。这样，瑜伽士会变得无限喜乐，从而进入三摩地。（7：7~7：8）

密音瑜伽三摩地（Nada Yoga Samadhi）。通过蜂鸣式调息法，缓慢呼气并吐出，发出类似于黑蜂嗡嗡的声音。无论这声音从哪里发出，意识都要集中于此。三摩地从"我即那（梵）"的声音中升起。（7：9~7：10）

罗撒南达三摩地（Rasananda Samadhi）。通过逆舌身印，将舌头向上折叠，达到完美的三摩地。（7：11）

拉亚超能力三摩地（Laya Siddhi Samadhi）。通过母胎身印，瑜伽修行者在体内创造出一种能量，与宇宙灵魂合一，与"梵"合一，意识到"我就是梵"。（7：12~7：13）

奉爱瑜伽三摩地（Bhakti Yoga Samadhi）。以至高的喜悦和虔诚敬仰神，随之而来的是纯粹的泪水、极乐，心意不再波动，最终达到三摩地。（7：14~7：15）

马诺摩差三摩地（Manomurcha Samadhi）。通过眩晕式调息法，瑜伽修行者冥想阿特曼，达到三摩地，与宇宙灵魂合一。（7：16）

以上六种三摩地构成了王瑜伽。（7：5~7：6）

格兰达说:"禅达,三摩地是解脱的象征,是王瑜伽,是无意识状态下,个体灵魂与宇宙灵魂合一。毗湿奴在水中,毗湿奴在地上,毗湿奴在山顶,毗湿奴在火焰中。因此,整个宇宙都被毗湿奴覆盖。在这个浩瀚的宇宙中,一切都是'梵',树木、灌木、爬虫、草、海洋、高山等都是'梵'。瑜伽士从自我中看到众生,从众生中看到自我。把阿特曼看作与肉体相分离,就可以从对世俗的执着和依赖中解脱出来。因此,抛开所有对身体、妻儿、亲戚、财富的依恋就能达到三摩地。这是湿婆所描述的解脱——浸没在花蜜的精华中。认识三摩地,就不会在这尘世中重生。"(7:17~7:23)

智瑜伽士不必拘泥于形式，

他可以不是印度教徒或佛教徒或基督徒，

但他就是他们三者。

奉爱"神"，弃绝一切，则不再受到行为的束缚。

智瑜伽士是伟大的理性主义者，他否定一切。

他时刻告诫自己："没有信仰，没有圣言，

没有天堂，没有地狱，没有信条，没有教堂，唯有阿特曼。"

《辨喜全集》

第五章　近现代瑜伽体系的形成——
吠檀多与瑜伽合流

19 世纪至今，以辨喜为代表的一批印度近现代哲学家以传统吠檀多思想为体，以西方哲学和近现代自然科学成果为用，以吠檀多与瑜伽的合流构建了近现代瑜伽体系，使瑜伽成为大众哲学，并呈体系化发展。

本章着重介绍了以辨喜为代表的印度近现代哲学家，并以其对瑜伽的发展和贡献为切入点，系统阐述近现代瑜伽体系的形成。这七位核心人物以印度古典哲学为体，以西方哲学和近现代自然科学成果为用，以吠檀多与瑜伽合流构建了近现代瑜伽体系。通过复兴印度古典哲学，瑜伽成为大众哲学，并为更多的人所接受和练习。其中，辨喜和奥罗宾多是吠檀多与瑜伽合流的哲学奠基人，希瓦南达和克里希那玛查亚是瑜伽实践和理论完善的重要推动者，以上四人将分节重点介绍。辨喜的导师——罗摩克里希那、罗摩纳以及尤迦南达都对瑜伽的发展做出了重要贡献，以上三人将合为一节介绍。

辨喜作为新吠檀多哲学体系及近现代瑜伽体系的奠基人，以传统吠檀多思想为体，以西方哲学为用，创立了新吠檀多哲学体系。他把新吠檀多哲学注入瑜伽思想，促成了吠檀多与瑜伽的合流，构建了近现代瑜伽体系。以印度古典哲学的复兴和瑜伽体系化发展为目标，推动瑜伽走上了大众哲学之路。

奥罗宾多作为新吠檀多哲学体系的奠基人之一，继承了传统吠檀多思想，在辨喜所建构的新吠檀多哲学理论模型的基础上，吸收西方哲学思想，主要是达尔文进化论思想，用以解释宇宙的起源及人类的进化，提出了"精神进化论"，也被称为"整体吠檀多"。他从"整体吠檀多"思想出发，把辨喜提出的四种瑜伽道路以及哈他瑜伽纳入其体系，形成"整体瑜伽"。"整体瑜伽"以实现人的精神进化为指导原则，通过修习瑜伽来促进人的完美进化，进而上升为人类社会的完美进化。其以"整体吠檀多"与"整体瑜伽"的融合，完善了新吠檀多哲学体系以及瑜伽体系。

希瓦南达从医十年，后弃医修行瑜伽，他立志创立一种更为综合、适合大众的独一无二的瑜伽，这就是"综合瑜伽"。综合瑜伽继承了传统吠檀多思想，整合了四种瑜伽道路，强化了哈他瑜伽的行法练习，概括出六个核心理念：服务、爱、给予、净化、冥想和觉醒。

现代瑜伽之父克里希那玛查亚继承并发展了哈他瑜伽，把阿育吠陀纳入瑜伽体系，强化了瑜伽的理疗功能，创立了"阿斯汤加瑜伽"和"维尼瑜伽"。

　　罗摩克里希那的思想对辨喜的影响，罗摩纳的"证悟自我"学说，尤迦南达对"克里亚瑜伽"的传承，都对瑜伽的发展做出了重要贡献。

第一节　新吠檀多哲学体系及近现代瑜伽体系奠基人——辨喜

　　辨喜（1863~1902）是印度近现代著名的哲学家、思想家，新吠檀多哲学体系及近现代瑜伽体系的奠基人，把瑜伽传播到西方的关键人物。原名纳兰德拉纳斯·达塔（Narendranath Datta）。1893 年，辨喜到美国演讲开始使用斯瓦米·维韦卡南达（Swami Vivekananda）一名，辨喜是此名的意译。[①]　其主要代表作品有：《吠檀多哲学》（*Vedanta Philosophy*，1896）、《实践的吠檀多》（*Practical Vedanta*，1912）、《瑜伽经翻译与评论》（*Patanjali Yoga Sutras Translation & Commentary*，1896）、《王瑜伽》（*Raja Yoga*，1896）、《业瑜伽》（*Karma Yoga*，1896）、《业瑜伽和奉爱瑜伽》（*Karma Yoga & Bhakti Yoga*，1896）、《智瑜伽》（*Jnana Yoga*，1899）、《奉爱瑜伽》（*Bhakti Yoga*，1902）、《斯瓦米·维韦卡南达全集》[也称为《辨喜全集》（*The Complete Works of Swami Vivekananda*，1962~1964）]。

343

---

① 　维韦卡南达（Vivekananda）是音译，意译为"辨喜"，取自 Viveka（明辨）、Ananda（乐）。

印度前总统拉达克里希南 [1]（Sarvapalli Radhakrishnan）这样评价辨喜："他体现了这个国家的精神。他是它的崇高理想及其实现的象征。这种精神通过我们信众的圣歌、我们智者的哲学和我们普通民众的祈祷表达出来。他是印度永恒精神的表达者和代言人。"

辨喜一生致力于吠檀多和瑜伽的研究、传播和推广。他不仅写下了大量著作，在印度创立了"不二论书院"（Advaita Ashrama），培养了大批热心研究和推广吠檀多思想的青年学者，而且在美国创立了"旧金山吠檀多学会"（Vedanta Society of San Francisco），在欧美国家传授瑜伽，为吠檀多和瑜伽在世界的传播做出了突出贡献。

一　辨喜的生平

1863 年 1 月 12 日，辨喜生于印度北部孟加拉邦加尔各答的一个中产阶级家庭。其祖父杜噶查兰·达塔（Durgacharan Datta）是梵文、波斯文学者，父亲维斯瓦纳特·达塔（Viswanath Datta）是高等法院的律师，母亲布巴内什瓦里·黛维（Bhubaneshwari Devi）

---

[1]　萨瓦帕利·拉达克里希南（1888~1975），印度哲学家、政治家，新吠檀多派哲学奠基人之一。1918~1962 年先后任迈索尔大学和加尔各答大学哲学教授、安德拉大学副校长、牛津大学东方宗教和伦理学教授、贝拿勒斯印度教大学副校长、德里大学校长等。1946~1952 年为联合国教科文组织印度代表，1949~1952 年出任驻苏联大使，1962~1967 年当选印度总统。著有《奥义书哲学》《印度哲学》《东方宗教和西方思想》《世界变革中的宗教》《宗教与社会》《泰戈尔的哲学》等。

是虔诚的印度教徒。[①] 他青年时代受过良好的教育。1879 年，他考入加尔各答大学苏格兰教会学院，学习西方逻辑、西方哲学以及欧洲历史等课程。大学期间，他勤奋好学，酷爱体育运动，经常参加骑马、游泳和拳击等活动，并且喜欢哲学，对西方的理性主义哲学和自然科学很感兴趣。1884 年，大学毕业获得文学学士学位。[②] 此外，他十分关心当时的印度宗教改革运动，经常与改革社团——梵社的成员交往。[③]

1881 年 11 月，18 岁的辨喜遇到了他的人生导师——印度著名宗教改革家和吠檀多思想家罗摩克里希那（Ramakrishna）。[④] 这是辨喜人生中的一次重要转折，受到罗摩克里希那思想的影响，他决定投身于吠檀多改革事业。

1886 年，罗摩克里希那因病去世。1888~1893 年，辨喜开始了长达五年的托钵僧生活，游历印度各地，从印度北部的喜马拉雅山到南部的科摩林角，了解各地民情并与当地学者交流。[⑤]

1893 年，他回到加尔各答。听说将在美国召开世界宗教大会，

①　P. R. Bhuyan, *Swami Vivekananda: Messiah of Resurgent India* , New Delhi: Atlantic Publishers & Distributors, 2003, p.4.

②　Sen Amiya, *Indispensable Vivekananda: Anthology for Our Times*, New Delhi: Orient Blackswan, 2006, pp.104-105.

③　朱明忠：《印度吠檀多哲学史》（下），中国社会科学出版社，2013，第 56 页。

④　De Michelis and Elizabeth, *A History of Modern Yoga: Patanjali and Western Esotericism*, Continuum, 2005, p.101.

⑤　R. Rolland, *The Life of Vivekananda and the Universal Gospel*, India:Advaita Ashrama, 2008, pp.7-25.

他决定前往参会。1893 年 9 月 11 日，年仅 30 岁的辨喜在阿吉特·辛格[①]的资助下前往美国参加世界宗教大会，他的发言引起了轰动。他说："源自不同地方的溪流都将汇入大海。所以'神'啊，走不同道路的人，以不同的方式，无论笔直还是弯曲，最终都将到达您！"以此呼吁宗教平等和包容。

此后，辨喜在美国各地发表了数十场演讲，免费传授瑜伽。1894 年，他在美国创办了纽约吠檀多学会（Vedanta Society of New York），研究及传播吠檀多。[②] 同年，他又应邀访问英国、德国等欧洲国家，在欧洲各国发表吠檀多哲学演讲，并受到西方著名印度学家马克斯·穆勒（Max Muller）和保罗·多伊生（Paul Deussen）的接待。[③]

1897 年，辨喜回到印度。[④] 同年 5 月，他在加尔各答创立了"罗摩克里希那修道会"（Ramakrishna Mission），致力于传播瑜伽，以及为民众提供教育、文化、医学等方面的服务。[⑤]1899 年，他

[①]　阿吉特·辛格（Ajit Singh）是印度拉贾斯坦邦谢卡瓦特王朝八世国王。1891 年，他和辨喜结识。辨喜第一次前往美国，他曾安排人护送，并资助辨喜去美国的船票和相关费用。辨喜在他的建议下，于 1893 年前往美国讲演时，开始使用斯瓦米·维韦卡南达一名。

[②]　Raj Kumar Gupta, *The Great Encounter: A Study of Indo-American Literary and Cultural Relations* , Delhi: Abhinav Publications, 1986, p.118.

[③]　朱明忠：《印度吠檀多哲学史》（下），中国社会科学出版社，2013，第 57 页。

[④]　G.S. Banhatti, *Life and Philosophy of Swami Vivekananda,* India:Atlantic Publishers & Distributors, 1995, pp.33-34.

[⑤]　Abraham Vazhayil Thomas, *Christians in Secular India* , New Jersey: Fairleigh Dickinson University Press, 1974, p.44.

在喜马拉雅山山峦和马德拉斯[①]（Madras）创办了"不二论书院"，研究和传播吠檀多。[②]

1899年6月，辨喜再次受邀前往美国讲学，创立了"旧金山吠檀多学会"以及"山提静修中心"（Shanti Ashrama）。[③]1900年，他受邀参加在法国巴黎举行的世界宗教大会，随后又访问了法国的布列塔尼、奥地利的维也纳、土耳其的伊斯坦布尔、希腊的雅典和埃及的一些城市。[④]1900年12月，辨喜回到加尔各答。1902年7月4日，他因病逝世，年仅39岁。

二　新吠檀多哲学体系的创立

辨喜的新吠檀多哲学产生于19世纪末，当时印度结束了莫卧儿王朝的穆斯林统治，处于英国殖民统治的特殊历史背景下。在辨喜之前，虽然有一些新吠檀多论者，如罗姆莫罕·罗易、[⑤]戴本德拉纳特·泰戈尔、[⑥]罗摩克里希那等，但他们对吠檀多哲学的论

---

① 今印度金奈（Chennai）。

② Hendrik Kraemer, *World Cultures and World Religions*, London: Westminster Press, 1960, p.151.

③ G.S. Banhatti, *Life and Philosophy of Swami Vivekananda*, India: Atlantic Publishers & Distributors, 1995, pp.41-42.

④ G.S. Banhatti, *Life and Philosophy of Swami Vivekananda*, India: Atlantic Publishers & Distributors, 1995, pp.43-44.

⑤ 罗姆莫罕·罗易（Rammohan Roy，1772~1833），印度最早的资产阶级启蒙思想家、活动家和爱国主义者。出生于西孟加拉的拉达纳加尔，早年受过良好的教育，精通梵语、巴利语、波斯语、阿拉伯语、英语和希腊语。

⑥ 戴本德拉纳特·泰戈尔（Debendranath Tagore，1817~1905），印度著名的哲学家和宗教改革的倡导者，著名诗人泰戈尔的父亲。

述不成体系，而辨喜是新吠檀多哲学体系真正的奠基人。

（一）新吠檀多主义

新吠檀多主义是印度近现代最主要的哲学思潮。它是在现代历史条件下，由新吠檀多思想发展而来的意识形态，有以下三个基本特点。特点之一是：理论与实践紧密结合，通过内心直觉证悟梵的经验总结，构建其哲学理论体系。特点之二是：通过对东西方主要哲学流派的比较研究，吸收其合理部分，丰富自身的理论学说；面对现代自然科学的巨大成就及其对社会科学特别是对哲学的冲击，利用西方哲学及科学成果诠释印度哲学，以实现东西方文明的交流。特点之三是：结合现代印度社会的特点，给予吠檀多以新的解释，以便在当代印度思想界中继续保持其主导或支配地位；同时，把吠檀多哲学用于解决当代世界问题。①

（二）新吠檀多哲学

"新吠檀多哲学体系"是以辨喜为代表的新吠檀多哲学家以传统吠檀多思想为体，以西学为用，以全面复兴印度文明为己任，以推动人类社会的完美进化为目标，将吠檀多与瑜伽合流并使之成为普遍真理进而走上大众哲学的体系化发展之路。

新吠檀多哲学以复兴印度文明为己任。以辨喜为代表的印度近现代哲学家处于英国殖民统治的特殊历史背景下，他们大多受过正规的西方教育，能够感受到西方文明以及现代科技成果对

---

① 参见巫白慧《印度哲学》，东方出版社，2000，第188~189页。

印度文明的强烈冲击，使他们有一种强烈的爱国主义和忧国忧民意识。

新吠檀多哲学以传统吠檀多思想为体。新吠檀多哲学家继承了传统吠檀多思想，主要是商羯罗的"不二论"思想。在本体论上和传统吠檀多论者一样，认为"梵"是世界的本原。借鉴西方哲学思想及方法，对于传统吠檀多的"玛雅论"或称"幻论"，用建构理论模型的方式加以阐释，以形成自身的理论学说。

新吠檀多哲学以西学为用。新吠檀多论者大多系统学习和研究过西方哲学，熟知西方理性主义哲学及自然科学知识，他们大量吸收西方理性主义、人道主义和自然科学的理念及方法用以研究和阐释吠檀多哲学，以搭建东西方沟通的桥梁。

新吠檀多哲学以吠檀多与瑜伽的合流使之成为普遍真理和大众哲学。辨喜力求把传统吠檀多从婆罗门僧侣手中、从封闭的学术躯壳中解放出来。他说："吠檀多的知识被封闭在洞穴或森林中的时间太久了。我一直想把它从封闭中拯救出来，把它带到我们的家庭和社会生活之中……让吠檀多'不二论'的声音响彻每个地方，集市中、山顶上、平原上。让吠檀多哲学成为我们日常生活中鲜活的、富有诗意的哲理。让它从那些无望的、难懂的神话中产生伦理道德，从令人迷惑不解的瑜伽中产生出最为科学实用的心理学。"①

---

① Vishwanath S. Naravane, *Modern Indian Thought: A Philosophical Survey*, Orient Longman, New Delhi, 1978, p.87.

新吠檀多哲学以推动人类社会的完美进化为目标。辨喜曾说："世界的苦难不能单靠物质力量来治疗，除非人性得以改变，否则，这种物质要求将会不断提高，苦难也将会不断地感受，因为不管有多大的物质帮助，也不能彻底地救治人们的苦难，这个问题的唯一解决方法是要使人类变得纯洁。"奥罗宾多在此基础上提出了"精神进化论"和"社会进化论"，把个人的精神进化上升为人类社会的完美进化。

维斯瓦纳斯·S. 纳拉瓦尼（Vishwanath S. Naravane）在《哲学视角下的印度现代思想》一书中这样说道："辨喜对印度的最大贡献在于，他利用理性的、具体的、科学的和实用的方法使吠檀多不二论再次回归我们的生活……辨喜是印度近现代最为科学合理阐释吠檀多哲学的第一位哲人，他坚信只有吠檀多哲学能够使印度回归世界思想的重要地位。他希望超越民族荣誉的狭隘局限性，力求在传统吠檀多的基础上创立出一种更为强大的哲学体系，以解决世界上的一切冲突，并把人类的进化提升到更加完美的阶段。"[1]

三　以吠檀多与瑜伽的合流构建近现代瑜伽体系

吠檀多与瑜伽同为印度正统六派哲学，其哲学基础都是吠陀。吠檀多的核心是"不二论"思想，通过研究有关"梵"的知识进而论述自我知识。吠檀多的研究对象是奥义书、《梵经》和《薄伽梵歌》。《薄伽梵歌》既是吠檀多的研究对象，也是瑜伽的研究对

---

[1]　Vishwanath S. Naravane, *Modern Indian Thought: A Philosophical Survey*, Orient Longman, New Delhi, 1978, p.86.

象，其提出了三种瑜伽道路——业瑜伽、智瑜伽和奉爱瑜伽。业瑜伽和奉爱瑜伽为自我知识做准备，智瑜伽通过自我知识获得解脱。由此可以看出，吠檀多侧重于哲学理论研究，瑜伽侧重于认识论和方法论实践，二者皆以解脱为目标。这为二者在近现代的合流奠定了基础。

辨喜的导师罗摩克里希那提出："'瑜伽经验'是吠檀多不同学说共有的特点，吠檀多的每一种学说都是'瑜伽经验'不同阶段或不同等级的反映，它们具有以心理经验或体验为基础的统一性。"[1] 他用"瑜伽经验"来阐述吠檀多哲学的共同特点。"瑜伽经验"实际上是"证悟自我"的过程，而瑜伽正是"证悟自我"的方法。这表明，吠檀多思想是"证悟自我"过程中对瑜伽经验的总结。

辨喜在其导师罗摩克里希那的基础上，把吠檀多思想融入瑜伽，以吠檀多与瑜伽的合流为标志构建了近现代瑜伽体系。辨喜将吠檀多"不二论"思想融入智瑜伽，智瑜伽以吠檀多"不二论"思想为其理论支撑，吠檀多以智瑜伽的形式呈现，二者相辅相成，共同走上了大众哲学之路。他又把"奉爱瑜伽"从"对神的奉爱"上升为"人类无私之爱"，把"业瑜伽"从"行使吠陀中所规定的责任"上升为"为国家和社会奉献的无私行为"，使"奉爱瑜伽"和"业瑜伽"更具普遍意义。他继承了"王瑜伽"的理念，把帕坦伽利《瑜伽经》的八分支行法纳入"王瑜伽"，使理论与实践相

---

[1]　朱明忠:《印度吠檀多哲学史》（下），中国社会科学出版社,2013，第87页。

结合，为大众所广泛接受。由此，近现代瑜伽体系形成。

（一）业瑜伽（Karma Yoga）

辨喜说："'业'就是行为。我们每天都在做'业'。我对你说话，这是'业'；你听我说话，这是'业'；我们在呼吸，这是'业'；我们在走路，这是'业'。我们的一切行为，无论是生理上还是心理上的，都是'业'。"①

业瑜伽是通过无私的行为通往解脱。他认为，"业瑜伽士不必是有神论者，就像智瑜伽通过'智慧'通往解脱，奉爱瑜伽通过'爱'通往解脱，业瑜伽通过'无私的行为'通往解脱"②。

1. 什么是责任？

修习业瑜伽，我们首先需要知道什么是责任。辨喜说，对于"责任"这个概念，来自不同国家、有着不同信仰的人们，有着不同的理解。穆罕默德说，《古兰经》中所写的是他的责任；印度教徒说，吠陀中所写的是他的责任；基督徒说，《圣经》中所写的是他的责任。因此，我们很难去界定"责任"。辨喜认为，"责任就是做出正确的行为，服务于社会和国家"。

2. 如何行使责任？

辨喜提出，业瑜伽的最高理想是不为名利，无私地行使责任。辨喜说："如果是一家之主就应该为家人的福祉而牺牲；如果决定

---

① Swami Vivekanada, *Karma Yoga*, Kolkata, Advaita Asharama, 2016, p.4.

② Swami Vivekanada, *Karma Yoga*, Kolkata, Advaita Asharama, 2016, p.188.

放弃享乐和世俗生活就不应再留恋美貌、权力和金钱。"①

（二）奉爱瑜伽（Bhakti Yoga）

辨喜认为，"对于那些无法平衡三种瑜伽道路的人，可以选择奉爱瑜伽，但是需要牢记：那些形式或仪式必须通过高尚的灵魂才能通往解脱"②。这表明，奉爱瑜伽只有将爱与知识相结合才能通往解脱。

1. 五种类型的奉爱

辨喜认为有五种类型的奉爱：（1）师徒之爱，如奉爱"神"一样爱古鲁；（2）主仆之爱，如奉爱"神"一样爱主人；（3）朋友之爱，如奉爱"神"一样爱朋友；（4）父子之爱，如奉爱"神"一样爱父亲和孩子；（5）博爱，无私的爱，最完美的奉爱。

2. 低端的奉爱

智者认为，奉爱是解脱的工具。奉爱者认为，奉爱既是工具，也是目标。辨喜认为，"把奉爱作为工具，这是低端的奉爱。把奉爱与知识结合，才是完美的奉爱"③。

3. 完美的奉爱

只有把奉爱与知识相结合，才是完美的奉爱。完美的奉爱不

① Swami Vivekananda, *The Complete Works of Swami Vivekananda*, Vol.1, 1997, p.49

② Swami Vivekananda, *Bhakti Yoga*, Kolkata, Advaita Asharama, 2014, p.6

③ Swami Vivekananda, *Karma Yoga*, Kolkata, Advaita Ashrama, 2016, pp.117-118.

是对"神"的盲目之爱，不是情绪化的表达，而是获得真知以后自然而然地真情流露。辨喜说："完美的奉爱不需要再去教堂或寺庙，'神'已无处不在。'神'已在我们心中，在那永不熄灭的爱的光明中，永远发光，永远存在。完美的奉爱表现出对众生坚定不移的、无私的爱。"[1]

（三）王瑜伽（Raja Yoga）

关于王瑜伽的概念。《薄伽梵歌》系统阐述了三种瑜伽道路——业瑜伽、智瑜伽和奉爱瑜伽，同时暗示了第四种瑜伽道路——冥想瑜伽，即王瑜伽。《瑜伽真性奥义书》指出，"王瑜伽通过'冥想'修行"。《湿婆本集》（5.11~5.15）提到了四种瑜伽："曼陀罗瑜伽（Mantra Yoga）适合性情温和的人，他们野心小、健忘、体弱多病、吹毛求疵、贪得无厌、罪孽深重、易变、胆小、不独立、残忍，需要练习十二年；哈他瑜伽（Hatha Yoga）适合性情中等的人，他们仁慈、对生活充满渴望、谈吐甜美、不走极端，需要练习六年；拉亚瑜伽（Laya Yoga）适合性格热情的人，他们稳重、独立、充满活力、有同情心、愿意给予、诚实、勇敢、有信仰，需要练习六年；王瑜伽（Raja Yoga）适合最热情的人，他们进取、英勇、坚持、能摆脱情绪的影响、适度饮食、无所畏惧、乐于助人、有才华、知足、宽容、善良、相信古籍和古鲁，只需要练习三年。"《湿婆本集》（5.158）指出："无论心意多么活跃，王瑜伽都能调节心意使其保持静止。"《哈他瑜伽之光》（1：2~1：3）提出："哈他

---

① Swami Vivekananda, *The Complete Works of Swami Vivekananda,* Vol.1, 1997, pp. 92-96.

瑜伽的最高阶段——王瑜伽。王瑜伽的最高阶段——三摩地。"《哈他瑜伽之光》（1：67）指出："哈他瑜伽通过体式、调息等行法练习，为王瑜伽的冥想做准备。"《哈他瑜伽之光》（4：3）指出："冥想的最高状态——三摩地，就是王瑜伽。"《格兰达本集》称："三摩地的六个阶段构成了王瑜伽。"

辨喜吸纳了"王瑜伽"的概念，并把帕坦伽利《瑜伽经》的八支行法纳入王瑜伽。帕坦伽利《瑜伽经》对瑜伽的定义是："调节心意的波动使其保持稳定。"辨喜提出："王瑜伽是通过调节心意使其保持稳定，使人性显现出内在'神性'的有效方式。"《瑜伽经》八分支行法中的前五支——持戒、精进、体式、调息和感官收束是冥想的准备阶段，后三支——专注、冥想和三摩地是冥想由低到高的不同阶段。[1] 辨喜说："三摩地状态下，所有的悲伤都停止了，所有的痛苦都消失了，所有'业'的种子都燃烧殆尽，'自我'将永远自由。"[2]

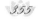

1. 持戒

持戒包括非暴力、真实、不偷盗、禁欲、不贪婪。这五种美德能够净化瑜伽士的行为。

2. 精进

精进包括苦行、自我学习、洁净、知足、奉爱神。这五种美

① Jason Birch, "Raja Yoga: The Reincarnations of the King of All Yogas, " *International Journal of Hindu Studies* 17(2013):401–444.

② Swami Vivekananda, *The Complete Works of Swami Vivekananda*, Vol.1, 1997, p. 188.

德能够净化瑜伽士的心灵。

3. 体式

辨喜说："体式唯一需要记住的是，让身体保持灵活，使胸部、颈部和头部挺直。体式是一系列身体和心理的练习，通过持续练习达到更高的阶段。有些体式对一些人来说比较容易，但对另一些人来说可能会比较难，因此，每个人需要找到一种持久而舒适的体式。体式应在古鲁的指导下练习，坐着保持脊柱的灵活，使胸部、颈部和头部保持一条直线。我们会发现，身体持久地保持某个体式是比较困难的，如果身体不健康，就会造成体式练习的障碍。因此，我们应通过合理的膳食，让身体保持健壮。"[①]

4. 调息

调息是调节生命能量的过程。[②]辨喜如此描述调息前的辅助练习："用拇指堵住右鼻孔，根据肺活量的大小，通过左鼻孔吸入空气，再通过右鼻孔排出空气，不间断地交替闭合左右鼻孔，根据个人的情况，每天练习三到四次，分别在黎明前、中午、晚上及午夜。练习半个月或一个月后，开始调息练习。"[③]调息包括三个步骤——吸气、住气和呼气，应尽量保持住气过程的持久平稳。辨喜

---

① Swami Vivekananda, *The Complete Works of Swami Vivekananda*, Vol.1,1997, pp.19-21.

② Swami Vivekananda, *The Complete Works of Swami Vivekananda*, Vol.1, 1997, p.134.

③ Swami Vivekananda, *The Complete Works of Swami Vivekananda*, Vol.1, 1997, p.139.

说："通过不间断的调息练习，清除意识中的杂念，使身体和思想处于意识的掌控之下。"[1]

5. 感官收束

外部对象对感官产生影响，从而影响心意的波动。感官收束是把感官从外部对象中抽离，使感官不与外部对象结合，避免受到外部对象的干扰和影响。

6. 专注

专注是将意识集中于某一对象。[2] 王瑜伽士持之以恒地专注于某一对象，为更高层次的冥想做准备。

7. 冥想

冥想是一种持续的专注。冥想对象由低到高，从粗略到精微，最高层次的冥想是不再需要冥想对象。辨喜认为，"只有在冥想状态下，才能真正感受到万事万物的变化，这种变化是美好的、崇高的"[3]。

8. 三摩地

辨喜说："当意识超越了一切，就是三摩地，或称'超意识'。

---

[1]　Swami Vivekananda, *The Complete Works of Swami Vivekananda*, Vol.1, 1997, p.147.

[2]　Swami Vivekananda, *The Complete Works of Swami Vivekananda*, Vol.1, 1997, p.175.

[3]　Swami Vivekananda, *The Complete Works of Swami Vivekananda*, Vol.1, 1997, p.187.

瑜伽各个阶段的练习就是为了把我们带到这个超意识的'三摩地'阶段。"这表明,瑜伽八分支的练习是为了达到三摩地,三摩地实际是指冥想的无我状态。

王瑜伽的八分支行法是层层递进的关系。持戒和精进是道德规范,是王瑜伽的基础。体式是为了保持身体的持久稳定,为调息做准备。调息是为了保持呼吸的持续平稳,为感官收束做准备。感官收束是为了使感官不受外部对象的干扰和影响,为冥想做准备。前五支是相对外在的,是冥想的准备阶段。后三支是相对内在的,是冥想由低到高的各个阶段。三摩地是王瑜伽的最高阶段和终极目标。

(四)智瑜伽(Jnana Yoga)

智瑜伽是通过自我知识"证悟自我"的解脱之道。辨喜将吠檀多"不二论"思想融入智瑜伽,智瑜伽以吠檀多"不二论"思想为其理论支撑,吠檀多以智瑜伽的形式呈现。辨喜用吠檀多"不二论"思想阐释自我知识,而瑜伽是"证悟自我"之道。

辨喜认为,"真正要过一种哲学的生活是非常困难的"[1]。智瑜伽士应该摒弃邪恶、教条或迷信的观念,弃绝并将意识专注于绝对的存在、至高的真理和永恒的喜乐——"梵"。智瑜伽士通过"证悟自我"意识到"梵我同一"。"梵"是一切存在,是绝对的、无限的和永恒的。辨喜说:"智瑜伽士是伟大的理性主义者,他否定

① Swami Vivekananda, *The Complete Works of Swami Vivekanand*, Vol.1, 1997, p.77.

一切。"他时刻告诫自己:"没有信仰,没有圣言,没有天堂,没有地狱,没有信条,没有教堂,唯有阿特曼。"[①]

在本体论上,辨喜和传统吠檀多论者一样,认为"梵"是宇宙的本原。"因'神'的统治,故天空得以扩展;因'神'的统治,故空气得以呼吸;因'神'的统治,故太阳得以照耀;因'神'的统治,故一切存在得以生成;'神'是自然界的真实,是自我的本质。"[②] 这里的神指的是"梵",辨喜认为,"梵"是一种绝对存在,宇宙起源于"梵",万事万物皆为"梵"的显现。

对于传统吠檀多派的"玛雅论"或称"幻论",辨喜认为,一切意识的产物都是"幻",相对于"梵"的绝对存在,"幻"是一种相对存在。当"意识"复归于"梵"时,则"幻"为不真实;但在此之前,它是相对真实的存在。[③]"你可以把某物称为物质,或称为精神,但事实是,我们不能说它是或者不是,或一或多。光明与黑暗永远相对存在,这是事实,也非事实。睡觉与醒来也是如此。陈述事物的事实就是幻。"[④]

为了说明"梵"与"幻"的关系,辨喜构建了理论模型。辨

① Swami Vivekananda, *The Complete Works of Swami Vivekananda*, Vol.1, 1997, p.11.

② Swami Vivekananda, *The Complete Works of Swami Vivekananda*, Vol.2, 1962-1964, p.226.

③ 巫白慧:《印度哲学》,东方出版社,2000,第185页。

④ Swami Vivekananda, *The Complete Works of Swami Vivekananda*, Vol.2, 1962-1964, p.112.

喜把梵称作"绝对"，在模型的最上面是绝对（a），最下面是宇宙（b），两者之间是时间、空间和因果（c）。

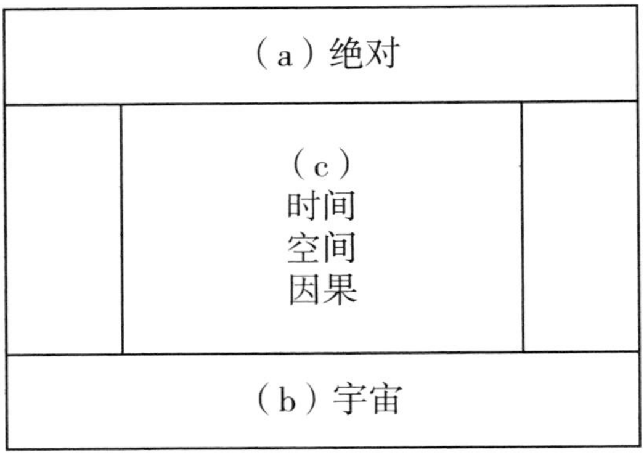

（a）绝对
（c） 时间 空间 因果
（b）宇宙

图5-1　辨喜哲学思想理论模型

他认为："绝对是（a），宇宙是（b），当绝对（a）变成宇宙（b），这时的宇宙不仅意味着物质世界，还意味着心理世界和精神世界——天地以及一切存在。意识是一种变量，身体是一种变量，这些变量构成了宇宙。绝对（a）通过时间、空间和因果（c）变成宇宙（b），这是不二论的核心。时间、空间和因果就像玻璃，通过它，绝对变为宇宙。绝对中不存在时间、空间和因果。"[①]

辨喜以海洋和波浪为喻，深入阐述这个理论模型的内涵："绝对是海洋，而你和我、太阳和星星，以及所有的一切，都是这海洋泛起的不同形状的波浪。波浪有何差别？差别只是形状罢了；而这些形状就是时间、空间和因果；所有这些依于波浪而显得

---

① Swami Vivekananda, *The Complete Works of Swami Vivekananda*, Vol.2, 1962-1964, p.131.

不同。"①

关于四种瑜伽道路，辨喜说："知识、爱与瑜伽缺一不可。如同一只鸟要飞翔需要具备三个条件：有两只翅膀和一条尾巴掌握方向。一个翅膀是智慧（知识），一个翅膀是奉爱（爱），瑜伽是尾巴用以保持平衡。"② 奉爱瑜伽象征着信仰，智瑜伽象征着智慧，业瑜伽象征着正义，王瑜伽象征着瑜伽。四种瑜伽道路相辅相成，密不可分。智瑜伽是其哲学思想，王瑜伽是其方法论。奉爱瑜伽贯穿于三种道路，爱与知识相结合能达到完美的奉爱——无私的爱；爱与责任相结合能做到无私奉献；王瑜伽需要奉爱的精神、无私的行为和自我知识。王瑜伽把三种瑜伽连接在一起，以奉爱的精神和无私的行为实现弃绝，以真知通往解脱。

第二节　圣哲奥罗宾多

奥罗宾多（1872~1950），印度近现代哲学家、思想家、诗人，印度民族独立运动初期的主要领导人。原名奥罗宾多·高斯（Aurobindo Ghose），1926 年开始署名室利·奥罗宾多（Sri Aurobindo）③，被尊称为"圣哲"，与圣雄甘地、圣诗泰戈尔并称为"印度三圣"。作为新吠檀多哲学体系的奠基人之一，奥罗宾多以"整体吠檀多"和"整体瑜伽"著称于世，在促进吠檀多和瑜伽走

---

① Swami Vivekananda, *The Complete Works of Swami Vivekananda*, Vol.2 1962-1964, p.136.

② Swami Vivekananda, *Bhakti Yoga*, Kolkata, Advaita Asharama, 2014, p.6.

③ "Sri" 音译为"室利"，意为"崇高、吉祥"，用于人名的敬语，表示尊重。

向大众化、科学化和理性化方面做出了重要贡献。

奥罗宾多有百余部著作，主要涉及哲学、瑜伽、政治、历史、文化、文学、艺术、诗歌、古籍的翻译和评注等，其中很多著述首先发表在他创办的《雅利安》杂志上，后成册出版。其中具有代表性的哲学著作有《神圣人生论》(The Life Divine)、《综合瑜伽》(The Synthesis of Yoga)、《瑜伽的基础》(Bases of Yoga)、《瑜伽书信集》(Letters of Yoga)、《吠陀的秘密》(The Secret of the Veda)、《薄伽梵歌论》(Essays on The Gita)、《社会进化论》(The Human Cycle)、《人类统一理想》(The Ideal of Human Unity) 等。[1]他的哲学著作现已翻译成十几种语言，在世界各地广为流传。

奥罗宾多生活于 19 世纪末至 20 世纪上半叶，当时处于殖民统治下的印度正在逐步走向觉醒，是印度社会大变革、大动荡的时代。奥罗宾多自幼接受西方教育，留学英国 14 年，回国后致力于印度民族独立运动，先后两次入狱。随后决定远离政治斗争，移居印度南部小城本地治里，潜心研究四十年，著书立传，广收弟子，创立了"室利·奥罗宾多静修中心"(Sri Aurobindo Ashram) 和"室利·奥罗宾多国际教育中心"(Sri Aurobindo International Centre of Education)。

一　奥罗宾多的生平

1872 年 8 月 15 日，奥罗宾多出生在加尔各答北部的科纳达小镇。他的祖父是一位知识渊博的学者，在当地颇有声望。他的外

[1]　Bimal Narayan Thakur, *Poetic Plays of Sri Aurobindo*，Northern Book Centre，2004，pp.31-33.

祖父室利·拉贾纳拉扬·鲍斯（Shri Rajnarayan Bose，1826~1899）是著名的启蒙思想家和民族主义先驱。他的父亲是当地有名的外科医生，早年曾留学英国并获得医学博士学位。奥罗宾多出生不久，父亲就给他雇了一位英国保姆，教他说英语。5岁时，奥罗宾多与两个哥哥被送到大吉岭一所由爱尔兰修女管理的英国教会学校，学生大多是英国儿童。

　　1879年，奥罗宾多来到英国。最初，父母将他和两位哥哥安置在曼彻斯特拉丁文学者德莱威特夫妇家中，接受家庭教育。不久，两位哥哥考入曼彻斯特的中学，奥罗宾多在德莱威特家中接受了五年的家庭教育，打下了良好的拉丁文基础，还学习了英语和英国文学。他喜欢阅读莎士比亚、济慈、雪莱的文学作品，曾在英国儿童杂志上发表过小诗。1884年，德莱威特夫妇移居澳大利亚，母亲将奥罗宾多三兄弟带到了伦敦。同年9月，奥罗宾多以优异的成绩考入伦敦圣保罗中学，并掌握了意大利文、德文和西班牙文，阅读了大量古希腊和罗马的经典作品，以及欧洲哲学和历史名著，经常在学校的文学社发表演说，他最喜欢的诗是雪莱的《伊斯兰的反叛》。其间，由于物价不断上涨和父亲的汇款越来越不及时，三兄弟的生活非常窘迫，但这没有影响奥罗宾多的意志，他的学习成绩极为优异，多次获得奖学金和印度文官预备期的社会补助金，拉丁文和希腊文成绩尤其突出。

　　1890年，奥罗宾多获得剑桥大学国王学院的奖学金，开始学习西方文学。大学期间，奥罗宾多对政治产生了兴趣，并加入了印度学生组织——"印度论坛"，经常发表演说揭露英殖民者在印

363

度的暴行，希望印度采取暴力方式进行抵抗，并曾一度当选为该组织的书记。随后，他加入了一个由学生组织成立的爱国社团——"莲花剑社"，希望为祖国独立运动而奋斗。此时，他的父亲因英殖民当局在印度的种种暴行和劣迹而在思想上发生了变化，经常给他寄来一些揭露英国殖民者欺压印度人民的报纸，并写信谴责殖民者的野蛮行为。1893年，出于对祖国前途的关心，奥罗宾多放弃大学学业，决定结束14年的留学生活，启程回国。回国途中，他的父亲因病逝世。

回到印度后，奥罗宾多先后在巴罗达土邦政府的税务部门、内阁书记处工作。其间开展了国情调查、学习了孟加拉文和梵文。1895年，他开始在巴罗达大学任教，先后教授法文、英文和英国文学。同年，马哈拉施特拉邦的民族运动领袖提拉克第一次明确提出"印度自治"的口号，奥罗宾多立刻行动起来，他一方面继续发表文章，宣传爱国思想；一方面在自己的家乡孟加拉地区组织秘密社团，进行军事训练；同时在国大党内部积极活动，抵制改良温和派的路线。为了唤起广大民众的爱国热情，他以一种激进的态度在孟买的《印度教之光》周刊上发表了一组文章，分析国内斗争形势，对国大党温和派脱离民众的领导方法进行了批判，引起印度各界的巨大反响和国大党上层人士的恐慌。同年，在他和提拉克的共同努力下成立了激进派，并说服温和派的领导人通过了"印度自治"的决议，确立了印度民众共同奋斗的政治纲领。1905~1908年，孟加拉地区掀起了声势浩大的反英斗争。此时，奥罗宾多辞去了大学副校长一职，来到加尔各答，投身于反英斗争，成为当时孟加拉民族运动的主要领导人和国大党激进派的著名领袖。他主编了报纸《向祖国致敬》，创办了由爱国学生组成的孟加拉国民学院。

1907年4月，奥罗宾多在该报发表了一组题为《论消极抵抗》的文章，分析非暴力运动与消极抵抗运动的区别，主张在必要时也可以使用暴力。8月，当局以该报犯有"煽动罪"为名，将奥罗宾多逮捕，不久便将其释放。

1908年，英国殖民当局开始对孟加拉地区的民族运动进行镇压。5月，奥罗宾多因涉嫌参与"里亚坡爆炸案"再次被捕。所谓"里亚坡爆炸案"，是指1908年4月加尔各答的秘密社团成员在里亚坡投弹，试图炸死当地法院院长，但不仅没有将之炸死，还误杀了一对英国夫妇。奥罗宾多被捕后，关押在阿里浦尔监狱。因此案被逮捕的还有奥罗宾多的弟弟巴林及其他三十多人，故而在全国引起震动。

1909年5月，在民众的抗议下，奥罗宾多被宣布无罪释放。[①]出狱后，他回到了加尔各答，殖民当局认为他是危险分子，于是决定再次逮捕他。得知消息后，奥罗宾多决定离开加尔各答。民族运动的失败对他的影响很大，使其政治观点和生活态度发生了根本性转变。于是，他结束了长达17年的政治斗争。

1910年4月，奥罗宾多乘船离开加尔各答来到了东南海岸的

① Peter Heehs, *The Lives of Sri Aurobindo* , Columbia University Press, 2008, pp.8-10.

法属殖民地——本地治里，开始了长达 40 年的潜心研究。奥罗宾多曾在自传中说："我回到印度，感到从未有过的平静。当时，我对瑜伽一无所知，后来从一个叫作甘噶纳斯①（Ganganath）的朋友那里学到一些基本规则。"

初到本地治里时，奥罗宾多的生活非常艰苦，主要是写作、散步和练习瑜伽。1914 年，他遇到了法国人密那·阿尔法萨（Mirra Alfassa），②并在她的帮助下创办了一本英文哲学月刊——《雅利安》③（*Arya*），他的很多文章最初就发表在这本刊物上，后汇编成书。1926 年，奥罗宾多在密那·阿尔法萨的帮助下，创立了室利·奥罗宾多静修中心，很多海内外的瑜伽爱好者慕名而来。随后，他又创立了室利·奥罗宾多国际教育中心。1950 年 12 月 5 日，奥罗宾多离世。密那·阿尔法萨女士继续管理静修中心，人们亲切地称她为"母亲"。

二　整体吠檀多

奥罗宾多作为新吠檀多哲学体系的奠基人之一，继承了传统吠檀多思想，主要是商羯罗的"不二论"思想以及辨喜的新吠檀多哲学思想，吸收了达尔文"进化论"的合理成分，将传统的吠

---

① 甘噶纳斯是印度哲学家斯瓦米·布拉马阿南达（Swami Brahmananda）的弟子，斯瓦米·布拉马阿南达一生追随商羯罗。

② 密那·阿尔法萨 1878 年出生于巴黎的一个资产阶级家庭，她年轻时曾阅读辨喜的《王瑜伽》和法语版的《薄伽梵歌》并深受影响，1914 年决定前往印度追寻灵性，于是来到本地治里见室利·奥罗宾多。

③ 该出版物于 1921 年停刊。

檀多"不二论"思想与达尔文的"进化论"相结合，系统阐述宇宙的起源以及人类精神的进化，又由此上升到人类社会的进化，形成"整体吠檀多"思想。

（一）"梵"的三位一体说

奥罗宾多继承了奥义书中关于"梵"的三位一体说，梵是真、知、乐三位一体的存在。真是"真实、存在"，知是"意识"，乐是"喜乐、无限"。他再次提出"梵"是三位一体的存在，目的是为"整体吠檀多"和"整体瑜伽"理论做铺垫，以解释辨喜所提出的"通过瑜伽，使人性显现其内在神性"。何为神性？即奥罗宾多解释的，神性是真、知、乐三位一体的存在。通过瑜伽，使人性显现梵"真、知、乐"的本性，回归"梵"真、知、乐的境地。

（二）由"二梵说"演变为"本体与现象"

奥罗宾多继承了奥义书中的"二梵说"，并以西方的哲学理念加以阐释。根据"二梵说"，梵有上梵和下梵之分，上梵是无形的梵，下梵是有形的梵。下梵是现象，上梵是本质。奥罗宾多提出宇宙意识、本体与现象三个概念用以阐释"二梵说"。他认为，宇宙意识（梵）有本体和现象之分，本体（上梵）是不显现的，现象（下梵）是显现的。

（三）宇宙的起源与精神的进化

商羯罗"不二论"思想核心有三。第一，梵是世界的本原，万物起源于梵。第二，关于主观世界和客观世界，包括梵—我衍生的过程和复归于梵—我的过程，这两个过程实现的关键在于

"幻"。第三,幻象虽然千差万别,形式无穷,但不外乎"名"和"色"两大类;前者即精神世界,后者即物质世界。不能把名和色说成是"实在的"或者"非实在的",幻在特定的情况下是相对的存在。

奥罗宾多为了阐释世界的起源和精神的进化,提出了一个新概念——"超意识"。他认为,超意识起着连接本体和现象的媒介作用。宇宙起源于宇宙精神(梵),宇宙精神有本体和现象之分,用梵—我衍生的过程解释宇宙的起源,用复归于梵—我的过程解释精神的进化。

关于宇宙的起源。辨喜为了阐述宇宙的起源,构建了理论模型,他认为:绝对是(a),宇宙是(b),当绝对(a)变成宇宙(b)时,宇宙不仅意味着物质世界,也意味着心理世界和精神世界——天地以及一切存在。奥罗宾多以达尔文的进化论对辨喜的这一理论加以解释和发展,他认为,万事万物皆为"梵"的显现,即宇宙精神的表现形式。从"宇宙精神"演变为物质有这样一个由高到低的过程:梵—超心思—意识—生命—物质。这就是宇宙的起源。

关于精神的进化。奥罗宾多继承了奥义书中"五鞘身"的理念,"五鞘身"依次为身体、呼吸、意识、智慧、喜乐,摆脱了"五鞘身"的束缚,便可达到"梵我同一"的境界,即回归宇宙精神(梵)。奥罗宾多用达尔文的进化论解释精神进化的过程,由低到高依次为:物质—生命—意识—超意识—宇宙精神。

为了系统阐述"整体吠檀多"思想，奥罗宾多构建了理论模型：

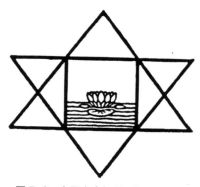

图 5-2　奥罗宾多哲学思想理论模型

图 5-2 中正三角形的三个点分别代表真、知、乐；倒三角形的三个点分别代表爱、光明和生命；中间的方框代表"梵"，里面的水代表多样性的创造力，莲花代表"梵"的显现。这张图展现的是"梵"通过幻的作用显现为宇宙万物，以及人性回归其内在神性的过程，即通过人性所具有的爱、光明和生命回归"梵"真、知、乐的本性。

三　整体瑜伽

奥罗宾多的"整体瑜伽"理念源自整体吠檀多思想。他以《薄伽梵歌》的三条瑜伽道路——业瑜伽、奉爱瑜伽和智瑜伽为主，吸收了王瑜伽和哈他瑜伽的部分理念，整体瑜伽的目标远远超出了人类进化范畴，而是通过精神进化论渗透到了整个宇宙层面，让物质、生命和意识都进化到最圆满的状态，实现神圣人生的理想，进而使人类社会达到完美进化。他把人生称为瑜伽（All life is Yoga），认为精神修行应贯穿于日常生活始终。

（一）整体瑜伽的概念及形成

奥罗宾多通过整合各种瑜伽，吸收每一种瑜伽的精髓，创造出一种更为综合的瑜伽，称为"整体瑜伽"。他的这种综合，是以实现人的精神进化为指导原则的。具体地说，是通过各种瑜伽行法，来唤醒内在意识，充分发挥意识的作用，使身体、生命和心意在意识的指导下进一步精神化，最终实现人的整体转化。这种瑜伽是对精神进化学说的践行，力图发挥各种瑜伽的优势，充分显现意识的作用，以此实现人的整体转化。

奥罗宾多从精神进化论出发，研究了印度历史上的各种瑜伽。他认为每一种瑜伽都有其局限性，仅仅能调动人体的某一种能力，并使这种能力成为人达到神圣存在的途径。在他看来，人的进化是整体的转化，只靠某一种瑜伽是远远不够的；只有把各种瑜伽综合起来，发挥人的一切潜能，才能实现人的整体转化。也正如他所说：瑜伽的原则，是将人类生存的某种能力或一切能力，转化为达到神圣存在的途径。每种瑜伽，只是把身体的某一种能力转化为途径；而在整体瑜伽中，能将身体的一切能力都转化为途径。

奥罗宾多综合考察了业瑜伽、奉爱瑜伽、智瑜伽、王瑜伽和哈他瑜伽，并做出具体评述。他认为，哈他瑜伽通过"清洁术""身印""体式""调息"等行法，使身、心、意保持平衡，实现了与神圣意识的合一。王瑜伽是通过调节心意的波动，借助八分支行法，实现与神圣意识的合一。智瑜伽是通过"证悟自我"，实现与神圣意识的合一。奉爱瑜伽则通过对神圣者的无限崇敬和奉爱，来达到与神圣者的合一。

通过对瑜伽的分析，奥罗宾多发现各种瑜伽之间存在某些共性。一方面，虽然每种瑜伽都是以人的某一种能力为工具，但是人的一切能力最终皆可归结为心灵或精神的功能。他认为，哈他瑜伽的行法，是心理和生理的；王瑜伽的行法，是心意和意识的；智瑜伽是知识与觉悟；奉爱瑜伽是精神和情感；业瑜伽是精神和行为。每一种能力都被引导至其特殊的功能上，但人的一切能力只有一个，即意识。在他看来，既然每一种瑜伽都是唤醒意识的功能，因此就有可能也有必要把各种瑜伽综合起来，以集中全力发挥意识的作用。另一方面，尽管各种瑜伽的修习方式有所不同，但它们所追求的目标却是相同的，都是为了实现意识与神圣精神的合一，这也为整体瑜伽提供了可能性。

（二）"整体瑜伽"的目标

关于"整体瑜伽"的目的，奥罗宾多说："整体瑜伽之目的也和其他方面一样，必然是更完整、更概括，并包容了一个更大的自我完善的冲动的那些元素或那些倾向，并使它们和谐化，或是加以统一；为成就这个目的，整体瑜伽必须坚持一种真理，这种真理广于通常的宗教原则，并高于尘世原则。"[①] 这段话清楚地表

---

① 朱明忠：《奥罗宾多》，陕西师范大学出版社，2017，第99页。

明，"整体瑜伽"从以往的各种瑜伽中吸收了一切有利于自我完善的因素，将它们协调融合起来，因而其目的也更加高远，甚至超越了世俗的理想和宗教的目标。

实现个人的整体完善。在精神进化学说中，所谓"个人的整体完善"是指人的身体、生命和意识的共同精神化和完善化，而不是其中某一部分的完善。奥罗宾多为此提出了"三重转化"的过程，即"心灵转化""精神转化""超心思转化"。"整体瑜伽"正是实现三重转化的具体方法，因此三重转化的过程也就成为"整体瑜伽"的三个步骤或阶段。"心灵转化"（Psychicisation）是第一步，目的在于通过瑜伽修行，唤醒熟睡于人体内的意识，使身体、生命和心意变成意识的工具，置于心意的掌控之下。"精神转化"（Spiritualisation）是第二步，在此阶段意识在心意的指挥下向更高的精神状态发展，在意识向上发展的同时，身体和生命也随之精神化。"超心思转化"（Supramentalisation）是第三步，在此阶段不仅意识达到超意识的水平，而且身体和生命也被神圣化。所以，"整体瑜伽"的首要目的是将人的整体，包括身体、生命和心思全部完善化。

实现人类的整体完善。"整体瑜伽"的最终目的并不是个人的完善，而是实现"神圣人生"的理想，使整个人类达到完善化和神圣化。奥罗宾多把个人的瑜伽修行看作人类集体瑜伽活动的组成部分。已经获得完善的个人将是实现人类整体完善的工具。他应当尽一切努力促使其他人的精神转化，最终使整个人类达到精神的统一，达到"神圣人生"的美好境界。奥罗宾多明确指出："我们的瑜伽的目标，是把超心思的意识带到尘世间，让它定居在这里，按照超心思意识的原则创造新的人类，来指导个人和集体的内部和外部的生活。"由此可知，整体瑜伽的目的不仅是个人的解脱，还包括整个生命的神圣化和人类的集体解脱。

第三节　综合瑜伽创始人——希瓦南达

希瓦南达（1887~1963），印度知名瑜伽士，综合瑜伽创始人，全名希瓦南达·萨拉斯瓦蒂（Sivananda Saraswati），原名库普斯瓦米（Kuppuswamy）。[1] 希瓦南达著有 300 余部作品，涉及瑜伽、吠檀多、宗教、西方哲学、心理学、伦理、教育、健康等方面。瑜伽方面的主要作品有：《综合瑜伽》（Yoga of Synthesis）、《健康与哈他瑜伽》（Health and Hatha Yoga）、《昆达里尼瑜伽》（Kundalini Yoga）、《练习业瑜伽》（Practice of Karma Yoga）、《练习瑜伽》（Practice of Yoga）、《奉爱瑜伽的精髓》（Essence of Bhakti Yoga）、《瑜伽的简单步骤》（Easy Steps to Yoga）、《瑜伽实践课》（Practical Lessons in Yoga）、《瑜伽科学》（Science of Yoga）、《自我知识》（Self Knowledge）。

一　希瓦南达的生平

1887 年 9 月 8 日，希瓦南达出生在泰米尔纳德邦的蒂鲁内尔

---

① 　Lise McKean, *Divine Life Society Divine Enterprise: Gurus and the Hindu Nationalist Movement*, Chicago:University of Chicago Press, 1996, pp.164-165.

维利（Tirunelveli）的传统婆罗门家庭。[1] 他的父亲是税务官员，父母都是虔诚的印度教徒。童年时代，希瓦南达就非常同情穷人，经常把食物分发给他们。少年时代，他曾先后就读于拉贾高中（Rajah's High School）和蒂鲁吉拉帕利（Tiruchirappalli）的福音传播学院（Gospel College）。1905 年，他进入泰米尔纳德邦历史最悠久的医学院——坦乔尔医学院（Medical School in Tanjore）学习。大学期间，他学习刻苦努力，成绩非常优异。毕业实习期间，他创办了一本医学杂志《安布罗西娅》（*Ambrosia*）。1909 年，他开始在马德拉斯的一家药房工作。

1913 年，希瓦南达来到英属马来亚（今马来西亚）的一家橡胶庄园的医院行医，一边工作，一边免费为穷人治病。1920 年，他与三位来自欧洲的医生共同经营一家医院，这家医院成为伦敦皇家公共卫生研究所（The Royal Institute of Public Health, London）、伦敦皇家亚细亚学会（The Royal Asiatic Society, London）以及伦敦皇家卫生研究所（The Royal Sanitary Institute, London）的成员单位及合作伙伴。其间，他阅读了商羯罗和辨喜的著作，对瑜伽产生了兴趣，开始练习冥想。

1923 年，结束了 10 年的从医生涯后，他回到印度，开始探访瓦拉纳西（Varanasi）等印度教圣城。1924 年，他来到恒河边的瑜伽圣地——瑞诗凯诗（Rishikesh），拜师瑜伽士维什瓦南达·萨拉斯瓦蒂（Vishvananda Saraswati），开始修习瑜伽。同年

---

[1] Brian Morris, *Swami Shivananda Religion and Anthropology: A Critical Introduction*, Cambridge University Press, 2006, p.144.

6月1日，他更名为希瓦南达，专注于瑜伽的练习，并继续治病救人。1927年，他在瑞诗凯诗的拉克什曼居拉（Lakshman Jhula）开办了一家慈善诊所。1933年，他开始以"托钵僧"的身份到印度各地朝圣，与瑜伽士交流，并发表演讲。在此期间，他拜访了室利·奥罗宾多静修中心，见到瑜伽士玛哈瑞希·舒达难达·婆罗提（Maharishi Shuddhananda Bharati），并被授予玛哈瑞希的名号。① 随后，他又拜访了罗摩纳·玛哈瑞希静修中心。结束了"托钵僧"之旅后，他回到瑞诗凯诗，在那里度过余生。

　　1934年3月，他在恒河岸边废弃的牛棚里修建了一间简陋的静修所，这是希瓦南达静修中心的雏形。这个简陋的静修所逐渐发展成为一个拥有寺庙、医院、药房、邮局的大型独立社区。静修中心收到很多捐赠，他把所有捐款都用于为该地区的贫困人员提供食物和医疗服务，为麻风病人提供救济，以及印刷瑜伽书籍和小册子。1936年，希瓦南达创立了"神圣生命协会"（Divine Life Society），免费发放书籍；1945年，创立了"希瓦南达阿育吠陀药房"（Sivananda Ayurvedic Pharmacy）、"希瓦南达眼科医院"（Sivananda Eye Hospital）和"世界宗教联盟"（All-world Religions Federation）；1947年，创立了"世界苦行僧联合会"（All-world Sadhus Federation）；1948年，创立了"瑜伽—吠檀多森林学院"（Yoga-Vedanta Forest Academy）。他一直在瑞诗凯诗潜心修习瑜伽，直到1963年7月14日离世。

375

---

① 玛哈瑞希意为"伟大的灵性探索者"。

二 综合瑜伽（Yoga of Synthesis）

希瓦南达认为，瑜伽不仅仅是智慧，更是"证悟自我"的践行。他认为，哈他瑜伽使身体强健，王瑜伽使心意稳定，冥想和业瑜伽净化心灵，智瑜伽蕴含着智慧。他希望在四种瑜伽的基础上，创立一种更为综合的、适合大众的独一无二的瑜伽，使人性尽早显现出其内在的神性。他说："吃一点点，喝一点点，说一点点，睡一点点，综合一点点，行动一点点，服务一点点，休息一点点，工作一点点，学习一点点，奉爱一点点，体式一点点，调息一点点，冥想一点点，唱诵一点点，每天做一点，就会越来越好。"他所创立的"综合瑜伽"是通过践行瑜伽，来实现"证悟自我"。其思想精髓可概括为六个核心概念：服务—爱—给予—净化—冥想—觉醒。

希瓦南达认为，"服务、爱、冥想、觉醒"代表瑜伽的四条道路，而慷慨和仁慈应该贯穿始终，即"给予"。他是典型的实践型瑜伽士，教导每个人——无论修行到何种程度——都要做好人，善待他人。真正的喜乐，是让别人快乐。他对智瑜伽寄予的愿景是，希望每个人都显现"神性"，像奉爱"神"一样为所有人服务。他认为，瑜伽修行者需要不同的精神实践方式，找到适合自己的道路。通过适合的瑜伽与自身能力相结合，选取一种瑜伽作为主要道路。希瓦南达说："瑜伽不是宗教，而是所有宗教实践的共同真理。'神'在万物之中，瑜伽是与'神'合一，与所有人合一。瑜伽为所有人服务，是通往'神'的途径。活在'神性'里，与'神'沟通就是瑜伽。瑜伽是'神'的生命，完美的生活、平和和无限喜乐。"对于四种瑜伽道路，他说："我看到的所有自我就是智瑜伽。爱自我就是奉爱瑜伽。为自我服务就是业瑜伽。业瑜伽适合性情活跃的人，奉爱瑜伽适合虔诚的人，王瑜伽适合气质神秘的人，智瑜伽适合理性和有哲学气质的人。"他建议初学者从业瑜伽和奉爱瑜伽开始，经过心灵和感官的净化，将专注转化为冥想。

三 思想的传播与影响

1963 年 7 月 14 日，希瓦南达的弟子拍摄了两部纪录片：《瑜伽—吠檀多之声：印度静修中心生活纪录片》（ *The Sounds of Yoga-Vedanta: Documentary of Life in an Indian Ashram* ）和《希瓦南达静修中心之声》（ *Sounds of Sivananda Ashram* ）。

其弟子斯瓦米·毗湿奴德瓦南达（Swami Vishnudevananda）在综合瑜伽的基础上，创立了"希瓦南达瑜伽"（Sivananda Yoga）。希瓦南达瑜伽的基本原理为：（1）通过特定的体式练习，提高身体的灵活性，促进血液循环；（2）通过适当的呼吸，增强意识，调节能量；（3）通过适当的放松减轻现有的身体症状（包括肌肉紧张和压力），有助于增强身体对外部因素的抵抗力；（4）通过合理饮食，增强悦性体质，净化身心；（5）通过冥想获得内心的平静。这套体系旨在传授一种真正源自吠陀的瑜伽，以强身健体为目标。毗湿奴德瓦南达还在加拿大创立了国际希瓦南达瑜伽吠檀多中心（International Sivananda Yoga Vedanta Centres and Ashrams），传播和推广希瓦南达瑜伽。

其弟子斯瓦米·萨特雅南达·萨拉斯瓦蒂（Swami Satyananda

Saraswati）在印度创立了著名的“比哈尔瑜伽学校”（Bihar School of Yoga），出版瑜伽书籍，传授瑜伽思想，培养了大批优秀的瑜伽修习者。

其弟子斯瓦米·沙吉南达·萨拉斯瓦蒂（Swami Satchidananda Saraswati）在美国创立了“综合瑜伽学会”（Integral Yoga Institure），传播综合瑜伽。

其弟子斯瓦米·萨哈加阿南达·萨拉斯瓦蒂（Swami Sahajananda Saraswati）创立了“南非灵性生命协会”（Spiritual Head of Divine Life Society of South Africa），推广希瓦南达瑜伽。

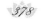

其弟子斯瓦米·希瓦南达鲁达·萨拉斯瓦蒂（Swami Sivananda Radha Saraswati）在加拿大创立了“亚索达拉静修中心”（Yasodhara Ashram），传播瑜伽。

其弟子斯瓦米·温卡特萨阿南达·萨拉斯瓦蒂（Swami Venkatesananda Saraswati）分别在南非和澳大利亚创立了“阿南达库提静修中心”（Ananda Kutir Ashrama）和“希瓦南达瑜伽静修中心”（Sivananda Ashram），来传播瑜伽。①

第四节　现代瑜伽之父——克里希那玛查亚

克里希那玛查亚（1888~1989），印度知名瑜伽士，阿育吠陀

①　Gopala Krishna, *The Yogi: Portraits of Swami Vishnu-devananda*, Yes International Publishers, 1995, pp.15-17.

治疗师、学者，被称为"现代瑜伽之父""20世纪最具影响力的瑜伽士"，为复兴哈他瑜伽做出了贡献。[1] 全名为蒂鲁马莱·克里希那玛查亚（Tirumalai Krishnamacharya）。[2] 主要作品有《瑜伽的精髓》（*Yoga Makaranda*）、《瑜伽体式》（*Yogaasanagalu*）、《瑜伽要点》（*Yoga Rahasya*）及《瑜伽疗法》（*Yogavalli*）。[3]

一　克里希那玛查亚的生平

1888年11月18日，克里希那玛查亚出生在南印度卡纳塔克邦的齐特拉杜噶（Chitradurga）一个传统的婆罗门家庭。他的父亲是吠陀古鲁。6岁时，他开始学习梵文，在父亲的严格指导下背诵吠陀。10岁时，他的父亲去世，全家搬到南印度的迈索尔（Mysore）投奔其曾祖父。[4] 1906年，克里希那玛查亚前往贝拿勒斯[5] 上大学。大学期间，他学习了逻辑学和梵文，跟随瑜伽士室利·巴布·薄伽梵·达斯（Sri Babu Bhagavan Das）学习瑜伽。其后，他获得了皇后学院（Queens College）教师资格证书；在帕特那大学（Patna University）学习吠陀；在比哈尔（Bihar）学习阿育

---

① Mark Singleton, *Yoga Body: The Origins of Modern Posture Practice*, Oxford University Press, 2010, p.11.

② A.G. Mohan, *Krishnamacharya: His Life and Teachings*, Boston: Shambhala, 2010, p.125.

③ Mark Singleton, *Yoga Body: The Origins of Modern Posture Practice*, Oxford University Press, 2010, p.240.

④ A. G. Mohan, *Krishnamacharya: His Life and Teachings*, Boston: Shambhala, 2010, pp.1-15.

⑤ 今印度圣城瓦拉纳西（Varanasi）。

吠陀，师从维达雅克·里希纳库玛尔（Vaidya Krishnakumar）；又来到喜马拉雅山，跟随瑜伽士约格什瓦拉·拉莫哈纳·布拉马查里（Yogeshwara Ramamohana Brahmachari），学习瑜伽体式、调息及理疗。[①]

1925年，克里希那玛查亚与纳玛吉里亚玛（Namagiriamma）结婚后，在哈桑（Hasan）的一个咖啡种植园工作。[②]1926年，迈索尔国王克里希纳·拉贾·瓦迪亚尔四世（Krishna Raja Wadiyar IV）在庆祝其母60岁生日之际，听闻克里希那玛查亚擅长瑜伽理疗，便请他到迈索尔皇宫教授瑜伽。[③] 其间，国王为了激发人们修习瑜伽的兴趣，安排克里希那玛查亚在全国各地演讲。[④] 1931年，他受邀来到迈索尔的梵文学院任教。1933年，在国王的资助下，克里希那玛查亚在皇宫附近开设了一所瑜伽学校。[⑤]1934年，他撰写了《瑜伽的精髓》，该书成为19世纪迈索尔皇宫的瑜伽练习手册。1940年，迈索尔国王去世。由于他的继任者对瑜伽不感兴趣，这所瑜伽学校只能艰难地维系着。1950年印度独立后，迈索尔的第一任首席部长雷迪（K.C. Reddy）下令关闭了这所瑜伽

① A.G. Mohan, *Krishnamacharya:His Life and Teachings*, Boston: Shambhala, 2010, p.3.

② Mark Singleton, *Yoga Body:The Origins of Modern Posture Practice*, Oxford University Press, 2010, pp.184-186.

③ B.K.S. Iyengar, *AstadalaYogamala*, New Delhi:Allied Publishers, 2000, p.53.

④ N.E. Sjoman, *The Yoga Tradition of the Mysore Palace*, New Delhi:Abhinav Publications, 1996, p.53.

⑤ Mark Singleton, *Yoga Body: The Origins of Modern Posture Practice*, Oxford University Press, 2010, p.181.

学校。[1]1952 年，克里希那玛查亚受邀来到马德拉斯的辨喜学院（Vivekananda College）任教，直到 1989 年离世。[2]

克里希那玛查亚创立了阿斯汤加瑜伽和维尼瑜伽，但他始终称自己还是一个学生，且一生都在学习、探索和践行瑜伽，把所有的成绩都归功于古鲁和古籍。他主张因材施教，尊重学生的不同信仰。如指导学生冥想时，他让学生闭上眼睛冥想"神"。如果不冥想"神"，也可以冥想"太阳"。如果不冥想"太阳"，也可以冥想自己的父母。[3]

二　阿斯汤加瑜伽

阿斯汤加瑜伽源自圣哲瓦玛塔瑞斯的一份古老的手稿《瑜伽合集》（Yoga Kurunta）中的瑜伽体系。《瑜伽合集》是有关哈他瑜伽韵文的选集，包含一系列体式的组合，是有关串联体位（Vinyasa）、凝视法（Drishti）、收束法（Bandha）、身印（Mudra）的学说。

《瑜伽合集》的文本由克里希那玛查亚的古鲁传授给他。在此书基础上，他把阿育吠陀纳入瑜伽体系，强化了瑜伽的理疗功能，创立了一整套瑜伽体式的练习方法，称为"阿斯汤加串联瑜伽"，简称"阿斯汤加瑜伽"。阿斯汤加（Ashtanga）一词源自帕坦伽利

① Mark Singleton, *Yoga Body: The Origins of Modern Posture Practice*, Oxford University Press, 2010, p.111.

② A.G. Mohan, *Krishnamacharya: His Life and Teachings*, Boston: Shambhala, 2010, pp.38-43.

③ A.G. Mohan, *Krishnamacharya: His Life and Teachings*, Boston: Shambhala, 2010, p.107.

的《瑜伽经》，瑜伽八分支（Ashtanga Yoga）的音译即为阿斯汤加。克里希那玛查亚认为，瑜伽不仅是一种精神修习，也是一种理疗方法。

阿斯汤加瑜伽有着一套严格的练习方法，分为基础级、中级、高级三种级别，每个级别由 60 个左右的体式构成。每种级别的体式顺序是固定不变的，都以 5 遍拜日式（也称太阳祈祷式）A 和 B开始，中间有大量的体式练习，最后将倒立和休息术作为结尾。

这种瑜伽强调体式练习中"三把锁"的应用，即喉咙、肚脐、会阴相结合。它比较侧重于力量、柔韧性、耐力的培养锻炼，尤其是力量和耐力，是瑜伽中运动强度比较大的一种。在练习过程中，唯有当动作与呼吸的频率协调一致时，瑜伽修行者才能充分体会到这种瑜伽体式蕴含的益处。

三　维尼瑜伽

维尼瑜伽是一种个性化定制瑜伽。维尼（Vini）意为"适应、适当"。克里希那玛查亚将体式、调息、收束法、唱诵、冥想等一系列行法综合起来，根据人的年龄、身体、健康状况来制定瑜伽的练习方法，从而最大限度地发挥瑜伽的理疗功效。

四　思想的传播及影响

阿斯汤加瑜伽由克里希那玛查亚的弟子帕塔比·乔伊斯（K.Pattabhi Jois，1915~2009）继承并发展。自 1927 年开始，他跟随克里希那玛查亚学习阿斯汤加瑜伽。从 1984 年开始，他在瑜伽学校和阿斯汤加瑜伽研究所传授阿斯汤加瑜伽。

维尼瑜伽由其子 T.K.V. 德斯科查（T.K.V.Desikachar, 1938~2006）传承。

其弟子艾扬格（B. K. S. Iyengar，1918~2014）把瑜伽体式应用于理疗，并创立了艾扬格瑜伽（Iyengar Yoga），也称为"辅助瑜伽"，即借助工具来完成瑜伽体式。

塞尔维亚的英德拉·黛维女士（Indra Devi，1899~2002）曾随外交官丈夫在印度居住了 12 年。其间，她跟随克里希那玛查亚学习瑜伽，被称为"第一瑜伽女士"。1939 年，她在中国上海建立了一所瑜伽学校。1947 年，她移居美国，在美国传授瑜伽。1953 年，英德拉·黛维撰写了《永远年轻，永远健康》（*Forever Young, Forever Healthy*）一书，成为瑜伽畅销书。1985 年，黛维移居阿根廷，在拉丁美洲传授瑜伽。

第五节　其他重要瑜伽士

一　辨喜的导师——罗摩克里希那

罗摩克里希那（1836~1886），印度著名的吠檀多思想家、吠檀多思想的践行者和改革家，全名罗摩克里希那·帕拉马哈姆萨（Ramakrishna Paramahamsa）。① 罗摩克里希那没有留下系统的著作，只有《室利·罗摩克里希那福音》（*The Gospel*

---

① 　Carl T. Jackson, *Vedanta for the West*, Indiana University Press, 1995, p.17.

of Sri Ramakrishna），此书是其弟子马亨德拉纳特·古普塔
（Mahendranath Gupta）在日记中所记载的，是 1882~1886 年罗摩克
里希那与弟子的对话录。

（一）罗摩克里希那的生平

1836 年 2 月 18 日，罗摩克里希那出生在印度西孟加拉邦胡格
利区（Hooghly）卡玛普库村（Kamarpukur）的传统婆罗门家庭。
他的父亲是婆罗门祭司。罗摩克里希那在村子里的学校上了 12 年
学，后来他拒绝接受传统的学校教育，因为对"赚钱的教育"不
感兴趣。[①]1852 年，罗摩克里希那跟随哥哥来到加尔各答的达克西
尼斯瓦。当时，他的哥哥罗摩库马尔（Ramkumar）是当地一座卡
利女神庙（Dakshineswar Kali Temple）的祭司。在这里，罗摩克里
希那跟随古鲁学习宗教知识。1856 年，哥哥去世后，罗摩克里希
那开始担任这座神庙的祭司。

1861 年，他向僧人白拉维·布拉马尼（Bhairavi Brahmani）
学习佛教密宗；[②]1864 年，向印度教毗湿奴派古鲁贾塔哈里
（Jatadhari）学习毗湿奴派思想；1865 年，向吠檀多派古鲁托
塔·普里（Tota Puri）学习吠檀多"不二论"和智瑜伽思想；1866
年，向伊斯兰教学者戈文达·罗伊（Govinda Roy）学习《古兰经》
和伊斯兰教教义；1873 年，向基督教学者学习《圣经》和基督教

---

① Harding, *The Dark Goddess of Dakshineswar*, Motilal Banarsidass, 1998, p.248.

② Christopher Isherwood, *Ramakrishna and His Disciples*, Methuen & Company, 1965, p.123.

教义。[①] 此外，他积极与当时的宗教改革领袖交往。1886 年 8 月 16 日，因病离世。

（二）罗摩克里希那的思想及影响

罗摩克里希那不属于学者型思想家，而是典型的实践型改革家。其通过研究各宗教及哲学派别的思想，更加崇信吠檀多论，是吠檀多理论的改革者和捍卫者。他虽然没有留下系统的哲学著作，却以精辟的语言阐述了自己的哲学主张。

在罗摩克里希那的思想中，"人类宗教"的理念最有影响力。他认为，不同宗教之间虽然有着各种各样的矛盾，却又有着许多根本的共同点，只要突出共同点，便能消除它们之间的分歧。虽然各宗教之间信仰的方式和仪式有差别，但最终目标一致，都是达到人与"神"的合一，实现人类的"普遍之爱"。以此打破各种宗教的界限，消除宗教派别的分歧和差异，以实现人类宗教的联合和统一。[②] 他主张，"世界上各宗教所信仰的'神'只是称呼不同，但都是同一个实体。基督教称它为'上帝'，伊斯兰教称它为'安拉'，佛教称它为'佛陀'，印度教称它为'罗摩'或'克里希纳'……不同教派遵循不同的道路，但所有人都向着同一个'神'，以实现人类的'普遍之爱'和'美好生活'"。

辨喜继承了其导师罗摩克里希那的"人类宗教"思想。1893

---

① Mahendranath Gupta, *The Gospel of Sri Ramakrishna,* Ramakrishna Vivekananda Center, 1942, pp.18-34.

② R. Rolland, *The Life of Vivekananda and the Universal Gospel*, Calcutta: Advaita Ashrama, 1992, p.35.

年，辨喜在美国芝加哥召开的世界宗教大会上提出"世界宗教"（Universal Religion）的概念，目的是消除不同宗教之间的分歧，达到宗教的和谐统一。辨喜讲各宗教共同信仰的"神"和宗教之间的共性，并强调各宗教的和谐统一。[①] 从本质上说，辨喜的"世界宗教"思想是其吠檀多哲学的一部分，或者说，是其吠檀多哲学的延续。辨喜认为，"只有吠檀多可以被看作普遍真理"。辨喜的"世界宗教"理念，不仅有助于吠檀多思想的广泛传播，而且对世界宗教的发展也产生了较大影响。

所谓"人类宗教"，是指人类所信仰的"神"是不同的，但这个"神"的本质是相同的，以此消除各宗教之间的差异和冲突。

罗摩克里希那最大的贡献在于他对辨喜的重要影响。他提出"瑜伽经验"是吠檀多不同学说共有的特点，辨喜在此基础上，把吠檀多思想注入瑜伽，通过吠檀多与瑜伽的合流构建了近现代瑜伽体系。瑜伽以吠檀多思想为其哲学支撑，吠檀多哲学以瑜伽的形式呈现，使之成为普遍真理和大众哲学，进而形成了近现代瑜伽体系化的发展之路。罗摩克里希那的另一个弟子斯瓦米·阿贝德南达（Swami Abhedananda）在罗摩克里希那和辨喜的基础上，提出一种特殊的瑜伽过程或体验——"证悟自我"，这是吠檀多各派学说共有的特征。他认为，只要把"证悟自我"的经验或概念解释清楚，就可以消除各派吠檀多之间的分歧，并把各派观点综

386

① Dev Raj Bali, *Modern Indian Thought*, New Deli: Sterling Publishers, 1980, p.45.

合到一种学说中。这种学说代表吠檀多的"最高真理"，即吠檀多"不二论"。①

二　罗摩纳与"证悟自我"之道

罗摩纳（1879~1950），印度知名瑜伽士，吠檀多思想的践行者，全名罗摩纳·玛哈瑞希（Ramana Maharshi），原名文卡塔拉曼·艾耶（Venkataraman Iyer）。主要作品有:《自省》（*Self-Enquiry*）、《教学的本质》（*The Essence of Instruction*）、《实相四十节》（*Forty Verses on Reality*）、《实相四十节：补充》（*Reality in Forty Verses: Supplement*）等。此外，还有一本非常知名的小册子，名为《我是谁？》（*Who am I ?*），这是 1902 年罗摩纳与室利·希瓦帕拉卡山·皮雷（Sri Sivaprakasam Pillai）的对话，较为系统地论述了"证悟自我"之道，于 1923 年出版，现广为流传。

罗摩纳与罗摩克里希那非常相似，属于典型的吠檀多思想的践行者。他以冥想的方式探寻"证悟自我"之道。印度思想史学家马哈德万（T.M.P. Mahadevan）把罗摩纳称为"活着的'奥义书'思想家""吠檀多'不二论'的践行者"②他还说:"从他身上，我看到一个从世俗中解脱出来的智者、无比纯洁的哲人、吠檀多永恒真理的亲证者。"③ 英国学者奥斯波尼（Oshaborni）著有《罗

---

① Dev Raj Bali, *Mordern Indian Thought*, New Deli: Sterling Publishers PVT LTD, 1980, p.45.

② T.M.P. Mahadevan, *Outlines of Hunduism*, Bombay, 1956, p.34.

③ T.M.P. Mahadevan, *The Saint of India*, Bombay, 1961, p.117.

摩纳·玛哈瑞希与证悟自我之道》（*Ramana Maharshi and Path of Self-Knowledge*），系统研究罗摩纳的思想。[1]

（一）罗摩纳的生平

1879年12月30日，罗摩纳出生在印度南部泰米尔纳德邦维鲁杜那加尔（Virudhunagar）一个传统的婆罗门家庭，他从小受到传统印度文化的影响。他的父亲是法庭辩护人。12岁时，父亲去世，他在舅舅家长大。1891年，罗摩纳在马杜莱（Madurai）的一所传统学校学习。之后，他进入一所美国高中学习，开始接触基督教。1895年11月，罗摩纳读到史诗《普拉布灵嘎乐》（*Prabhulingaleele*），发现传说中的圣山阿鲁纳恰拉（Arunachala）是一个真实存在的地方。当他得知此事后，便暗下决心一定要去那里看看。

1896年8月29日，他偷偷离开家，乘坐火车抵达阿鲁纳恰拉山。据说，他来到当地最大的神庙米纳克喜（Meenakshi），之后搬到古鲁穆坦神庙（Gurumurtam），遇到了苦行僧帕拉尼斯瓦米（Palaniswami），并受到他的指点。来到圣山后，他再也没有回家，从此脱离世俗生活，开始潜心修行瑜伽、证悟自我。他的叔叔曾劝他回家，但被他拒绝了。从1899年2月开始，他搬到了圣山的洞穴里居住，一住就是17年。1916年，罗摩纳的母亲和弟弟也来到阿鲁纳恰拉山，劝说无果后，他们决定留下来，于是搬到更大的洞穴一起修行。后来，他的弟弟也出

---

① Oshaborni, *Ramana Maharshi and Path of Self-Knowledge*, London, 1957.

家为僧，法名尼兰江阿南达（Niranjanananda）。1920年，其母亲去世。1922年，他在埋葬母亲的山坡上建立了静修中心，之后又修建了图书馆、医院和邮局等设施，开始招收弟子，传播思想。据他的追随者回忆，罗摩纳的一生大都在静坐冥想，很少说话和使用文字。随着罗摩纳声望的提高，来此静修的人越来越多，不仅有当地人，还有英国和其他国家的移民。因此，"室利·罗摩纳·玛哈瑞希静修中心"（Sri Ramana Maharshi Ashram）逐渐成为南印度最有名的静修中心。1950年4月14日，罗摩纳离世，并葬于该静修中心。

（二）"证悟自我"之道

罗摩纳继承了传统吠檀多"不二论"思想，通过瑜伽冥想的方式"证悟自我"。以吠檀多的思想指导瑜伽修行，始终在追寻"证悟自我"之道。

他反对把"自我"和"命我"等同起来，主张在"证悟自我"的过程中，消除"命我"的障碍。"命我"由感官、感官对象以及心意等构成，"心意"是"命我"的主要构成，也是证悟"自我"的主要障碍。为了克服"证悟自我"的障碍，罗摩纳借用奥义书的思想加以解释，"五种感觉器官、五种感知和五种感知对象——眼—视觉—颜色和形状、耳—听觉—声音、鼻—嗅觉—气味、舌—味觉—味道、皮肤—触觉—冷热，不是我；五种行为器官——手—抓取、脚—移动、舌—言语、生殖（器官）、排泄（器官），不是我；五种气——上行气、下行气、平行气、上升气、遍行气，不是我；甚至心意（citta），也不是我；当否定了'我不是这个'，'我不是这个'之后，唯一留下来的纯意识就是我"[1]。纯意识是真、知、乐，"自我"是"梵"的显现，是永恒存在，是不生不灭的。对于那些不了解"自我"的人，始终处于轮回之中；只有"证悟自我"，才能断灭轮回，获得解脱。

罗摩纳反对悲观遁世，主张在现实生活中"证悟自我"。他反对种姓歧视，认为人人都能"证悟自我"；反对教派主义，提倡平等、博爱。他认为，社会活动不是"证悟自我"的障碍，履行社会责任（业瑜伽）与证悟自我（智瑜伽）并不矛盾。"证悟自我"是个体实践，而不仅仅是哲学论证和经文研究，劝诫追随者们不要放弃社会责任。罗摩纳认为"证悟自我"是实现解脱的重要途径，同时也提倡奉爱瑜伽。奉爱不是个体的盲目行为，而是逐渐认识到真知后自然而然的行为。奉爱是无私的奉献，应贯穿"业瑜伽"和"智瑜伽"的始终。他提出，"瑜伽是'证悟自我'最有效和最直接的方式"。

三　尤迦南达传承克里亚瑜伽

尤迦南达（1893~1952），印度知名瑜伽士，克里亚瑜伽的传承者，全名帕拉玛哈撒·尤迦南达（Paramahansa Yogananda），原名穆昆达拉高士（Mukunda Lal Ghosh）。主要作品有《自我实现之旅》（*Journey to Self Realization*）、《自我本质的实现》（*The Essence of Self Realization*）、《如何一直快乐》（*How to Be Happy*

---

① Sri Ramanasramam, *Who am I?* Tamil Nadu:V.S.Ramanan, 2017, pp.5-6.

All the Time）、《你如何与神对话》（*How You Can Talk with God*）、《薄伽梵歌瑜伽》（*The Yoga of Bhagavad Gita*）、《一个瑜伽行者的自传》（*Autobiography of A Yogi*）。

1893年1月5日，尤迦南达出生在印度北方邦戈拉赫布尔（Gorakhpur）的一个传统婆罗门家庭。他的父亲是铁路公司的副总裁。年少时，父亲可以为他提供火车通行证，使他能够经常远游和寻找圣贤。

1910年，尤迦南达遇到了他的古鲁——斯瓦米·室利·尤克斯瓦尔·吉里（Swami Sri Yukteswar Giri）。1914年，他从加尔各答的苏格兰教会大学毕业后，正式进入瓦拉纳西的马哈曼达静修中心（Mahamandal Hermitage）开始修行，法名为尤迦南达。1910~1920年，尤迦南达跟随古鲁学习克里亚瑜伽。古鲁告诉他，"传播瑜伽是我们的使命"。1917年，尤迦南达在西孟加拉邦的迪希卡（Dihika）建立了一所男子学校，集现代教育和瑜伽修习于一体。一年后，该校搬到印度东北部贾坎德邦的兰契（Ranchi）。尤迦南达最小的弟弟比什努·查兰·高希（Bishnu Charan Ghosh）是该校的第一届学生。1917年，尤迦南达在兰契创立了普门会（Yogoda Satsanga Society，简称 YSS），致力于传授瑜伽。

1920年8月，尤迦南达受邀参加在美国波士顿举行的国际宗教自由主义大会（International Congress of Religious Liberals）。同年，他在美国洛杉矶创办了"自明会"（Self-Realization Fellowship），致力于瑜伽的传播。1921~1924年，尤迦南达在美国演讲，传授克里亚瑜伽。1925年，他在美国洛杉矶成立了自明会的分支。至今在全世界已建立了超过 500 个中心，遍及 175 个国家。

1935 年，他回印度时途经意大利、希腊、巴勒斯坦、埃及等国，传授克里亚瑜伽。同年 8 月，他回到印度。其间，曾拜访圣雄甘地，向他介绍克里亚瑜伽。1936 年 3 月，他的古鲁去世。同年 10 月，尤迦南达再次回到美国。1946 年，他申请美国公民身份，三年后获批。此后，他在美国潜心于演讲、授课和著书。

1952 年 3 月 7 日，他参加了印度驻美国大使比奈·兰扬·森（Binay Ranjan Sen）在美国洛杉矶举行的晚宴，朗诵完诗歌《我的印度》（*My India*）后，因心力衰竭离世。①

2014 年，纪录片《觉醒：尤迦南达的生活》（*Awake: The Life of Yogananda*）问世。

---

① Daya Mata, *Finding the Joy Within*, CA: Self-Realization Fellowship, 1990, p.256.

梵汉、英汉词汇对照表

A

Aarcika	आर्चिक	阿其卡
Abhidheya	अभिधेय	命名
Adharma	अधर्म	非法；劣势
Adinatha	आदिनाथ	阿耆达那陀
Adrsta	अदृष्ट	看不见
Adrstartha		不可见证言
Advaita	अद्वैत	不二论
Advaita Ashrama		不二论书院
Agasa	अगस	空
Agenyi Dharana		专注于火元素
Agni Purana	अग्रि पुराण	《火神阿格尼往事书》
Agni Sharma	अग्रि शर्म	阿格尼·夏尔马
Ahimsa	अहिंस	非暴力
Airavata	ऐरावत	艾拉瓦塔
Aitareya	ऐतरेय	爱多雷耶

Aitareya Aranyaka	ऐतरेय आरण्यक	《爱多雷耶森林书》
Aitareya Brahmana	ऐतरेय ब्राह्मण	《爱多雷耶婆罗门书》
Aitareya Upanishad	ऐतरेय उपनिषद्	《爱多雷耶奥义书》
Ajit Singh		阿吉特·辛格
Ajiva	अजीव	非命
Ajna	आज्ञा	眉心轮
Akasha	आकाश	空
Akashi Dharana		专注于空元素
Akimcanyayatana		无所有处
Aksapada	अक्षपाद	足目
Aksapada Gautama	अक्षपाद गौतम	恶叉波陀·乔达摩
Akunchana	आकुञ्चन	收缩
Alaya Vijnana		阿赖耶识
All-world Religions Federation		世界宗教联盟
All-world Sadhus Federation		世界苦行僧联合会
Amaratwa	अमरत्वं	永生（超越死亡）
Amaroli		不老力身印
Ambhasi Dharana		专注于水元素
Ambika		安比卡
Ambrosia		《安布罗西娅》
Anahata	अनाहत	心轮
Ananda	आनन्द	乐；阿南达；喜乐阶段的三摩地
Ananda Kutir Ashrama		阿南达库提静修中心
Antar Dhauti	आन्तर् धौति	内部呕吐法

Anumana		推理
Apa	आप	水
Apana	अपान	下行气
Aparatva	अपरत्व	近
Apavarga		解脱
Apastamba Dharmasutra	आपस्तम्ब धर्मसूत्र	《阿帕斯塔姆巴法经》
Alada Kalama	अलद कलम	阿逻罗·迦罗摩
Arambha Avastha	आरम्भ अवस्था	初始阶段
Aranyagana	अरण्यागान	阿拉亚噶那
Aranyaka	आरण्यक	森林书
Arjava	अर्जव	正行
Arjuna	अर्जुन	阿周那
Arsheya Brahmana	आर्षेय ब्राह्मण	《阿拉谢亚婆罗门书》
Artha	अर्थ	义；感知对象
Arthashastra	अर्थशास्त्र	《利论》(《政事论》)
Arunachala		阿鲁纳恰拉
Arya		《雅利安》
Asamprajnata	असंप्रज्ञात	无光照的三摩地
Asana	आसन	体式
Asanga	असङ्ग	无著
Ashtanga		阿斯汤加；八分支
Ashtanga Vinyasa Yoga		阿斯汤加瑜伽
Ashtanga Yoga	अष्टाङ्ग योग	瑜伽八分支
Ashvalayana	आश्वलायन	阿诗瓦拉亚那
Ashvattham	अश्वत्थं	菩提树

395

Ashwin Kumara	अश्विन् कुमर	阿什文·库玛拉
Ashwini Mudra	अश्विनी मुद्रा	提肛身印
Asmita		自我觉知的三摩地
Astangahridaya Samhita	अष्टांगहृदयसंहिता	《八支心要集》
Astika	आस्तिक	正统派
Asvabhava		无性
Atharvaveda	अथर्ववेद	《阿闼婆吠陀》
Atma Bodha	आत्मबोधः	《我之觉知》
Atman	आत्मन्	阿特曼；自我
Atreya	आत्रेय	阿提耶
Aurobindo		奥罗宾多
Aurobindo Ghose		奥罗宾多·高斯
Autobiography of A Yogi		《一个瑜伽行者的自传》
Avakshepana	अवक्षेपण	向下
Avayava	अवयव	推论
Avayavidravya	आवयविद्रव्य	复合实体
Awake: The Life of Yogananda		《觉醒：尤迦南达的生活》
Ayurveda	आयुर्वेद	阿育吠陀

B

B. K. S. Iyengar		艾扬格
Badarayana	बादरायण	跋达罗衍那
Bahishkrita	बहिष्कृत	清洁直肠
Baladeva	बलदेव	力天
Bandha	बन्ध	收束法

Bandhusri		亲胜
Bases of Yoga		《瑜伽的基础》
Basti	बस्ति	灌肠法
Baudhayana Dharmasutra	बौधायन धर्मसूत्र	《宝达亚纳法经》
Benares		贝拿勒斯
Bhadrabahu	भद्रबाहु	巴德拉巴乎
Bhadrasana	भद्रासन	蝴蝶坐
Bhagavad Gita	भगवद्गीता	《薄伽梵歌》
Bhagavad Gita Bhashya	भगवद्गीता भाष्य	《薄伽梵歌评注》
Bhagavata Purana	भागवत पुराण	《博伽瓦谭往事书》
Bhairavi Brahmani		白拉维·布拉马尼
Bhakti Yoga	भक्ति योग	奉爱瑜伽
Bhakti Yoga Samadhi		奉爱瑜伽三摩地
Bhalbhati	भल्भति	圣光调息法
Bhargava Purana	भार्गव पुराण	《巴尔伽瓦往事书》
Bhaskara	भास्कर	光作
Bhastrika Kumbhaka	भस्त्रिका कुम्भक	风箱式住气法
Bhastrika Pranayama		风箱式调息法
Bheda	भेद	分离
Bhramari Pranayama	भ्रमरी प्राणायम	蜂鸣式调息法
Bhrigu	भृगु	博尔古
Bhubaneshwari Devi		布巴内什瓦里·黛维
Bhujangasana	भुजङ्गासन	眼镜蛇式
Bhujangini Mudra	भुजङ्गिनी मुद्रा	眼镜蛇身印
Bhurni		地

397

Bibhaga		分离性
Bihar		比哈尔
Bihar School of Yoga		比哈尔瑜伽学校
Bija	बीज	种子
Binay Ranjan Sen		比奈·兰扬·森
Bindu	बिन्दु	宾杜（生命能量集中点）
Bishnu Charan Ghosh		比什努·查兰·高希
Bodhidharma	बोधिधर्म	菩提达摩
Bodhiruci		菩提流支（道希）
Brahma	ब्रह्मा	梵天
Brahman	ब्रह्मन्	梵
Brahma Granthi	ब्रह्मग्रन्थि	梵结
Brahma Purana	ब्रह्म पुराण	《梵天往事书》
Brahma Sutra	ब्रह्मसूत्र	《梵经》（《吠檀多经》）
Brahmana	ब्राह्मणम्	婆罗门；婆罗门书
Brahmanda Purana	ब्रह्माण्ड पुराण	《婆罗门达往事书》
Brahmasutra Bhasya	ब्रह्मसूत्र भाष्य	《梵经有身疏》
Brahma Randhra		梵穴
Brahmavaivarta Purana	ब्रह्मवैवर्त पुराण	《婆罗门瓦拉哈往事书》
Brihadaranyaka Aranyaka	बृहदारण्यक आरण्यक	《广森林书》
Brihadaranyaka Upanishad	बृहदारण्यक उपनिषद्	《广林奥义书》
Brihannaradiya Purana	बृहन्नारदीय पुराण	《巴瑞汉纳拉蒂亚往事书》

Brihat Yoga Vasishtha	बृहत् योग वासिष्ठ	《巴瑞哈特瓦希斯塔瑜伽》
Buddhi	बुद्धि	觉知

C

Caturveda	चतुर्वेद	四吠陀
Chakra	चक्र	脉轮
Chala	छल	曲解
Chanda	छन्द	音韵学
Chandogya Brahmana	छान्दोग्य ब्राह्मण	《歌者娑摩婆罗门书》
Chandogya Upanishad	छान्दोग्य उपनिषद्	《歌者奥义书》
Charaka	चरक	遮罗迦
Charaka Samhita	चरकसंहिता	《遮罗迦集》
Chin Mudra	छिन्मुद्रा	智慧手印
Chitra	चित्र	齐特拉能量通道
Chitradurga		齐特拉杜噶
Citrabhana		火辨
Citta		心意

399

D

Daivata Brahmana	देवता ब्राह्मण	《代瓦塔婆罗门书》
Dakshineswar Kali Temple		卡利女神庙
Damyata	दम्यत	禁欲
Dana	दन	给予；行善
Danda	दन्द	征服

Danda Dhauti	दण्ड धौति	小木棍呕吐法
Danta Dhauti	दन्त धौति	头部呕吐法
Dantamula	दन्तमूल	清洁牙齿
Darsana	दर्शन	哲学
David Gordon White		大卫·戈登·怀特
Dayadhva	दयध्व	同情
Debendranath Tagore		戴本德拉纳特·泰戈尔
Devadatta	देवदत्त	饥渴气
Devi Bhagavata Purana	देवीभागवत पुराण	《代维博伽瓦谭往事书》
Dhairyam	धैर्यम्	耐心
Dhananjaya	धनञ्जय	生死气
Dhanurasana	धनुरासन	弓式
Dhanurveda	धनुर्वेद	射箭术
Dhanvantari	धन्वन्तरि	昙梵陀利
Dharana	धारणा	专注
Dharma	धर्म	法；责任；优势
Dharma Megha	धर्ममेघ	弃绝的三摩地
Dharma Sutra	धर्मसूत्र	《法经》
Dharma Pala	धर्मपाल	护法
Dharmashastra	धर्मशास्त्र	法论
Dharmkirti	धर्मकीर्ति	法称
Dhauti	धौति	呕吐法
Dhyana	ध्यान	冥想；禅
Dhyana Yoga Samadhi	ध्यान योग समाधी	冥想三摩地

Dhyana Bindu Upanishad	ध्यानबिन्दु उपनिषद्	《静虑点奥义书》
Digambara	दिगम्बर	空衣派
Dignaga		陈那
Dihika		迪希卡
Dik	दिक्	空间
Divine Life Society		神圣生命协会
Dlavatva		流动性
Dosha		过失
Drava	द्रवा	流动性
Dravya	द्रव्य	实体
Drdhata	दृढता	坚定
Drishti		凝视法
Dṛś	दृश	看见（词根）
Drshtanta		同类推理
Drstanta	दृष्टान्त	实例
Drstartha		可见证言
Dukha	दुःख	痛苦
Durgacharan Datta		杜噶查兰·达塔
Durvasa Purana	दुर्वासा पुराण	《杜瓦萨往事书》
Dvesha	द्वेष	厌恶
Dvyanuka	द्व्यणुक	二重原子

401

E

Easy Steps to Yoga	《瑜伽的简单步骤》
Essays on The Gita	《薄伽梵歌论》

Essence of Bhakti Yoga		《奉爱瑜伽的精髓》

F

Forever Young，Forever healthy		《永远年轻，永远健康》
Forty Verses on Reality		《实相四十节》

G

Gaja Karani	गज कर्णी	洗胃法
Gamana	गमन	方向不定
Gana	गान	噶那
Gandha	गंध	气味
Gandhara	गन्धार	犍陀罗国
Gandharvaveda	गान्धर्ववेद	音乐舞蹈
Ganesha	गणेश	象头神
Ganesha Purana	गणेश पुराणम्	《象头神伽内什往事书》
Ganganath		甘噶纳斯
Garudasana	गरुडासन	鹰式
Gaudapada	गौडपाद	乔荼波陀
Gautama Dharmasutra	गौतम धर्मसूत्र	《乔达摩法经》
Gautama Siddhartha	गौतम सिद्धार्थ	乔达摩·悉达多
Gavin Dennis Flood		加文·丹尼斯·福路德
Georg Feuerstein		乔治·费尔斯坦
Ghata Avastha	घटा अवस्था	持续阶段
Ghatastha Yoga	घटस्थ योग	噶他斯塔瑜伽

Gheranda Samhita	घेरंड संहिता	《格兰达本集》
Give		给予
Gomukhasana	गोमुखासन	牛面式
Gopatha Brahmana	गोपथ ब्राह्मण	《牛道婆罗门书》
Gorakhnath	गोरखनाथ	戈拉卡纳特
Gorakhpur		戈拉赫布尔
Gorakshasana	गोरक्षासन	戈拉卡纳特式
Gospel College		福音传播学院
Govinda Roy		戈文达·罗伊
Gramagana	ग्रामगान	格兰玛噶那
Granthi	ग्रन्थि	结
Guna	गुण	性质
Gunamati	गुणमति	德慧
Guptasana	गुप्तासन	秘密坐
Guru	गुरु	古鲁
Gurukula	गुरुकुल	古鲁库拉制
Gurumurtam		古鲁穆坦神庙
Gurutva	गुरुत्व	质量

403

H

Ha	ह	哈
Hamsa Purana	हंस पुराण	《哈姆萨往事书》
Hamso		哈姆索
Haribhadra Suri	हरिभद्रसूरि	师子贤
Hasan		哈桑

Hatha Yoga	हठयोग	哈他瑜伽
Hatha Yoga Pradipika	हठयोगप्रदीपिका	《哈他瑜伽之光》
Health and Hatha Yoga		《健康与哈他瑜伽》
Hemacandra	हेमचन्द्र	金月
Hetu		见后推理
Hetvabhasa	हेत्वाभास	缪因
Homoeopathy		顺势疗法
Hooghly		胡格利区
How to Be Happy All the Time		《如何一直快乐》
How you Can Talk with God		《你如何与神对话》
Hrid Dhauti	हृद्धौति	心脏清洁法

I

Iccha	इच्छा	欲望
Ikshvaku	ईक्ष्वाकु	伊科什瓦库王国
Indra	इन्द्र	因陀罗
Indra Devi		英德拉·黛维
Indriyas		感觉器官
Integral Yoga Institure		综合瑜伽学会
International Congress of Religious Liberals		国际宗教自由主义大会
International Sivananda Yoga Vedanta Centres and Ashrams		国际希瓦南达瑜伽吠檀多中心
Isha Upanishad	ईशा उपनिषद्	《伊莎奥义书》
Ishvara	ईश्वर	神；自在天
Itihasa	इतिहास	史诗
Iyengar Yoga		艾扬格瑜伽

J

Jaimini	जैमिनि	阇弥尼
Jaiminiya	जैमिनीय	阇弥尼亚
Jaiminiya Brahmana	जैमिनीय ब्राह्मण	《斋米尼亚婆罗门书》
Jaiminiyaarsheya Brahmana	जैमिनीयआर्षेय ब्राह्मण	《斋米尼亚阿谢亚婆罗门书》
Jala Basti	जाल बस्ति	湿灌肠法
Jalandhara Bandha	जालंधर बन्ध	喉部收束
Japla	जल्प	论诤
Jatadhari		贾塔哈里
Jati	जाति	非难
Jihvamula	जिह्वमूल	清洁舌头
Jiva	जीव	命
Jnana kanda	ज्ञान काण्ड	知识部分
Jnana Mimamsa	ज्ञानमीमांस	智弥曼差
Jnana Yoga	ज्ञान योग	智瑜伽
Jneya	ज्ञेय	思考
Journey to Self Realization		《自我实现之旅》
Jyotirmaya Dhyana	ज्योतिर्मय ध्यान	光照层面的冥想
Jyotisha	ज्योतिष	天文学

405

K

K. Pattabhi Jois		帕塔比·乔伊斯
K.C. Reddy		雷迪
K.H.Kumar Kaul	K.H.	库马尔·考尔

Kaivalya	कैवल्य	解脱；三摩地的终极阶段
Kaivalya Upanishad	कैवल्य उपनिषद्	《解脱奥义书》
Kaki Mudra	काकी मुद्रा	乌鸦身印
Kala	काल	时间
Kalika Purana	कलिका पुराण	《卡利卡往事书》
Kalpa	कल्प	仪轨学
Kamadeva	कामदेव	卡玛代瓦
Kamarpukur		卡玛普库村
Kanada	कणाद	迦那陀
Kapalarandhra	कपलरन्ध्र	清洁前额
Kapalbhati	कपालभाति	圣光调息法
Kapha Dosha	कफ दोषः	卡法督夏
Kapila	कपिल	迦毗罗
Kapila Purana	कपिल पुराण	《卡皮拉往事书》
Karma	कर्म	业；行为
Karma kanda	कर्म काण्ड	行为部分
Karma Mimamsa	कर्ममीमांस	业弥曼差
Karma Yoga	कर्म योग	业瑜伽
Karma Yoga & Bhakti Yoga		《业瑜伽和奉爱瑜伽》
Karnarandhra	कर्णरन्ध्र	清洁双耳
Kartaka	कर्तक	卡塔卡
Katha Aranyaka	कठ आरण्यक	《伽陀森林书》
Katha Upanishad	कठ उपनिषद्	《伽陀奥义书》
Kausitaki Brahmana	कौषीतकि ब्राह्मण	《憍尸多基婆罗门书》

Kausitaki Upanishad	कौषीतकि उपनिषद्	《憍尸多基奥义书》
Kautilya	कौटिल्य	乔底利耶
Kena Upanishad	केन उपनिषद्	《由谁奥义书》
Kevala Kumbhaka	केवलकुम्भक	自然住气法
Kevali Pranayama	केवली प्राणायाम	自然住气调息法
Khadira	खदिर	卡迪拉
Khechari	खेचरी	逆舌
Khechari Mudra	खेचरी मुद्रा	逆舌身印
Kouthumiya	कौथ्युमीय	乔屠弥耶
Krikara	कृकर	哈欠气
Krishna	कृष्ण	克里希纳；黑天
Krishna Raja Wadiyar IV		克里希纳·拉贾·瓦迪亚尔四世
Krishna Yajurveda	कृष्ण यजुर्वेद	《黑夜柔吠陀》
Krishnamacharya		克里希那玛查亚
Kriya	क्रिया	清洁术
Kriya Yoga	क्रिया योग	克里亚瑜伽
Kukkutasana	कुक्कुटासन	公鸡式
Kula	कुल	库拉
Kumbhaka	कुम्भ	住气
Kundakunda		康达康达
Kundalini	कुण्डलिनी	昆达里尼能量
Kundalini Yoga	कुण्डलिनी योग	昆达里尼瑜伽
Kuppuswamy		库普斯瓦米
Kurma	कूर्म	收缩气

407

| Kurmasana | कूर्मासन | 龟式 |
| Kuru | कुरु | 俱卢族 |

L

Laghavam	लाघवम्	轻盈
Laghu Yoga Vasishtha	लघु योग वासिष्ठ	《拉固瓦希斯塔瑜伽》
Lakshman Jhula		拉克什曼居拉
Laya	लय	拉亚（消融）
Laya Siddhi Samadhi	लय सिद्धि समाधी	拉亚超能力三摩地
Laya Yoga	लय योग	拉亚瑜伽
Letters of Yoga		《瑜伽书信集》
Linga	लिङ्ग	林伽
Linga Purana	लिङ्ग पुराण	《林伽往事书》
Lomaharshana	लोमहर्शन	罗马哈沙那
Love		爱

M

Madhava	माधव	摩陀婆
Madras		马德拉斯
Madurai		马杜莱
Maha Bandha	महा बन्ध	大收束
Maha Bheda Mudra	महा भेद मुद्रा	摩诃贝达身印
Maha Purana	मह पुराण	大往事书（摩诃往事书）
Mahabharata	महाभारत	《摩诃婆罗多》
Mahadevan		马哈德万

Mahamandal Hermitage		马哈曼达静修中心
Maha Mudra	महामुद्रा	大身印
Maharishi Shuddhananda Bharati		玛哈瑞希·舒达难达·婆罗提
Mahavedha Mudra	महावेध मुद्रा	大击印
Mahavira	महावीर	大雄
Mahendranath Gupta		马亨德拉纳特·古普塔
Maitrayaniya Upanishad	मैत्रायणीय उपनिषद्	《慈氏奥义书》
Maitreyanatha	मैत्रेयनथ	弥勒
Makarasana	मकरासन	鳄鱼式
Mama	मम	我的
Manas	मनस्	心意；意识
Mandukasana	मन्दुकासन	蛙式
Manduki Mudra	मण्डूकी मुद्रा	青蛙身印
Mandukya Upanishad	माण्डूक्यकारिका	《蛙氏奥义书》
Mandukya Karika	माण्डूक्योपनिषत्कारिका	《蛙氏奥义颂》(《圣教论》)
Manipura	मणिपूर	脐轮
Manomani	मनोन्मनी	马诺马尼（有意识的无意识状态）
Manomurcha Samadhi	मनोमूर्च्छा समाधी	马诺摩差三摩地
Mano Vijnana		末那识
Mantra Brahmana	मन्त्र ब्राह्मण	《曼陀罗婆罗门书》
Mantra Yoga	मन्त्र योग	曼陀罗瑜伽
Manusmriti	मनुस्मृति	《摩奴法典》

409

Markandeya Purana	मार्कण्डेय पुराण	《马坎德亚往事书》
Matangini Mudra	मतङ्गिनी मुद्रा	大象身印
Matsya Purana	मत्स्य पुराण	《玛赛亚往事书》
Matsyasana	मत्स्यासन	鱼式
Matsyendra	मत्स्येन्द्र	玛特斯言德拉
Matsyendrasana	मत्स्येन्द्रासन	脊柱扭转式
Max Muller		马克斯·缪勒
Maya	माया	幻
Mayurasana	मयूरासन	孔雀式
Medical school in Tanjore		坦乔尔医学院
Meditate		冥想
Meenakshi		米纳克喜
Meru	मेरु	梅鲁山（须弥山）
Mimamsa	मीमांसा	弥曼差
Mimamsa Sutra	मीमांसा सूत्र	弥曼差经
Mirra Alfassa		密那·阿尔法萨
Mohenjo Daro		摩亨佐·达罗
Mritasana		摊尸式
Mudgala Purana	मुद्गल पुराण	《慕德噶拉往事书》
Mudra	मुद्रा	身印
Muktasana	मुक्तासन	简易盘腿坐
Mukunda Lal Ghosh		穆昆达拉高士
Mula Bandha	मूल बन्ध	根部收束
Mula Samhita	मूलसंहिता	《穆拉本集》
Mulabandhasana	मुलभाण्डासन	根锁式

Muladhara	मूलाधार	底轮
Mundaka Upanishad	मुण्डक उपनिषद्	《剃发奥义书》
Murchha Pranayama	मूर्च्छा प्राणायाम	眩晕式调息法
My India		《我的印度》
Mysore		迈索尔

N

Nabho Mudra	नभोमुद्रा	纳波身印
Nachiketa	नचिकेत	那其可塔
Nada	नाद	密音
Nada Yoga Samadhi	नाद योग समाधी	密音瑜伽三摩地
Nadabindu Upanishad	नादबिन्दु उपनिषद्	《声点奥义书》
Nada Anusandhana	नादानुसन्धान	聆听体内密音
Nadi	नदी	能量通道
Nadi Shodhana Pranayama	नदीशोधन प्राणायाम	交替鼻孔调息法
Naga	नाग	伸展气
Nairasarnjnanasamjnayatana		非想非非想处
Namagiriamma		纳玛吉里亚玛
Nandi Purana	नन्दि पुराण	《南迪往事书》
Narada	नारद	纳拉达
Narada Purana	नारद पुराण	《纳拉达往事书》
Narasimha Purana	नरसिंह पुराण	《娜拉斯姆哈往事书》
Narendranath Datta		纳兰德拉纳斯·达塔
Nastika	नास्तिक	非正统派

411

Naturopathy		自然疗法
Nauli	नौलि	腹部滚动按摩法
Neti	नेति	涅涕法
Nibandha	निबन्ध	法集
Nigarbha Pranayama	निगर्भ प्राणायाम	尼尔嘎巴调息法
Nigrahasthana	निग्रहस्थान	误解
Nirakara Jnanavadin Yogacara		无相唯识派
Niranjanananda		尼兰江阿南达
Nirbija Samadhi	निर्बीज समाधी	无种子的三摩地
Nirliptam	निर्लिप्तम्	超然
Nirmanu Pranayama	निर्मनु प्राणायाम	尼尔玛努调息法
Nirnava	निर्वाण	判定
Niruktha	निरुक्त	语源学
Nirvana Prakaranam	निर्वाण प्रकरणम्	解脱篇
Nirvichara	निर्विकल्प	反射阶段相对稳定的三摩地
Nirvitarka	निर्वितर्क	模糊阶段相对稳定的三摩地
Nishpatti Avastha	निष्पत्तिःअवस्था	终极阶段
Niyama	नियम	精进
Nyaya	न्याय	正理派；逻辑
Nyaya Bindu	न्यायबिन्दु	《正理一滴》
Nyaya Sutra	न्यायसूत्र	《正理经》
Nyaya Sutra Bhashya	न्यायसूत्र भाष्य	《正理经疏》
Nyayavatara	न्यायावतार	《正理渡津论》

412

O

Oshaborni		奥斯波尼

P

Pada	पद	句
Padartha	पदार्थ	句义
Padma Purana	पद्म पुराण	《帕德玛往事书》
Padmasana	पद्मासन	莲花坐
Paippalaada	पैप्पलादा	派帕勒达
Palaniswami		帕拉尼斯瓦米
Pancasikaya		《五原理精要》
Pancha Kosha	पंचकोश	五鞘身
Panchavimsha Brahmana	पञ्चविंश ब्राह्मण	《潘查维姆婆罗门书》
Pandu	पाण्डु	般度族
Panini	पाणिनि	帕尼尼
Paramahansa Yogananda		帕拉玛哈撒·尤迦南达
Paramartha	परमार्थ	真谛
Parashara Purana	पराशर पुराण	《帕拉夏拉往事书》
Paratva	परत्व	远
Parichaya Avastha	परिचय अवस्था	高级阶段
Parimana	परिमाण	大小
Parshvantha	पार्श्वनाथ	巴湿伐那陀
Parthivi Dharana	पार्थिवी धारणा	专注于土元素
Parvati	पार्वती	帕瓦蒂
Paschimottanasana	पश्चिमोत्तानासन	背部伸展式

Pratijna		见前推理
Pratyahara	प्रत्याहार	感官收束
Pratyaksa		感知
Pratyaksham	प्रत्यक्षम्	内在觉知
Pravacanasara	प्रवचनसार	《教义精要》
Pravrti		行为
Prayatna	प्रयत्न	效果
Prayojana	प्रयोजन	动机
Prthaktva	पृथक्त्व	精确度
Prthivi	पृथ्वी	土
Psychicisation		心灵转化
Pudgala	पुद्गल	物质
Puraka	पूरक	吸气
Purana	पुराण	《往事书》
Purify		净化
Purusha	पुरुष	原人
Purva Mimamsa	पूर्वमीमांस	前弥曼差
Purvarcika	पुर्वाचिक	前阿其卡

415

Q

Queens College		皇后学院

R

Raja Yoga		王瑜伽
Rajah's High School		拉贾高中

Rajas	रजस्	辨性
Ramakrishna		罗摩克里希那
Ramakrishna Mission		罗摩克里希那修道会
Ramakrishna Paramahamsa		罗摩克里希那·帕拉马哈姆萨
Ramana Maharshi		罗摩纳·玛哈瑞希
Ramana Maharshi and Path of Self-Knowledge		《罗摩纳·玛哈瑞希与证悟自我之道》
Ramanuja	रामानुज	罗摩奴阇
Ramayana	रामायण	《罗摩衍那》
Ramkumar		罗摩库马尔
Rammohan Roy		罗姆莫罕·罗易
Rananiya	राणानीय	罗那衍尼耶
Ranchi		兰契
Rasa	रस	味道
Rasananda Samadhi	रसनन्द समाधी	罗撒南达三摩地
Ratnamati	रत्नमति	勒那摩提（宝意）
Realise		觉醒
Reality in Forty Verses: Supplement		《实相四十节：补充》
Rechaka	रेचक	呼气
Rig	ऋग्	赞美
Rigveda	ऋग्वेद	《梨俱吠陀》
Rishikesh		瑞诗凯诗
Rsabha	ऋषभ	勒舍波
Rudra		楼陀罗

Rudra Granthi	रुद्र ग्रन्थि	楼陀罗结
Rupa	रूपा	颜色

S

Sabara Bhasya		《山隐师注》
Sabara Svamin		山隐师
Sabijia Samadhi	सबीज समाधी	有种子的三摩地
Saddarsana	षड्दर्शन	六派哲学
Saddarsana Samuccaya	षड्दर्शन समुच्चय	《六见集论》
Sagarbha Pranayama	सगर्भ प्राणायाम	萨嘎巴调息法
Sahajoli		俱生力身印
Sahasrara	सहस्रार	顶轮
Sahita	सहित	连续住气
Sahita Pranayama	सहित प्राणायाम	萨希塔调息法
Sakara Jnanavadin Yogacara		有相唯识派
Sama	साम	娑摩；平和
Samadhi	समाधी	三摩地
Samagana	सामगान	婆摩迦娜
Samana	शमन	平行气
Samanu Pranayama	समनु प्राणायाम	萨玛努调息法
Samanya	सामान्य	普遍性
Samavaya	समवाय	内在属性
Samaveda	सामवेद	《娑摩吠陀》
Samba Purana	साम्ब पुराण	《萨姆巴往事书》
Sambhutavijaya	सम्भूतविजय	圣普德伟迦亚

417

Samhita	संहिता	神曲集
Samhitopanishad Brahmana	संहितोपनिषद ब्राह्मण	《撒姆奥义婆罗门书》
Samkhya	सांख्य	数量
Samprajnata	संप्रज्ञात	有光照的三摩地
Samsaya	संशय	疑惑
Samskara	संस्कार	倾向性
Samyama	संयम	三氧马
Samyoga	संयोग	连接性
Sanatkumara	सनत्कुमार	萨纳特库玛拉
Sanatkumara Purana	सनत्कुमार पुराण	《撒那特库马拉往事书》
Sanjaya	संजय	全胜
Sankatasana	सङ्कटासन	牛面坐
Sankhya	सान्ख्य	数论；数量
Sankhya Karika	सान्ख्यकारिका	《数论颂》
Sankhya Sutra	सान्ख्यसूत्र	《数论经》
Saraswati Nadi	सरस्वती नदी	顶轮能量
Sarva Darsana Sangraha	सर्वदर्शनसंग्रह:	《摄一切见论》
Sarvapalli Radhakrishnan		拉达克里希南
Sattva	सत्त्व	悦性
Satya	सत्य	真
Satyavacana	सत्यवचन	实语
Savichara	सविचार	反射阶段相对不稳定的三摩地

Savitarka	सवितर्क	模糊阶段相对不稳定的三摩地
Science of Yoga		《瑜伽科学》
Self Knowledge		《自我知识》
Self-Enquiry		《自省》
Self-Realization Fellowship		自明会
Serve		服务
Shabara Bhasya	शाबरभाष्यम्	《山隐师注》
Shabarasvamin	शबरस्वामिन्	夏伯罗·斯伐密(山隐师)
Shabda	शब्द	声音；证言
Shadvimsa Brahmana	षड्विंश ब्राह्मण	《娑摩维达那婆罗门书》
Shakti	शक्ति	莎克提
Shakti Chalana	शक्ति छलना	拙火提升印
Shaktichalini Mudra	शक्तिचलिनी मुद्रा	能量转移身印
Shakyamuni	शाक्यमुनि	释迦牟尼
Shalabhasana	शलभासन	蝗虫式
Shambhavi Mudra	शाम्भवी मुद्रा	香巴维身印
Shankaracharya	शङ्कराचार्य	商羯罗
Shanti Ashrama		山提静修中心
Shatapathakanva Brahmana	शतपथकण्व ब्राह्मण	《沙塔帕塔堪瓦婆罗门书》
Shatapathamadhyandina Brahmana	शतपथमध्यन्दिन ब्राह्मण	《沙塔帕塔玛德亚蒂纳婆罗门书》
Shatkarma	षटकर्म	六种清洁术

419

Shaunaka	शौनक	邵那卡
Shavasana	शवासन	摊尸式
Shiksha	शिक्षा	语音学
Shitali Kumbhaka	शीतली कुम्भक	清凉式住气法
Sitkari Pranayama	सीत्कारी प्राणायम	嘶声调息法
Shitali Pranayama	शीतली प्राणायाम	清凉式调息法
Shitkrama	शीत्क्रम	黏液清洁
Shiva	शिव	湿婆
Shiva Purana	शिव पुराण	《湿婆往事书》
Shiva Samhita	शिवसंहिता	《湿婆本集》
Shivarahasya Purana	शिवरहस्य पुराण	《西瓦拉哈斯亚往事书》
Shkayanya	श्कायन्य	什卡衍亚
Shodhana	शोधन	净化
Shoonya Ashoonya		空与非空
Shri Rajnarayan Bose		室利·拉贾纳拉扬·鲍斯
Shukla Yajurveda	शुक्ल यजुर्वेद	《白夜柔吠陀》
Shvetambara	श्वेताम्बर	白衣派
Shvetashvatara Upanishad	श्वेताश्वतरा उपनिषद्	《白骡奥义书》
Siddha	सिद्धि	西达疗法
Siddhanta	सिद्धान्त	学说
Siddhasana	सिद्धासन	至善坐
Siddhasena Divakara	सिद्धसेन दिवाकर	悉檀舍娜·迪伐伽罗
Siddhi		超能力

Silabhadra		戒贤
Simhasana	सिंहासन	狮子坐
Sitkari Pranayama	सीत्कारी प्राणायम	嘶声调息法
Sivananda		希瓦南达
Sivananda Ashram		希瓦南达瑜伽静修中心
Sivananda Ayurvedic Pharmacy		希瓦南达阿育吠陀药房
Sivananda Eye Hospital		希瓦南达眼科医院
Sivananda Saraswati		希瓦南达·萨拉斯瓦蒂
Sivananda yoga		希瓦南达瑜伽
Skanda Purana	स्कन्द पुराण	《战神鸠摩罗往事书》
Smrti	स्मृति	法典
Sneha	स्नेह	黏着性
Soham		索哈姆
Sounds of Sivananda Ashram		《希瓦南达静修中心之声》
Sparsha	स्पर्श	触觉
Spiritual Head of Divine Life Society of South Africa		南非灵性生命协会
Spiritualisation		精神转化
Sri Aurobindo		室利·奥罗宾多
Sri Aurobindo Ashram		室利·奥罗宾多静修中心
Sri Aurobindo International Centre of Education		室利·奥罗宾多国际教育中心

421

Sri Babu Bhagavan Das		室利·巴布·薄伽梵·达斯
Sri Chandrasekharendra		室利·钱德拉谢卡仁得拉
Sri Ramana Maharshi		室利·罗摩纳·玛哈瑞希
Sri Ramana Maharshi Ashram		室利·罗摩纳·玛哈瑞希静修中心
Sri Sivaprakasam Pillai		室利·希瓦帕拉卡山·皮雷
Sthairyam	स्थैर्यम्	稳定
Sthala Basti	स्थल बस्ति	干灌肠法
Sthiramati		安慧
Sthula Dhyana	स्थूल ध्यान	粗糙层面的冥想
Sukha	सुख	乐
Sukshma Dhyana	सूक्ष्म ध्यान	精微层面的冥想
Supramentalisation		超心思转化
Surya Kumbhaka	सूर्य कुम्भक	右鼻孔住气法
Surya Purana	सूर्य पुराण	《太阳神苏利耶往事书》
Suryabheda Pranayama	सूर्यभेद प्राणायम	右鼻孔调息法（太阳式调息法）
Sushruta	सुश्रुत	妙闻
Sushruta Samhita	सुश्रुतसंहिता	《妙闻集》
Svadhisthana	स्वाधिष्ठान	生殖轮
Svastikasana	स्वस्तिकासन	吉祥坐
Svatmarama	स्वात्माराम	斯瓦特马拉玛

Svetambara		白衣派
Swami Abhedananda		斯瓦米·阿贝德南达
Swami Brahmananda		斯瓦米·布拉马阿南达
Swami Sahajananda Saraswati		斯瓦米·萨哈加阿南达·萨拉斯瓦蒂
Swami Satchidananda Saraswati		斯瓦米·沙吉南达·萨拉斯瓦蒂
Swami Satyananda Saraswati		斯瓦米·萨特雅南达·萨拉斯瓦蒂
Swami Sivananda Radha Saraswati		斯瓦米·希瓦南达鲁达·萨拉斯瓦蒂
Swami Sri Yukteswar Giri		斯瓦米·室利·尤克斯瓦尔·吉里
Swami Venkatesananda Saraswati		斯瓦米·温卡特萨阿南达·萨拉斯瓦蒂
Swami Vishnudevananda		斯瓦米·毗湿奴德瓦南达
Swami Vivekananda		斯瓦米·维韦卡南达（辨喜）

T

T. K. V. Desikachar	T. K. V.	德斯科查
T.M.P. Mahadevan		马哈德万
Tadagi Mudra	तडगी मुद्रा	水壶身印
Taijasa	तैजस	第二因素
Taittiriya Brahmana	तैत्तिरीय ब्राह्मण	《泰帝利耶婆罗门书》
Taittiriya Upanishad	तैत्तिरीय उपनिषद्	《泰帝利耶奥义书》

Taittiriyachardi Brahmana	तैत्तिरीयछर्दि ब्राह्मण	《泰帝利耶查迪婆罗门书》
Talavakara Aranyaka	तलवकार आरण्यक	《憍尸多基森林书》
Tamas	तमस्	惰性
Tantra Yoga	तन्त्र योग	密宗瑜伽
Tap	तप्	燃烧
Tapa	तप	苦行
Tapasvin	तपस्विन्	苦行师
Tarka	तर्क	思辨
Tarkasangraha	तर्कसंग्रह	《思择要义》
Tattva	तत्त्व	谛；真理
Tattvarthadhigama Sutra	तत्त्वार्थाधिगम सूत्र	《谛义证得经》
Tejas	तेजस्	火
Tha	ठ	他
The Ashtanga Yoga Research Institute		阿斯汤加瑜伽研究所
The Complete Works of Swami Vivekananda		《辨喜全集》(《斯瓦米·维韦卡南达全集》)
The Essence of Instruction		《教学的本质》
The Essence of Self Realization		《自我本质的实现》
The Gospel of Sri Ramakrishna		《室利·罗摩克里希那福音》
The Human Cycle		《社会进化论》
The Ideal of Human Unity		《人类统一理想》
The Life Divine		《神圣人生论》
The Royal Asiatic Society，London		伦敦皇家亚细亚学会

The Royal Institute of Public Health，London		伦敦皇家公共卫生研究所
The Royal Sanitary Institute, London		伦敦皇家卫生研究所
The Secret of the Veda		《吠陀的秘密》
The Sounds of Yoga-Vedanta: Documentary of Life in an Indian Ashram		《瑜伽—吠檀多之声：印度静修中心生活纪录片》
The Synthesis of Yoga		《综合瑜伽》
The Yoga of Bhagavad Gita		《薄伽梵歌瑜伽》
Tiruchirappalli		蒂鲁吉拉帕利
Tirumalai Krishnamacharya		蒂鲁马莱·克里希那玛查亚
Tirunelveli		蒂鲁内尔维利
Tota Puri		托塔·普里
Trasarenu	त्रसरेणु	微尘大小的客体
Trataka	त्राटक	眼部清洁法；一点凝视法
Tripura	त्रिपुरा	特瑞普拉
Trishikhi	त्रिशिखी	特力什基
Trishikhibrahmana Upanishad	त्रिशिखीब्राह्मण उपनिषद्	《特力什基婆罗门奥义书》

U

Ucchaihshrava	उच्चैःश्रव	乌凯瑟拉瓦斯
Udana	उदान	上升气
Uddaka Ramaputta	उद्दक रामपुत्र	邬陀迦·罗摩子
Uddiyana Bandha	उड्डीयान बन्ध	腹部收束

Udgitha	उद्गीथ	唱诵
Ugrasana	ऊग्रसन	背部伸展式
Uhagana	ऊहगान	乌哈噶那
Uhyagana	ऊह्यगान	乌哈亚噶那
Ujjayi Kumbhaka	उज्जायी कुम्भक	喉式住气法
Ujjayi Pranayama	उज्जायी प्राणायाम	喉式调息法
Uluka	उलूक	优楼佉
Uma	उमा	乌玛
Umasvati	ऊमस्वति	乌玛斯伐蒂
Unani		尤纳尼疗法
Universal religion		世界宗教
Unmani	उन्मनी	温马尼；无意识状态
Upa Purana	उप पुरान	小往事书
Upadesasahasri	उपदेशसाहस्री	《示教千则》
Upamana		类比
Upanga	उपाना	附属吠陀
Upanishad	उपनिषद्	奥义书
Upaveda	उपवेद	吠陀附录
Upaya Kaushalya Hrdaya shastra	उपायकौशल्यहृदये शास्त्र	《方便心论》
Ushana	ऊषण	乌莎娜
Ushtrasana	उष्ट्रासन	骆驼式
Utkatasana	उल्कटासन	困难坐
Utksepana	उल्क्षेपण	向上
Uttankurmasana	उत्तानासन	立龟式

Uttara Mimamsa	उत्तरमीमांस	后弥曼差
Uttararcika	उत्तरार्चिक	后阿其卡
Uttanmandukasana	उत्तान मन्दुकासन	立蛙式

V

Vada	वाद	论议
Vadhula Anvakhyana Brahmana	वाधुलअन्वाख्यान ब्राह्मण	《瓦度拉婆罗门书》
Vahnisara	वह्निसर	清洁内脏
Vaidya Krishnakumar		维达雅克·里希纳库玛尔
Vaisheshika	वैशेषिक	胜论
Vaisheshika Sutra	वैशेषिकसूत्र	《胜论经》
Vaisvanara	वैश्वानर	第一因素
Vajrasana	वज्रासन	金刚坐
Vajrolishakti Chalana	वज्रोलीशक्ति छलना	金刚力身印
Vajroni Mudra	वज्रोणि मुद्रा	雷电身印
Vallabha	वल्लभ	伐拉婆
Valmiki	वाल्मीकि	蚁垤
Vamana Purana	वामन पुराण	《瓦玛那往事书》
Vamsha Brahmana	वंश ब्राह्मण	《瓦姆莎婆罗门书》
Varaha Purana	वराह पुराण	《瓦拉哈往事书》
Varanasi		瓦拉纳西
Vardhamana	वर्धमान	筏驮摩那
Varisara	वारिसार	清洁消化道
Varna	वर्ण	瓦尔那

427

Varuna	वरुण	婆楼那
Varuni	वारुणी	瓦茹尼
Vasishtha Dharma Sutra	वासिष्ठ धर्मसूत्र	《瓦希斯塔法经》
Vasishtha Purana	वासिष्ठ पुराण	《瓦希斯塔往事书》
Vasishtha Ramayana	वासिष्ठ रामायण	《瓦希斯塔罗摩衍那》
Vasubandhu	वसुबन्धु	婆薮槃豆
Vasuki	वासुकि	瓦苏基
Vata Dosha		瓦塔督夏
Vatakrama	वतक्रम	空气清洁
Vatsara	वत्सर	清洁胃
Vatsyayana	वात्स्यायन	筏蹉衍那
Vayu	वायु	风
Vayu Purana	वायु पुराण	《风神往事书》
Vayu Siddhi	वायुः सिद्धि	风的超能力
Vayviye Dharana		专注于风元素
Veda	वेद	吠陀
Vedanga	वेदाङ्ग	吠陀六个分支
Vedanta	वेदान्त	吠檀多
Vedanta Philosophy		《吠檀多哲学》
Vedanta Society of New York		纽约吠檀多学会
Vedanta Society of San Francisco		旧金山吠檀多学会
Venkataraman Iyer		文卡塔拉曼·艾耶
Vibhaga	विभाग	分离性
Vichara		反射阶段的三摩地

Vijnana	विज्ञान	知；意识
Vijnana Bhikshu	विज्ञानभिक्षु	智比丘
Vijnanavada	विज्ञानवाद	唯识派
Vini		维尼
Viniyoga		维尼瑜伽
Vinyasa		串联体位
Vinyasa Yoga		串联瑜伽
Viparitakarani Mudra	विपरीतकरणी मुद्रा	逆作身印
Virasana	वीरासन	英雄坐
Virudhunagar		维鲁杜那加尔
Vishesa	विशेष	特殊性
Vishnu	विष्णु	毗湿奴
Vishnu Granthi	विष्णु ग्रन्थि	毗湿奴结
Vishnu Purana	विष्णु पुराण	《毗湿奴往事书》
Vishuddha	विशुद्ध	喉轮
Vishvananda Saraswati		维什瓦南达·萨拉斯瓦蒂
Vishwanath S. Naravane		维斯瓦纳斯 S. 纳拉瓦尼
Vishishtadvaita	विशिष्टाद्वैत	有分别不二论
Viswanath Datta		维斯瓦纳特·达塔
Vitanda	वितण्डा	论诘
Vitarka		模糊阶段的三摩地
Viveka		明辨
Vivekananda College		辨喜学院

429

Vrikshasana	वृक्षासन	树式
Vrishasana	त्रिशसन	牛式
Vrtti	वृत्ति	法注
Vyakarna	व्याकरण	语法学
Vyana	व्यान	遍行气
Vyasa	व्यास	毗耶娑
Vyutkrama	व्युत्क्रम	鼻窦清洁

W

Who am I		《我是谁？》

Y

Yajur	यजुर्	夜柔
Yajurveda	यजुर्वेद	《夜柔吠陀》
Yama	यम	持戒
Yantra Yoga	यन्त्र योग	央陀罗瑜伽
Yasodhara Ashram		亚索达拉静修中心
Yoga	योग	瑜伽
Yoga Kurunta		《瑜伽合集》
Yoga Makaranda		《瑜伽的精髓》
Yoga Nidra	योग निद्रा	瑜伽睡眠
Yoga of Synthesis		《综合瑜伽》
Yoga Rahasya		《瑜伽要点》
Yoga Sutra	योगसूत्र	《瑜伽经》
Yoga Vasishtha	योगवासिष्ठ	《瓦希斯塔瑜伽》

Yogaasanagalu		《瑜伽体式》
Yogacara	योगाचार	瑜伽行派
Yogacarabhumi Shastra	योगाचारभूमि शास्त्र	《瑜伽师地论》
Yogacudamani Upanishad	योगचूडामणि उपनिषद्	《瑜伽珍宝奥义书》
Yogakundalini Upanishad	योगकुण्डलिनी उपनिषद्	《瑜伽昆达里尼奥义书》
Yogananda		尤迦南达
Yogasana	योगासन	联结坐
Yogashikha Upanishad	योगशिखा उपनिषद्	《瑜伽顶奥义书》
Yogatattva Upanishad	योगत्त्व उपनिषद्	《瑜伽真性奥义书》
Yogavalli		《瑜伽疗法》
Yoga-Vedanta Forest Academy		瑜伽—吠檀多森林学院
Yogeshwara Ramamohana Brahmachari		约格什瓦拉·拉莫哈纳·布拉马查里
Yogi	योगी	瑜伽士
Yogoda Satsanga Society		普门会
Yoni Mudra	योनि मुद्रा	母胎身印
Yuj	युज्	连接；结合；合一（Yoga 词根）

431

参考文献

梵文参考文献

A

Agni Purana अग्निपुराण《火神阿格尼往事书》

Aitareya Aranyaka ऐतरेयआरण्यक《爱多雷耶森林书》

Aitareya Brahmana ऐतरेयब्राह्मण《爱多雷耶婆罗门书》

Aitareya Upanisad ऐतरेयउपनिषद्《爱多雷耶奥义书》

Āpastaṃba Dharmasūtra आपस्तम्ब धर्मसूत्र《阿帕斯塔姆巴法经》

Arsheya Brahmana आर्षेयब्राह्मण《阿拉谢亚婆罗门书》

Artha Shastra अर्थशास्त्र《财富学》

Ashṭādhyāyī（Panini）अष्ट《八篇书》（帕尼尼）

Astangahridaya Samhita（Vāgbhata）अष्टांगहृदयसंहिता（वाग्भट）《八支心要集》

Atharva Veda अथर्ववेद :《阿闼婆吠陀》

B

Baudhāyana Dharmasūtra बौधायन धर्मसूत्र《宝达亚纳法经》

Bhagatad Gita (Vyasa) भगवद्गीता (व्यास :)《薄伽梵歌》(毗耶娑)

Bhagavata Purana भागवतपुराण《博伽瓦谭往事书》

Bhargava Purana भार्गवपुराण《巴尔伽瓦往事书》

Brahma Purana ब्रह्मपुराण《梵天往事书》

Brahma Sutra (Vyasa) ब्रह्मसूत्र (व्यास :)《梵经》(毗耶娑)

Brahmanda Purana ब्रह्माण्डपुराण《婆罗门达往事书》

Brahmasutra Bhasya (Shankaracharya) ब्रह्मसूत्र – भाष्य (शङ्कराचार्य :)《梵经有身疏》(商羯罗)

Brahmavaivarta Purana ब्रह्मवैवर्तपुराण《婆罗门瓦拉哈往事书》

Brihadaranyaka Aranyaka बृहदारण्यक आरण्यक《广森林书》

Brihadaranyaka Upanishad बृहदारण्यकउपनिषद्《广林奥义书》

Brihan naradiya Purana बृहन्नारदीयपुराण《巴瑞汉纳拉蒂亚往事书》

C

Charaka Samhita (Charaka) चरक संहिता (चरक)《遮罗迦集》(遮罗迦)

Chandogya Brahmana छान्दोग्यब्राह्मण《歌者娑摩婆罗门书》

Chandogya Upanishad छान्दोग्योपनिषद्《歌者奥义书》

D

Daivata Brahmana देवताब्राह्मण《代瓦塔婆罗门书》

Devi Bhagavata Purana देवीभागवतपुराण《代维博伽瓦谭往事书》

Dhanurveda धनुर्वेद《武器与战争吠陀》

Dhyana Bindu Upanishad ध्यानबिन्दु उपनिषद्《静虑点奥义书》

Durvasa Purana दुर्वासापुराण《杜瓦萨往事书》

G

Gandharva Veda गान्धर्ववेद《音乐舞蹈吠陀》

Ganesha Purana गणेशपुराणम्《象头神伽内什往事书》

Garuda Purana गरुदपुराण《伽鲁达往事书》

Gautama Dharmasutra गौतमधर्मशास्त्र《乔达摩法经》

Gheranda Samhita घेरंडसंहिता《格兰达本集》

Gopatha Brahmana गोपथब्राह्मण《牛道婆罗门书》

H

Hamsa Purana हंसपुराण《哈姆萨往事书》

Hatha Yoga Pradipika हठयोगप्रदीपिका《哈他瑜伽之光》

I

Isha Upanishad ईशोपनिषद्《伊莎奥义书》

J

Jaiminiya Arsheya Brahmana जैमिनीयआर्षेयब्राह्मण《斋米尼亚阿谢亚婆罗门书》

Jaiminiya Brahmana जैमिनीयब्राह्मण《斋米尼亚婆罗门书》

K

Kaivalya Upanishad कैवल्य उपनिषद्《解脱奥义书》

Kalika Purana कलिकापुराण《卡利卡往事书》

Kapila Purana कपिलपुराण《卡皮拉往事书》

Katha Aranyaka कठ आरण्यक《伽陀森林书》

Katha Upanishad कठ उपनिषद्《伽陀奥义书》

Kaushitaki Aranyaka कौषीतकि आरण्यक《憍尸多基森林书》

Kausitaki Brahmana कौषीतकिब्राह्मण《憍尸多基婆罗门书》

Kausitaki Upanishad कौषीतकि उपनिषद्《憍尸多基奥义书》

Kena Upanishad केन उपनिषद्《由谁奥义书》

Krishna Yajurveda कृष्णयजुर्वेद :《黑夜柔吠陀》

Kurma Purana कूर्मपुराण《库尔玛往事书》

L

Linga Purana लिङ्गपुराण《林伽往事书》

M

Mahabharata（Vyasa）महाभारत（व्यास :）《摩诃婆罗多》毗耶娑

Maitrayaniya Upanishad मैत्रायणीय उपनिषद्《慈氏奥义书》

Māṇḍūkya Upaniṣad Bhashya（Gaudapada） माण्डूक्यउपनिषद्भाषा（गौडपाद）《蛙氏奥义颂》（乔荼波陀）

Māṇḍūkya Upaniṣad माण्डूक्यउपनिषद्《蛙氏奥义书》

Mantra Brahmana मन्त्रब्राह्मण《曼陀罗婆罗门书》

Manusmṛiti मनुस्मृति《摩奴法典》

Markandeya Purana मार्कण्डेयपुराण《马坎德亚往事书》

Matsya Purana मत्स्यपुराण《玛赛亚往事书》

Mimamsa Sutra（Jaimini）मीमांसासूत्र（जैमिनी）《弥曼差经》（阇弥尼）

Mudgala Purana मुद्गलपुराण《慕德噶拉往事书》

Mundaka Upanishad मुण्डकउपनिषद्《剃发奥义书》

N

Nadabindu Upanishad नादबिन्दु उपनिषद्《声点奥义书》

Nandi Purana नन्दिपुराण《南迪往事书》

Narada Purana नारदपुराण《纳兰达往事书》

435

Narasimha Purana नरसिंहपुराण《娜拉斯姆哈往事书》

Nyāya Sūtra (Akṣapāda) न्यायसूत्र (अक्षपाद)《正理经》(足目)

Nyāya Sūtra bhāṣya (Vatsyayana) न्यायसूत्र भाषा (वात्स्यायन)《正理经疏》(《筏蹉衍那》)

P

Padma Purana पद्मपुराण《帕德玛往事书》

Panchavimsha Brahmana पञ्चविंशब्राह्मण《潘查维姆婆罗门书》

Parashara Purana पराशरपुराण《帕拉夏拉往事书》

Prashna Upanishad प्रश्नउपनिषद्《六问奥义书》

R

Ramayana (Valmiki) रामायणम् (वाल्मीकि)《罗摩衍那》(蚁蛭)

Rigveda ऋग्वेद :《梨俱吠陀》

S

Samaveda सामवेद :《娑摩吠陀》

Samavidhana Brahmana सामविधानब्राह्मण《娑摩维达那婆罗门书》

Samba Purana साम्बपुराण《萨姆巴往事书》

Samhitopanishad Brahmana संहितोपनिषद्ब्राह्मण《撒姆奥义婆罗门书》

Sāṁkhyakārikā सांख्यकारिका《数论颂》

Samkhyapravacana Sūtra (Kapila) सांख्यप्रवचनसूत्र (कपिल)《数论经》(迦毗罗)

Sanat kumara Purana सनत्कुमारपुराण《撒那特库马拉往事书》

Shadvimsa Brahmana षड्विंशब्राह्मण《撒德维姆莎婆罗门书》

Shatapatha Kanva Brahmana शतपथकण्वब्राह्मण《沙塔帕塔堪瓦婆罗

门书》

Shatapatha Madhyandina Brahmana शतपथमध्यन्दिनब्राह्मण《沙塔帕塔玛德亚蒂纳婆罗门书》

Shiva Purana शिवपुराण《湿婆往事书》

Shiva Samhita（Matsyendra）शिवसंहिता（मत्स्येन्द्र）《湿婆本集》（玛特斯言德拉）

Shivarahasya Purana शिवरहस्यपुराण《西瓦拉哈斯亚往事书》

Shukla Yajurveda शुक्लयजुर्वेद：《白夜柔吠陀》

Shvetashvatara Upanishad श्वेताश्वतरोपनिषद्《白骡奥义书》

Skanda Purana स्कन्दपुराण《战神鸠摩罗往事书》

Surya Purana सूर्यपुराण《太阳神苏利耶往事书》

T

Taittiriya Aranyaka तैत्तिरीय आरण्यक《泰帝利耶森林书》

Taittiriya Brahmana तैत्तिरीयब्राह्मण《泰帝利耶婆罗门书》

Taittiriya Chardi Brahmana तैत्तिरीयछर्दिब्राह्मण《泰帝利耶查迪婆罗门书》

Taittiriya Upanishad तैत्तिरीय उपनिषद्《泰帝利耶奥义书》

Talavakara Aranyaka तलवकार आरण्यक《塔拉瓦卡拉森林书》

Trishikhibrahmana Upanishad त्रिशिखीब्राह्मण उपनिषद्《特力什基婆罗门奥义书》

V

Vadhula Anvakhyana Brahmana वाधुलअन्वाख्यानब्राह्मण《瓦度拉婆罗门书》

Vaisheshika Sutra（Kanada）वैशेषिकसूत्र（कणाद）《胜论经》（迦

那陀）

Vamana Purana वायु पुराण《瓦玛那往事书》

Vamsha Brahmana वंशब्राह्मण《瓦姆莎婆婆罗门书》

VarahaPurana वराह पुराण《瓦拉哈往事书》

Vasishtha Purana वासिष्ठपुराण《瓦希斯塔往事书》

Vasishtha Dharma Sutra वासिष्ठ धर्मसूत्र《瓦希斯塔法经》

Vayu Purana वायु पुराण《风神往事书》

Vedanta–Sutra（Vyasa）वेदान्त सूत्र（व्यास：）《吠檀多经》（毗耶娑）

Vishnu Purana विष्णु पुराण《毗湿奴往事书》

Y

Yajurveda यजुर्वेद：《夜柔吠陀》

Yoga Vasistha（Valmiki）योग-वासिष्ठ（वाल्मीकि）《瓦希斯塔瑜伽》（蚁蛭）

Yogacarabhumi Shastra（Maitreyanatha）योगाचारभूमिशास्त्र（मैत्रेय）《瑜伽师地论》（弥勒）

Yogacudamani Upanishad योगचूडामणि उपनिषद्《瑜伽珍宝奥义书》

Yogakundalini Upanishad योगकुण्डलिनी उपनिषद्《瑜伽昆达里尼奥义书》

Yogashikha Upanishad योगशिखा उपनिषद्《瑜伽顶奥义书》

Yogasutra Bhashya（Panini）योगासूत्र-भाषा（पाणिनि）《瑜伽经注》（帕尼尼）

Yogasutra Bhashya（Vyasa）योगासूत्र-भाषा（व्यास：）《瑜伽经注》（毗耶娑）

Yoga Sutra（Patanjali）योगासूत्र（पतञ्जलि）《瑜伽经》（帕坦伽利）

Yogatattva Upanishad योगतत्त्व उपनिषद्《瑜伽真性奥义书》

中文参考文献

梁漱溟:《印度哲学概论》,上海人民出版社,2005。

汤用彤:《印度哲学史略》,中华书局,2020。

巫白慧:《印度哲学》,东方出版社,2000。

巫白慧:《吠陀经和奥义书》,中国社会科学出版社,2014。

巫白慧:《梨俱吠陀神曲集》,商务印书馆,2001。

巫白慧译释:《圣教论》,商务印书馆,2002。

《五十奥义书》,徐梵澄译,中国社会科学出版社,1984。

室利·奥罗宾多:《综合瑜伽》,徐梵澄译,华东师范大学出版社,2005。

室利·奥罗宾多:《瑜伽的基础》,徐梵澄译,华东师范大学出版社,2005。

室利·奥罗宾多:《瑜伽论》,徐梵澄译,华东师范大学出版社,2005。

室利·奥罗宾多:《瑜伽箴言》,徐梵澄译,华东师范大学出版社,2005。

《奥义书》,黄宝生译,商务印书馆,2012。

毗耶娑:《薄伽梵歌》,黄宝生译,商务印书馆,2010。

黄心川:《印度哲学通史》,大象出版社,2014。

黄心川:《古印度哲学与东方文学》,中国社会科学出版社,2018。

孙晶:《印度六派哲学》，中国社会科学出版社，2015。

孙晶:《印度吠檀多哲学史》（上），中国社会科学出版社，2013。

朱明忠:《印度吠檀多哲学史》（下），中国社会科学出版社，2013。

魏道儒主编《世界佛教通史》，中国社会科学出版社，2015。

姚卫群:《印度宗教哲学概论》，北京大学出版社，2007。

姚卫群编译《古印度六派哲学经典》，商务印书馆，2005。

英文参考文献

Agrawal, M.M., *The Philosophy of Nimbarka*, Varanasi: Chaukhamba Surbharati Prakashan, 1983.

Akers, B. D., *The Hatha Yoga Pradipika,* New York: Woodstock, 2002.

Alper, H., *Understanding Mantras*, Albany: SUNY Press, 1989.

Alston, A. J., *Sankara on the Absolute*, London: Sheti Sadan, 1980.

Alter, J. S., *Yoga in Modern India: The Body Between Philosophy and Science,* NJ: Princeton University Press, 2004.

Aranya, Swami H., *Yoga Philosophy of Patanjali,* Albany: SUNY Press, 1983.

Argyle, M., *The Psychology of Happiness,* London: Routledge, 1987.

Avari, *Burjor India: The Ancient Past*, London: Routledge, 2007.

Bader, J., *Meditation in Sankara's Vedanta*, Delhi: Aditya Prakashan, 1990.

Bailey, Greg, *Encyclopedia of Asian Philosophy*, London: Routledge, 2001.

Bali, D.R., *Mordern Indian Thought*, Sterling Publishers PVT LTD, New Deli, 1980.

Banerji, S. C., *A Companion to Sanskrit Literature: Spanning a Period of Over Three Thousand Years*, Motilal Banarsidass, 1989.

Banhatti, G. S., *Life and Philosophy of Swami Vivekananda*, India: Atlantic Publishers & Distributors, 1995.

Bary, W. T., *Sources of the Indian Tradition*, New York: Columbia University Press, 1958.

Basham, A. L., *The Wonder That Was India*, New York: Grove Press, 1959.

Beidler, W., *The Vision of Self in Early Vedanta*, Delhi: Motilal Banarsidass, 1975.

Bharati, A., *The Tantric Tradition*, London: Rider, 1965.

Bhatt, G. H., *Sri Vallabhacharya and His Doctrines*, Delhi: Butala & Co. , 1980.

Bhattacharji, S., *The Hindu Theogony*, Cambridge: Cambridge University Press, 1970.

Bhattacharyya, N. N., *History of the Sakta Religion*, New Delhi: MunshiramManoharlal, 1974.

Bhuyan , P. R., *Swami Vivekananda: Messiah of Resurgent India*,

New Delhi: Atlantic Publishers & Distributors, 2003.

Blackaby, P., *Intelligent Yoga: Re-educating Mind and Body*, UK: Outhouse Publishing, 2012.

Brockington, J. L., *The Sanskrit Epics*, Netherlands: Brill Academic Publishers, 1998.

Bruce, M., *Sullivan Historical Dictionary of Hinduism*, Scarecrow Press, 1997.

Bryant, E. F., *Krishna: A Sourcebook*, Oxford: Oxford University Press, 2007.

Burghardt, R., *Indian Religion*, London: Curzon, 1985.

Burley, M., *Haṭha-Yoga: Its Context, Theory, and Practice*, Motilal Banarsidass, 2000.

Carmen, J. B., *The Theology of Ramanuja*, New Haven: Yale University Press, 1974.

Chang, G. C., *The Buddhist Teaching of Totality*, London: George Allen & Unwin, 1971.

Chapple, C. K., *The Concise Yoga Vāsiṣṭha*, NY Albany: State University of New York Press, 1984.

Chatterjee, M., *Contemporary Indian Philosophy*, London: George Allen and Unwin, 1974.

Chatterji, J. C., *KashmirShaivism*, Chandigarh: Galav Publications, 1981.

Coburn, T. B., *Devī-Māhātmya: The Crystallization of the Goddess Tradition*, Motilal Banarsidass Publishers, 1988.

Conze, E., *Buddhist Texts Through the Ages*, New York: Harper & Row, 1954.

Cowell, E. B., *Sarva Darsana Samgraha: A Review of the Different Systems of Indian Philosophy*, London: Kegan Paul, 1904.

Danielou, A., *The Gods of India*, New York: Inner Traditions International, 1985.

Dasgupta, S., *A History of Indian Philosophy*, Delhi: Motilal Banarsidass, 1975.

De Michelis, E., *A History of Modern Yoga: Patanjali and Western Esotericism*, Continuum, 2005.

Desikachar, K., *The Yoga of the Yogi: The Legacy of T. Krishnamacharya*, India: Krishnamacharya Yoga Mandiram, 2005.

Desikachar, T.K.V., *The Yoga of T. Krishnamacharya*, India: Krishnamacharya Yoga Mandiram, 1982.

Deussen, P., *Sixty Upanishads of the Veda*, Delhi: Motilal Banarsidass, 1980.

Deussen, P., *The Philosophy of the Upanisads*, New York: Dover Publications, 1966.

Dimmitt, C., *Classical Hindu Mythology: A Reader in the Sanskrit Puranas*, Philadelphia, Temple University Press, 2015.

Dimock, E.C., *Literatures of India*, Chicago: University of Chicago Press, 1978.

Doniger, W., *The Laws of Manu*, Harmondsworth: Penguin, 1991.

Dowson, J. A., *A Classical Dictionary of Hindu Mythology and*

Religion, Geography, History and Literature, London: Routledge and KeganPaul, 1961.

Eliade, M., *Yoga: Immortality and Freedom,* London: Routledge and Kegan Paul, 1969.

Feuerstein, G., *The Philosophy of Classical Yoga*, Manchester: Manchester University Press, 1980.

Feuerstein, G., *The Yoga Tradition: Its History, Literature, Philosophy and Practice*, India: Bhavana Books, 2012.

Fowler, J. D., Perspectives of Reality: *An Introduction to the Philosophy of Hinduism*, Sussex Academic Press, 2002.

Frauwallner, E., *History of Indian Philosophy*, Delhi: Motilal Banarsidass, 1973.

Frawley, D., *Gods, Sages and Kings: Vedic Secrets of Ancient Civilization,* Salt Lake City: Passages Press, 1991.

Gombrich, R., *How Buddhism Began: The Conditioned Genesis of the Early Teachings*, London: Athlone, 1996.

Goodall, D., *HinduScriptures, California* : University of California Press, 1996.

Granoff, P., *Philosophy and Argument in Late Vedanta*, Boston and London: Reidel, 1978.

Griffiths, R. T. H., *The Hymns of the Rigveda*, Delhi: Motilal Banarsidass, 1973.

Griffiths, R. T. H., *Texts of the White Yajur Veda*, Banaras: Lazarus, 1957.

Griswold, H. D., *The Religion of the Rigveda,* Delhi: Motilal Banarsidass, 1971.

Gupta, M., *The Gospel of Sri Ramakrishna*, Ramakrishna-Vivekananda Center, 1942.

Gupta, R. K., *The Great Encounter: A Study of Indo-American Literary and Cultural Relations*, Delhi: Abhinav Publications, 1986.

Harding, *The Dark Goddess of Dakshineswar*, Motilal Banarsidass, 1998.

Heehs, P., *The Lives of Sri Aurobindo*, Columbia University Press, 2008.

Hiriyanna, M., *Outlines of Indian Philosophy*, London: George Allen and Unwin, 1958.

Hopkins, E. W., *The Great Epic of India*, Delhi: Motilal Banarsidass, 1993.

Hopkins, T. J., *The Hindu Religious Tradition*, Belmont: Dickenson, 1971.

Hume, R. E., *The Thirteen Principal Upanishads*, Oxford: Oxford University Press, 1971.

Hume, R., *PrincipalUpanisads*, Oxford University Press, 1921.

Isherwood, C., *Ramakrishna and His Disciples*, Methuen & Company, 1965.

Iyengar, B. K. S., *Astadala Yogamala*, New Delhi: Allied Publishers, 2000.

Jackson, C. T., *Vedanta for the West*, Indiana University Press,

1995.

Jamison, S. W. and Brereton, J. P.,*The Rigveda: The Earliest Religious Poetry of India*, UK, Oxford University Press, 2014.

Jayatilleke, K. N., *Early Buddhist Theory of Knowledge*, London: George Allen & Unwin, 1963.

Johnson, W., *The Bhagavadgita, Oxford*: Oxford University Press, 1994.

Kaul, H. Kumar, *Yoga in Hindu Scriptures*, India: Surjeet Publications, 1989.

Keith, A. B., *A History of Sanskrit Literature, Oxford*: Oxford University Press, 1920.

Keith, A. B., *The Religion and Philosophy of the Veda and Upanishads*, Delhi: Motilal Banarsidass, 1970.

Keith, A. Berriedale, *A History of Sanskrit Literature*, Delhi: Motilal Banarsidass, 1993.

Khair, G. S., *Quest for the Original Gita*, Bombay: Somaiya Publications, 1969.

Klostermaier, K., *A Survey of Hinduism*, Albany: SUNY Press, 1994.

Kraemer, H., *World Cultures and World Religions*, London: Westminster Press, 1960.

Krishna, G., *The Yogi: Portraits of Swami Vishnu-devananda*, Yes International Publishers, 1995.

Kumar, A., *Philosophy of Gorakhnath,* Gorakhpur: Mahant Dig

Vijai Nath Trust, 1962.

Larson, G. and Bhattacharya, R. S., *Samkhya: A Dualist Tradition in Indian Philosophy*, Delhi: MLBD, 1987.

Lipner, J., *Hindus: Their Religious Beliefs and Practices*, London: Routledge, 1994.

Mallinson, J., *The Shiva Samhita: A Critical Edition*, Yoga Vidya, 2007.

Mallinson, J., *The Gheranda Samhita: The Original Sanskrit and an English Translation*, Yoga Vidya, 2004.

Marshall, J., *Mohenjo-Daro and the Indus Civilization,* London: Oxford University Press, 1931.

Mata, D., *Finding the Joy Within*, CA: Self-Realization Fellowship, 1990.

McKean, L., *Divine Life Society Divine Enterprise: Gurus and the Hindu Nationalist Movement*, Chicago: University of Chicago Press, 1996.

Menon, Y. K., *The Mind of Adi Shankaracharya*, 1976.

Miller, J., *The Spiritual Teaching of Ramana Maharshi*, Boulder and London: Shambala, 1972.

Mohan, A. G., *Krishnamacharya: His Life and Teachings*, Boston: Shambhala, 2010.

Morris, B., *Swami Shivananda Religion and Anthropology: A Critical Introduction*, Cambridge University Press, 2006.

Müller, M., *The Six Systems of Indian Philosophy*, London:

Longmans, Green and Co. 1899.

Murty, S., *Revelation and Reason in AdvaitaVedanta*, Delhi: MLBD, 1974.

Nadkarni, M. V., *Ethics for Our Times: Essays in Gandhian Perspective: Second Edition*, UK, Oxford University Press, 2011.

Nakamura, H., *A History of Early Vedanta Philosophy*, Delhi: Motilal Banarsidass, 1983.

Naravane, V. S., *Modern Indian Thought: A Philosophical Survey*, Orient Longman, New Delhi, 1978.

Nyantiloka, *Buddhist Dictionary*, New York: AMS Press, 1972.

Oshaborni, A., *Ramana Maharshi and Path of Self-Knowledge*, London, 1957.

Pande, G. C., *Studies in the Origins of Buddhism*, Delhi: Motilal Banarsidass, 1974.

Pandi, M. L., *Towards Transcendence: A Historico-Analytical Study of Yoga as a Method of Liberation*, Intercultural, 1991.

Parpola, A., *Deciphering the Indus Script*, Cambridge University Press, 1994.

Radhakrishnan, S. and More, C. A., *A Source Book in Indian Philosophy*, New Jersey: Princeton University Press, 1957.

Rieker, H. R., *The Yoga of Light*（*Hathayogapradipika*）, London: Unwin, 1989.

Rolland, R., *The Life of Vivekananda and the Universal Gospel*, India: Advaita Ashrama, 2008.

Sankaranarayana, T. N., *Performance and Gender of the Padma Purana*, Verbal Narratives, 2001.

Satyadharma, *Yoga Chudamani Upanishad*, India: Yoga PublicationsTrust, 2003.

Sen A. P., *Indispensable Vivekananda: Anthology for Our Times*, New Delhi: Orient Blackswan, 2006.

Singleton, M., *Yoga Body: The Origins of Modern Posture Practice*, Oxford: Oxford UniversityPress, 2010.

Sinha, P., *The Bhagavad Gita As It Was*, Chicago: Open Court, 1986.

Sivaraman, K., *Śaivism in Philosophical Perspective: A Study of the Formative Concepts*, Delhi：Motilal Banarsidass, 1973.

Sjoman, N.E., *The Yoga Tradition of the Mysore Palace*, New Delhi: Abhinav Publications, 1996.

Smart, N., *Doctrine and Argument in Indian Philosophy*, London: George Allen & Unwin, 1964.

Sri Aurobindo, *The Life Divine*, Pondicherry: Sri Aurobindo Ashram, 1973.

Sri Ramanasramam, *Who am I* ? Tamil Nadu: V. S. Ramanan, 2017.

Sri Swami Sivananda Saraswati, *Divine Life Society*, 2011.

Sullivan, Bruce M., *The A to Z of Hinduism*, London: Rowman & Littlefield, 2001.

Swami Maheshananda., *Shiva Samhita, Pune: Kaivalyadhama,*

Shrimanmadhava Yogamandir Samiti, 1999.

Swami Nikhilananda, *The Gospel of Sri Ramakrishna*, New York: Ramakrishna-Vivekananda Center, 1980.

Swami Vivekananda, *Bhakti Yoga*, Kolkata: Advaita Ashrama, 2016.

Swami Vivekananda, *Jnana Yoga*, Kolkata: Advaita Asharama, 2016.

Swami Vivekananda, *Karma Yoga*, Kolkata: Advaita Asharama, 2016.

Swami Vivekananda, *Raja Yoga*, Kolkata: Advaita Asharama, 2014.

Swami Vivekananda,*The Complete Works of Swami Vivekananda*, Vol. 1, Kolkata: Advaita Asharama, 1997.

Thakur, B. N., *Poetic Plays of Sri Aurobindo*, Northern Book Centre, 2004.

Thomas, A. V., *Christians in Secular India*, New Jersey: Fairleigh Dickinson University Press, 1974.

Werness, H. B., *Continuum Encyclopedia of Animal Symbolism in World Art*, London: A&C Black, 2006.

Wilke, A. and Moebus, O., *Sound and Communication: An Aesthetic Cultural History of Sanskrit Hinduism*, New York: De Gruyter, 2011.

Woodroffe, J., *The Serpent Power*, Madras: Ganesh & Co. , 1973.

Woods, J. H., *The Yoga System of Patanjali*, Delhi: Motilal

Banarsidass, 1966.

Zaehner, R.C., *The Bhagavad Gita*, Oxford: Oxford University Press, 1969.

Zimmer, H., *Philosophies of India*, NJ:Princeton University Press, 1969.

后 记

　　《瑜伽史纲》是于欣力老师、王赞贻博士与我历时一年半共同创作的。2016~2018 年的两年间，我参加了于欣力老师所主编的中印人文交流系列丛书——《中国青年眼中的印度》、《印度青年眼中的中国》以及《叩开中印大同之门》的编译工作。于老师是我走上印度研究之路的领路人，为我指明了方向！在他的引荐下，我曾于 2017 年和 2019 年两次赴印度参加国际会议及实地考察，对印度的历史文化、哲学有了更为直观的认识和深入的理解！

　　我与王赞贻博士于 2017 年在印度辨喜瑜伽大学相识，我们一见如故，她在印度学习瑜伽多年，有扎实的语言基础和丰富的实践经验。通过与她深入交流，我深刻认识到瑜伽所蕴含的哲学思想，而非仅仅是体式，于是萌生了撰写此书的想法，希望更多的人了解和认识蕴含其中的哲学与智慧。

　　本书最终得以出版，我们要感谢很多人。感谢老一辈学者为印度哲学研究奠定的良好基础，正是在前人的基础上，我们才能不断前行。感谢我的高中同学北京师范大学刘丽群副教授为本书题写书名。感谢社会科学文献出版社赵怀英博士及出版社相关人员的辛苦付出。

正所谓，三人成众，众人拾柴火焰高。写作过程中，我们曾遇到很多困难，众所周知，印度哲学博大精深，想通过一本书完全叙述清楚几乎是不可完成之事。最初，此书名为《瑜伽史》，后由于老师提议改为《瑜伽史纲》，正所谓纲举目张，提纲挈领，一字之差，让此书具有了串珠成链的重要作用和意义。于老师具有极强的宏观思维和直觉力，正如印度近现代新吠檀多哲学奠基人之一、印度前总统拉达克里希南所说："直觉这种最高级的理性，显然要比一般化的理性具有更高的层次。它可以摆脱理性的偏见，以及理性分析过程中那种必然要采取的把各个事物进行分离、综合的阶段。只有这种建立在更高水平上的直觉，才能使人们获得更为圆满的经验。"只有跳出瑜伽看瑜伽，才能发现蕴含其中的奥义与奥秘。只有跳出哲学看哲学，才能发现印度哲学的统一性。于老师敏锐的洞察力，最早发现了近现代瑜伽与吠檀多的合流，赋予瑜伽更为深刻的哲学内涵。写作过程中，我们曾多次发生激烈的争执，但真理总是越辩越明，通过这样一种思辨的过程，此书的发展脉络更加清晰，思想更为深入透彻。在此过程中，我的思想发生了巨大变化，从起初单纯地写作，到逐渐意识到这是一种责任与使命！

本书以瑜伽发展脉络为线，串珠成链，并以史纲的形式呈现，极具开创性。我们希望有更多的后来者，努力探索自我认知的道路。此书浅显易懂，因为我们认为瑜伽只有沿着大众哲学之路继续前行，才能让更多的人掌握这种知识和智慧，而其中所蕴含的哲学思想是深厚的，富有深意的。

瑜伽离我们并不遥远，瑜伽就是人生，人生就是一场修行，关键在于自悟。愿此书能唤醒更多的觉醒与觉知，上下求索真理之路。

蔡春阳

2021 年 1 月 6 日于云南昆明

Postscript

The Outline of Yoga History has taken one year and a half to write and compile by Prof. Yu Xinli and Dr. Wang zanyi and me. The co-writer, Professor Yu Xinli is the path-leader of my research on India and guides the way for me. Since 2016, I participated in editing and translating the book series of People-to-People Exchanges between China and India whose chief editor is Professor Yu. This Series consists of *India through the Eyes of Chinese Youths, China through the Eyes of Indian Youths,* and *Enter the Realm of India.* Under his careful guidance, I was able to grab a deeper understanding of Indian history and culture. Under his recommendation, I went to India twice on the year 2017 and 2019 for field surveys and participated in international conferences, which enriched me in many ways.

In November of 2017, I met Dr. Wang Zanyi in S-VYASA Deemed-to-be University in India and have become friends ever since. She has studied Yoga in India for many years and has a good

Indian language ability and a rich experience in Yoga. Through an in-depth communication with her, I deeply realized that Yoga contains unfathomable philosophical thoughts. It's not just about Asanas as is viewed in popular culture. So I came up with the idea of writing this book, hoping that more people will understand the philosophy and wisdom contained in Yoga.

We owe a great deal to those who offered us supports that made this book possible. Thanks to the scholars of previous generations for laying a firm foundation for researches on Indian philosophy, we can keep moving forward without being stuck in countless obstacles. We are grateful to our editor, Ms. Zhao Huaiying, and many others of SSAP who did hard work and helped the book published.

As the saying goes, "The fire burs high when everybody adds wood to it" (众人拾柴火焰高). In the process of writing, I couldn't avoid but being faced with many new difficulties. As we all know, Indian philosophy is so extensive and profound, that it is almost impossible to be fully described in a book. At first, we named this book *History of Yoga*, but Professor Yu suggested using *The Outline of Yoga History* as the title. In this way, the add of one word makes great difference to this book in promoting its coherence in content. Professor Yu exhibited a strong aptitude in macro-thinking and intuition, just as one of the founders of modern Indian Neo-Vedanta philosophy—the former Indian President Radhakrishnan put it, "Intuition, the highest level of rationality, obviously stands higher than average reasonability. It can devoid of prejudice and avoid the redundant stages of deducting and synthesizing everything in the process of reasoning. Only this higher intuition can enable people to gain a more comprehensive experience." Only by standing beyond Yoga can we discover more of its meaning and mystery. Only by looking beyond philosophy can we find the unity of Indian philosophy. With a keen insight, Professor Yu discovered the interflow of modern Yoga and Vedanta and guided us to a deeper philosophical connotation. Despite that we had many intense arguments in writing the book, we were driven ourselves even closer to the truth. Through such a speculative process, we've depicted a clearer outline and a deeper thought of this book. During this process, my mindset has been changed from a simple writing task to a sense of responsibility and obligation.

This book follows the thread of Yoga development and strings the pearls of wisdom into a necklace of Indian history, which is unprecedented and groundbreaking harvest in the sea of philosophy. However, we expect that there will be more people following our path in the future and keeping moving forward on the road of self-exploration, for the meaning of life lies in the process of looking for it. The plain language of this book facilitates reading, because we hope that Yoga will be like popular philosophy, so that more people may have access to this ancient wisdom and its profound philosophical thoughts.

Yoga is not far away from us. It is life, and life is practice. The key of it lies in self-enlightenment. I hope this book can help us seek truth through awakenings and perceptions.

Cai Chunyang

Kunming, Yunnan

January 6, 2021

图书在版编目(CIP)数据

瑜伽史纲 / 蔡春阳, 于欣力, 王赟贻著. -- 北京：
社会科学文献出版社, 2022.1（2022.7重印）
ISBN 978-7-5201-9575-1

Ⅰ.①瑜…　Ⅱ.①蔡…②于…③王…　Ⅲ.①瑜伽－
文化史－研究－印度　Ⅳ.①R793.51

中国版本图书馆CIP数据核字（2021）第270796号

　

　

瑜伽史纲

著　　者 / 蔡春阳　于欣力　王赟贻

出 版 人 / 王利民
责任编辑 / 赵怀英
文稿编辑 / 韩宜儒
责任印制 / 王京美

出　　版 / 社会科学文献出版社·联合出版中心（010）59366446
　　　　　地址：北京市北三环中路甲29号院华龙大厦　邮编：100029
　　　　　网址：www.ssap.com.cn
发　　行 / 社会科学文献出版社（010）59367028
印　　装 / 唐山玺诚印务有限公司

规　　格 / 开　本：889mm×1194mm　1/32
　　　　　印　张：15.125　字　数：335千字
版　　次 / 2022年1月第1版　2022年7月第2次印刷
书　　号 / ISBN 978-7-5201-9575-1
定　　价 / 108.00元

读者服务电话：4008918866